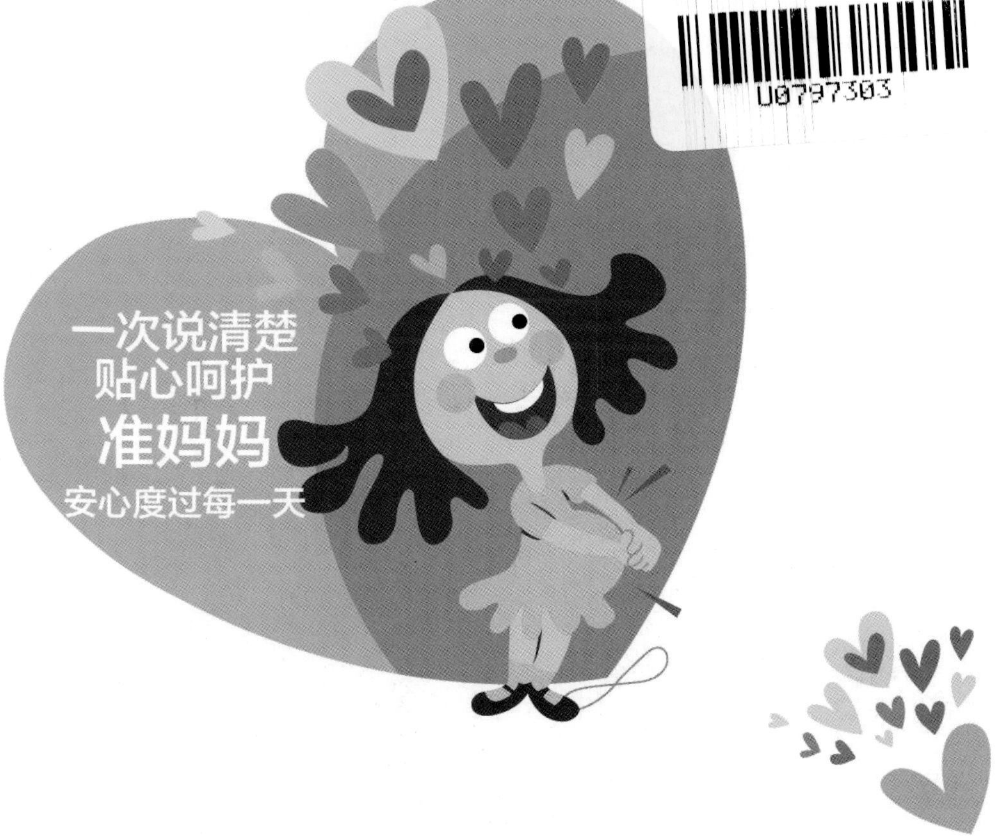

准妈妈完美怀孕280天

《准妈妈完美怀孕280天》编委会 / 编著

内蒙古人民出版社

图书在版编目(CIP)数据

准妈妈完美怀孕 280 天 /《准妈妈完美怀孕 280 天》编委会编著. --呼和浩特 ：内蒙古人民出版社，2021.5
ISBN 978-7-204-16178-2

Ⅰ.①准… Ⅱ.①准… Ⅲ.①孕妇-妇幼保健-基本知识 Ⅳ.①R715.3

中国版本图书馆 CIP 数据核字(2019)第 278269 号

准妈妈完美怀孕 280 天
Zhunmama Wanmei Huaiyun 280 Tian

作　　者	《准妈妈完美怀孕 280 天》编委会
责任编辑	郝　乐
封面设计	宋双成
出版发行	内蒙古人民出版社
地　　址	呼和浩特市新城区中山东路 8 号波士名人国际 B 座 5 楼
印　　刷	内蒙古爱信达教育印务有限责任公司
开　　本	710mm×1000mm　1/16
印　　张	18
字　　数	280 千
版　　次	2021 年 5 月第 1 版
印　　次	2021 年 5 月第 1 次印刷
印　　数	1—2000 册
书　　号	ISBN 978-7-204-16178-2
定　　价	28.00 元

图书营销部联系电话:(0471)3946298　3946267
如发现印装质量问题,请与我社联系。联系电话:(0471)3946120

前　言

女子进入性成熟期后，每个月经周期一般只有一个卵泡发育成熟排出卵子。排卵通常发生在两次月经中间，确切地说，是在下次月经来潮前的14天左右。排卵后，卵子进入输卵管最粗的壶腹部，在此等待精子。男方一次射精能排出数亿个精子，但能到达输卵管壶腹部的一般不超过200个。在众多精子中，只有一个精子能和等待在输卵管内的卵子结合完成受精作用。精子进入卵子，两性原核融合形成一个新细胞的过程称为受精。新的细胞称为受精卵，又称孕卵，是一个新生命的开始。

受孕是一个复杂的生理过程，受许多因素影响。卵巢需排出正常的卵子，精液中要有活动能力较好的正常精子，卵子和精子能够在输卵管内相遇并结合为受精卵，即形成了“种子”，受精卵能被输送到子宫腔中，子宫内膜必须适合孕卵着床，就像一颗有生命力的“种子”需要适宜的“土壤”一样。这些条件只要有一个不正常，便会影响怀孕。卵子从卵巢排出后15～18个小时受精最好，如果24小时内未受精则开始变性，失去受精能力。精子一般在女性生殖道中可存活3～5天，这段时间内具有受精能力。所以在排卵前2～3天或排卵后24小时内，也就是下次月经前的12～19天性交，受孕的机会最高。

怀孕是女性重要的人生历程。美丽女人要完成完美人生，生儿育女是必经的过程。这个过程既成就了女人做母亲的使命，又完成了女人的生命蜕变。280天孕育历程带给年轻父母的不仅是惊喜，还有新一轮的操劳。保证母子平安是每一个家庭的心愿。每个准妈妈都希望小宝贝健康、聪明又可爱！从此，心头有了多少牵挂，生活中有了多少希望。

然而，如何轻松、幸福、安全地度过这一关呢？《准妈妈完美怀孕280天》将给你从孕育、分娩直到养育的全程贴心指导。本书由妇产科专家亲自为你讲解孕产育百科知识，为你提供科学、实用的权威指导。让你不再为怀孕中的疑难而困扰；不必为自己初次生产缺乏经验而担心；让你成为一个既擅长呵护孩子，又擅长呵护自己的幸福女人。

本书将告诉准妈妈在孕期中不知道的、想知道的、应该知道的一切，打消准妈妈在孕育过程中的全部顾虑，使准妈妈轻松、愉快地度过一段奇妙之旅。相信从怀孕到初为人母的这段经历必将成为你一生中最美妙的回忆。

本书坚持以人为本，以简单、轻松的风格，打造适合准父母们阅读的模式，传播人性化、通俗化、科学化的孕产育百科知识，让初为人母、初为人父的夫妻们少一分担心，多一分安心，少一分忧心，多一分开心！

本书在编写过程中避免了枯燥的理论，偏重于实用、参与和指导，介绍了优生优育的基本知识、怀孕前的准备、孕期的保健和护理、有关分娩前后孕妇应注意的事项和可能出现的情况，以及产后对产妇和婴儿的护理。

不一样的孕育，不一样的未来！谨以此书献给天下所有的准妈妈们、准爸爸们！

本书能够在一年多的时间里顺利编写完成，离不开诸多同仁的精心协作和努力。在这里我们要感谢李元秀、贾瑞山、徐凤敏、孙影、夏飞、邓颖、陈礼春、秦宇超等同志参与编写，感谢你们的努力与付出！在此付梓之际，一并向你们表示衷心感谢！

编委会

目　录

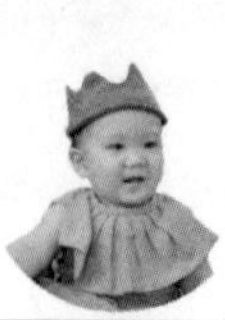

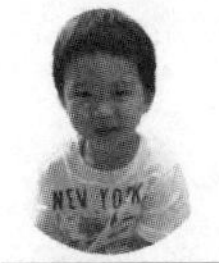
NEW YORK

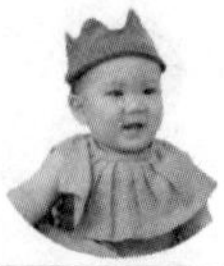

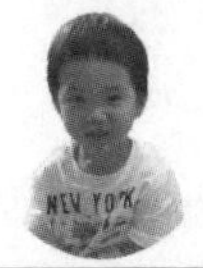

第一章　孕胎知识与准备

孕育知识

✲受孕过程

受精卵由卵子和精子结合后开始繁殖和分裂，并很快着床在子宫内膜中，长成胚胎。不久就会长出胎盘，胚胎通过胎盘从母体获得养分，经过约266天的生长发育，成为婴儿。

女性每一次月经来潮前两周左右，卵巢内会排出一颗成熟的卵子，卵子在输卵管内蠕动逐渐移向子宫。在成熟卵子排出卵泡的同时，子宫内部已经做好了接受卵子的准备。如果卵子在存活的时期内没有受精，就会随着子宫内膜的脱落一起被排出体外——这就是女性的月经。如果在排卵期内发生了性爱活动，男性射出的精子通过女性的阴道和子宫到达输卵管，与卵子相遇并且结合在一起，便完成了受精的过程。

受精后形成的受精卵又称合子，是一个全新的细胞。这个新细胞会很快开始分裂，按几何级数增加，并且向子宫移动。到达子宫壁后，会植入已经充分准备好的子宫内膜中，形成胚胎，逐渐发育成胎儿。

拥有足够数量、具备相当活动能力的正常精子，拥有成熟、健康的卵子，是受孕的最基本的、缺一不可的条件。必须具有精卵结合、畅通无阻的通道，包括男性的输精管、尿道、阴茎，女性的阴道、子宫颈、子宫腔、输卵管。这是精子运行的必由之路。还必须有适宜的受精位置和受精卵的安置位置——子宫壁。假设没有正常的精子或精子数量过少、活动能力低下，再或者女性不排卵、精子赶不上排卵期，则不可能受孕。如果输卵管不通或受精卵着床环境不佳，通常也不能够完成正常的受孕过程，而形成不孕不育症。

受精卵是一个微小的单细胞，总重量仅仅有百万分之一克，新的生命却诞生和发育在这样一个微小的细胞上。

人们一般把妊娠期当作280天，是为了方便计算，从女性上一次月经来潮结束之后，排卵期开始前算起。实际上，受精卵的生长期只有266天左右。

❇胎 盘

胎盘是胎儿生长发育过程中出现的附属组织，由母体的子宫底蜕膜和胚胎绒毛构成。胎盘在怀孕6～7周时开始形成，孕期3个月完全形成。到胎儿足月时，胎盘重量约为胎儿体重的1/6，为500～600克。

胎盘是胎儿与母体之间进行物质交换的重要器官，是胚胎与母体组织的结合体，是胎儿与母亲联系的纽带。没有胎盘，胎儿就无法存活，所以胎盘的作用极其重要。

⊙胎盘的主要功能

1. 气体交换

氧气是维持胎儿生命最重要的物质。母体和胎儿之间的氧气和二氧化碳都通过胎盘进行交换，胎盘替代胎儿呼吸系统的功能。胎儿血红蛋白对氧气的亲和力强，能从母体血液中获得充足的氧气。胎儿新陈代谢产生的二氧化碳通过绒毛间隙直接向母体迅速扩散。

2. 营养物质供应

胎盘替代胎儿消化系统的功能。胎儿需要的各种营养物质，如糖类、蛋白质、脂肪、水分、维生素和无机盐，都是通过胎盘从母体中获得的。胎盘中还含有多种酶，如氧化酶、水解酶、还原酶等，能把来自母体的复杂化合物分解后为胎儿所用，或者能把葡萄糖合成糖原、把氨基酸合成蛋白质后再提供给胎儿。

3. 代谢功能

胎儿新陈代谢的废物，如尿素、尿酸等，经胎盘进入母体血液，再通过母体的代谢活动排出体外。胎盘替代胎儿的泌尿系统功能。

4. 防御功能

胎盘作为一道屏障，可以阻止母体的细菌、原虫、大分子药物等进入胎

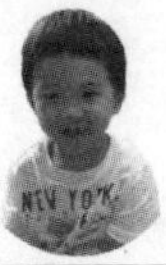

儿体内。母体血液中的抗体，如 lgG 能通过胎盘传给胎儿，胎儿从母体获得抗体，在出生后的短期内（半年）有被动免疫力。但是，这种屏障作用较有限，各种病毒、分子量较小的药物、弓形虫、衣原体和螺旋体均可能通过胎盘感染胎儿。

5. 合成功能

胎盘能分泌大量的激素和酶，如绒毛膜促性腺激素、胎盘生乳素、雌性激素、孕激素和缩宫素（催产素）酶等，维持妊娠并促进胎儿生长。

⊙胎盘的监测

前面已经了解到胎盘是胎儿和母体的极其重要的器官，胎盘功能正常与否关系到胎儿能否正常发育，甚至胎儿的安危。如胎盘的气体交换、营养供给、代谢、防御和合成功能障碍，胎儿与母体之间发生血液交换障碍等，就会影响胎儿发育甚至危及胎儿生命。这些异常情况称为胎盘功能不全。

母体、胎儿或胎盘异常均可能引起胎盘功能不全。

1. 母体因素

如果母亲患有高血压、妊娠高血压综合征、糖尿病、肾脏疾病、心肺疾患、贫血、营养不良、子宫肌瘤等疾病，或吸烟、饮酒、长时间仰卧等，都可能导致胎盘血管痉挛、变形，从而阻碍胎盘血液循环，或造成子宫胎盘血流量减少，引起胎盘功能不全。

2. 胎儿因素

常见于多胎妊娠、胎儿畸形等情况。

3. 胎盘因素

小胎盘、前置胎盘、胎盘血性栓塞、胎盘早期剥离、绒毛膜羊膜炎等导致胎盘功能不全。

另外，过期妊娠时胎盘老化、绒毛发生出血性栓塞或纤维素沉积、钙化等，也可导致胎盘功能不全。

胎盘如同一个结构复杂的工厂，能产生很多酶、激素和蛋白质等产物。胎盘功能异常时，所产生的物质量也会发生异常。通过对有关物质的测定，可以了解胎盘功能。

⊙常用监测胎盘功能的方法

1. 尿雌三醇测定

怀孕32周起就可以动态测定孕妈妈24小时尿中雌三醇含量。若单次测定值小于10毫克/24小时，或动态监测的值突然下降30%～40%，则提示胎盘功能减退。

2. 血雌三醇测定

（1）血胎盘生乳素（HPL）值测定孕足月时，小于每升4毫克，或突然下降50%以上，提示胎盘功能减退。

（2）血催产素测定。若动态测定所得值急剧下降或持续呈现低值，提示胎盘功能不健全。

（3）阴道脱落细胞检查一般在孕晚期进行。若明显偏离正常值，表明胎盘功能减退。

此外，还可以配合胎动计数、B超检查等结果综合分析。

上述各项检查会受到孕周期、妊娠合并症、胎儿等因素影响，有时需要多次检查或多种方法同时进行检查。一旦确诊胎盘功能减退，医生会根据孕期、胎儿成熟情况进行改善胎盘功能状况处理，或适时终止妊娠。

✻脐 带

脐带是连接母体与胎儿的营养通道。胎儿通过脐带和胎盘与母体连接，进行营养物质和代谢物质的交换。

脐带由胚胎的体蒂发育而来。胚胎通过脐带悬浮在子宫内的羊水中。脐带的一端连接着胎儿腹壁上的脐轮，另一端附着在胎盘中央或稍偏一些。脐带表面覆盖着羊膜，外观为灰白色，呈螺旋状扭曲，内有一条脐静脉和两条脐动脉。

⊙脐带的功能

一般在足月妊娠时，脐带平均长度有30～70厘米，大多数为50厘米，直径在1～2.5厘米。

如果脐带受到压迫，脐带上的血液受阻，则会威胁到胎儿的生命安全。

一般产前脐带容易出现的问题是脐带发生扭转、打结，甚至缠绕胎儿引

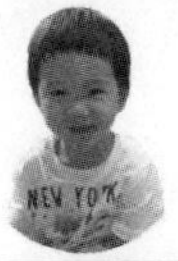

起窒息。孕妈妈如果有腹壁过松、子宫本身弹性不佳或羊水过多的情况，会使浮游在羊水中的胎儿转动过于频繁，从而造成脐带扭转、打结，甚至缠绕胎儿的颈部或部分肢体，因而导致脐带上的内血管中血液运行受阻，甚至中断，威胁到胎儿的生命安全。情况严重的则可能造成胎死宫内。

⊙脐带绕颈

脐带绕颈指脐带缠绕在胎儿颈部，少者缠绕一周，多者可达到 7 周。多因脐带过长或胎儿在子宫内活动过多、不断翻转造成。发生脐带绕颈后，如果脐带足够长，对胎儿不会造成危害；但如果剩余的脐带过短，则会很危险。在妊娠期，由于血流不足可能出现胎儿体重偏小；缠绕如果过紧，可能造成胎死宫内。分娩期胎儿下降，脐带若较短，会勒住胎儿造成缺氧死亡。妊娠期经 B 超检查，怀疑有脐带绕颈的孕妈妈，应当在妊娠期仔细计数胎动，发现胎动减少或消失要及时就诊。

✲羊 水

羊水俗称“胞浆水”，是胎儿胞衣最内层薄膜——羊膜上皮组织分泌的、充满于羊膜囊内的液体，使胎儿如同鱼儿一样悬浮在其中，有保护胎儿的作用。因为羊膜最早发现于羊胎中，故得名羊水。

羊水是无色透明的碱性液体，其中 90% 以上为水分，另外含有无机盐、尿素、尿酸、肌酐、胎脂和胎儿上皮细胞等。羊水中 AFP 量可作为监测胎儿有无畸形的指标。通过羊水中胎儿细胞的染色体检测，可以对胎儿进行遗传性疾病的筛查。

羊水与胎儿生长发育有密切的关系。羊水量能够反映胎儿在子宫内的情况。适当的羊水量可以保护胎儿，并为胎儿提供正常的发育环境。羊水量过多或过少均属异常。

羊水的来源、数量和成分随孕周期的不同而变化。妊娠初期，羊水主要是母体血清通过胎盘进入羊膜腔的透析液，少量来自胎盘表面和脐带表面的渗出液。胎儿血循环形成以后，胎儿体内水分和小分子物质经胎儿皮肤渗出，也构成羊水的一部分。此时羊水成分除蛋白质和钠含量较低外，与母体的血清成分极相似。妊娠 11 ~ 14 周时，胎儿的肾脏已具有排泄功能。妊娠中期以后胎儿排出的尿液是羊水的重要来源。此时羊水中的肌酐、尿素、尿酸逐渐增多。

羊水的去处：一部分靠胎膜吸收；一部分靠胎儿吞咽后，经胃肠道吸收到胎儿的血循环中；还有部分经胎盘循环进入母体血液中。妊娠晚期，脐带也会吸收羊水。胎儿有泌尿或消化道畸形时，羊水量会过少或过多。所以羊水量异常时，人们会怀疑胎儿可能发生畸形。

羊水不断产生，又不断被吸收，因孕期不同而总量不一。妊娠4～6个月时，羊水相对而言量较多，胎儿的活动空间大。随着胎儿长大，羊水量相对减少，胎儿在子宫内活动空间变小。妊娠足月时，羊水量有800～1000毫升。

⊙羊水过多

足月时，羊水量如果超过2000毫升即为羊水过多。羊水过多有急性和慢性两种。急性是几天内羊水急剧增多，超过正常值；慢性是在数周内形成的羊水过多。迅速增多的羊水会使子宫增大，导致孕妈妈腹胀腹痛。快速增大的子宫使横膈上升、胸腔缩小、肺扩张受限，孕妈妈发生呼吸困难、不能平卧、外阴和下肢水肿。由于子宫肌肉张力过大，分娩时容易发生宫缩乏力，导致难产或产后出血。羊水过多时，胎儿活动空间过大，易发生胎位异常；破水时羊水在短时间内大量流出，可能发生脐带脱垂、胎盘早剥而影响到母子安全。

羊水过多，常伴发生胎儿畸形，以中枢神经系统畸形，如无脑儿、脊柱裂、脑脊膜膨出多见。先天性食管闭锁或小肠闭锁、脑发育不良致吞咽中枢缺陷者，也是羊水过多所致。

多胎妊娠者比单胎妊娠者并发羊水过多的发生率高10倍。有妊娠合并症或并发症，例如糖尿病，胎儿血糖增加会引起多尿或羊水中糖含量增多，渗透压增高而使大量水分渗入羊膜腔，引发羊水过多。孕妈妈肾功能不全或患有妊娠高血压综合征时，也常会出现羊水过多。

妊娠中期以后，如果孕妈妈的腹部比正常周期计算应有的大小显得更大，从外部接触很难弄清胎儿位置，也不容易听到胎心音，就应当怀疑属羊

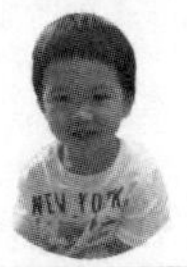

水过多的情况。如果出现呼吸困难、心悸心慌、食欲缺乏、胸闷、呕吐、便秘、排尿障碍等症状，也应当怀疑属羊水过多。

发生羊水过多，排除胎儿畸形因素后，需要严密监视病情发展，采取中西医联合治疗。医生对较轻者会采用利尿剂，对较重者会采取措施去除部分羊水。日常生活中，要注意进食少盐食物，注意休息，不能进行剧烈的运动，不要搬拿重物，要严格控制性生活，以防引起早期破水和早产。

⊙羊水过少

足月妊娠时，羊水量少于300毫升者称为羊水过少。常见于羊膜发育不全或功能减退；胎儿泌尿系统畸形，如先天性肾缺损，尿道闭锁，胎儿尿液产生或排泄异常；羊水来源不足；过期妊娠；胎盘功能不全；胎儿宫内发育迟缓等。

羊水过少时，由于子宫紧紧包住胎儿，胎儿的生存空间小，影响生长发育，有可能导致胎体与羊膜粘连，从而因胎儿肢体粘连造成畸形。胎动时，母亲受到的冲击力大，引起腹痛等不适。羊水过少者，分娩中易发生子宫收缩不协调，宫颈口扩张缓慢，难产率增加。子宫收缩时胎盘和脐带直接受压易引发胎儿窘迫。

羊水过少会危及胎儿生存，医生一般会采取措施确保胎儿安全，如羊膜腔输液法。孕晚期胎儿已经成熟，排除胎儿畸形后，宜适时选择剖宫产终止妊娠，降低新生儿死亡率。

⊙羊水穿刺

羊水穿刺是产前诊断最常用的一种方法。由于羊水中含有胎儿躯体细胞脱落的组织细胞，所以，通过抽取羊水，经过分析和监测，可以预测胎儿的某些先天性缺陷或遗传性疾病。如果发现异常情况，可以立即终止妊娠，避免有缺陷的新生儿出生。

羊水穿刺一般在妊娠16～20周进行，因为此时羊膜内趋于快速增长阶段，加上胎儿较小，穿刺一般不会伤及胎儿，必要时可在B超的监护下穿刺。另外，羊膜腔穿刺只抽取15～20毫升羊水，与羊水总量相比很少，因而不会影响胎儿发育。

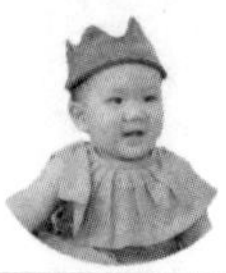

需要做羊水穿刺的情况，一般包括35岁以上的高龄妊娠者，曾有过生育缺陷儿史者，家族中有缺陷分娩史者，孕妈妈本人或丈夫有先天性缺陷者。一般羊水穿刺在妊娠16～20周时做，太早或太晚均不利于疾病的诊断。

✲胎 动

胎儿在母体内发育到一定时候，就会主动出现手舞足蹈、乱打乱踢的动作，即为胎动。胎动能被孕妈妈感受到，也标志着胎儿的生命成长得很健康。妊娠期主动进行胎动自我测定，有益于对胎儿健康状况的及时监测。

⊙胎动的规律

自妊娠第12周起，胎儿多数器官形成，开始逐渐具备生理功能，四肢功能也开始完善，已经能有微弱的活动，只是母体还不能感受到。到16周时，胎儿身长达到14厘米左右，四肢活动范围稍大，母体可以感受到胎动；到妊娠20周时，胎儿身长达到20厘米，四肢活动明显增加，多数孕妈妈可以感受到胎动，夜间更为明显；妊娠29～38周是胎动最频繁的时期；接近足月时，胎动相应略为减少。过期妊娠胎动次数减少。

胎儿活动的方式有4种：蠕动、踢撞、搅动和呃逆运动。一般每小时3～5次，12小时内胎动次数30～40次。妊娠6个月起，胎儿会有剧烈的踢腿和冲撞；产前3个月左右有缓慢蠕动或扭动。胎动强的宝宝出生后6个月内动作能力发展快。

正常情况下，一昼夜胎动的强弱和次数都会有一定的变化。一天中，早晨次数最少，下午18点钟以后增多，晚上20～23点是胎动最活跃的时间。这说明，胎儿有自己的睡眠和觉醒规律，称为胎儿生物钟。

胎动的强弱和次数个体差别很大，有的两小时内达到100次以上，有的却只有30～40次。

胎动还与孕妈妈的性格、情绪、爱好，外界环境的声音、光线和宫内压力有关，例如巨大的声响、强光的刺激、触压母体腹壁等，均会令胎动次数增加。

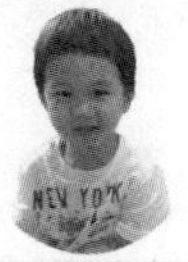

⊙胎动的自我测定

从妊娠 28 周开始到临产前，孕妈妈每天上午 8 ~ 9 时，下午 13 ~ 14 时，晚上 20 ~ 21 时各计数胎动一次，每次计数一个小时。3 次数字相加乘以 4，就是 12 小时的胎动次数。也可以安排早、中、晚 3 次计数，时间应当相对固定。如果每天 3 次计数有难度，可以在每天临睡前 1 小时计数，把每天的数字统计下来，画成曲线图。

胎动的次数多少、快慢、强弱等常表示胎儿的安危。胎动正常表示胎盘功能良好，输送给子宫内胎儿的氧气充足，胎儿发育健全，在母体内健康地成长着。

胎动的次数个体差异比较大。只要胎动有规律、有节奏、变化不大，就说明胎儿发育正常。每个孕妈妈最好能掌握宝宝的胎动规律，若胎动次数突然减少，甚至突然停止，就预示着胎儿健康状况不好，或者出现了异常情况。比如说，12 小时内胎动少于 20 次或者 1 小时内少于 3 次，往往表示胎儿缺氧，不可掉以轻心。如果发现胎动不正常，就要及时到医院检查。因为胎儿从胎动消失到死亡，一般只需 12 小时到两天左右。发现及时，措施得当，往往会让出现意外的胎儿转危为安。

主动进行胎动自我测定，有益于孕妈妈对胎儿健康状况的及时监测。当然，胎动与孕妈妈主观感觉密切，与孕妈妈对胎动的敏感程度、羊水量的多少、腹壁的厚度有关。孕妈妈服用镇静剂或其他一些药物对胎动也有影响。

✲双胎与多胎

一般情况下，一个卵子和一个精子结合，形成单个胎儿。但是，有时候卵巢排出两个或两个以上成熟卵子并且同时受精成胎，或者有单个的受精卵分裂成两个或者两个以上受精卵，各自在母体内发育，便会形成双胞胎、三胞胎或多胞胎。

双胞胎分为异卵双胎和单卵双胎。通常女性每月排卵一次，但有时候会由于某些原因同时排出两个卵子并且同时受精，两个受精卵分别着床于母体子宫内，各自有一套胎盘，相互之间没有什么联系，这种情况称异卵双胎，会孕育出两个比较相似的婴儿，而且往往是异性，俗称“龙凤胎”。异卵双胎比较常见，与遗传基因、女性的年龄和生育次数有一定关系。

单卵双胎的形成与异卵双胎不同，是由一个精子与一个卵子结合产生的一个受精卵而来。但这个受精卵为什么会一分为二形成两个胚胎，其中的奥秘至今尚未被人类破译。单卵双胎因为出自同一个受精卵，接收到完全一样的染色体和基因物质，胎儿的性别相同，胎儿像是一个模具里铸造出来的，相像到自己的亲生父母也难以分辨。而单卵双胎的相似还不仅仅限于外貌、血型、智力，甚至某些生理特征、对于疾病的易感程度等方面也是一致的。而人们在新闻传媒的报道中常听到的“连体婴儿”，实际上也是单卵双胎，只是因为受精卵在分裂时不完全，造成了两个胎儿某些部位的相连。

双胞胎的发生率与人种和气候环境似乎有关，黑人居多，白人居中，亚洲人较少。此外，双胞胎的发生率北方较高，南方较低。

双胎妊娠有家族遗传趋势，一般随母系遗传。如果孕妈妈本人是双胎之一，生育双胎的概率高达1/58；隔代遗传，即孕妈妈的父亲或母亲是双胎之一，孕妈妈生育双胎的比例也会很高。

双胎妊娠发生后，孕妈妈孕期身体的不适和反应往往比单胎的更加明显。利用超声波检查能很容易在妊娠初期检查出双胎妊娠。

发现双胎或多胎妊娠之后，也不必忧虑，需要做的是鼓起勇气，加倍认真做好孕期保健，为胎儿健康成长提供良好的环境，赢取双倍的喜悦。

做父母前的心理准备

你准备好做父母了吗？对于这个问题，多数准父母也许认为说的是物质方面。其实，对于没有经验的年轻父母来说，心理上的准备才是第一位的。只有做好了充分的心理准备，才能在未来做一个合格的父亲或母亲。那么，除了要有强烈的责任心之外，准父母们还应该有哪些心理上的准备呢？

✲不要把做父母看得过于复杂

等待成为父母的过程总是伴随着甜蜜和不安。第一次即将为人父母，多

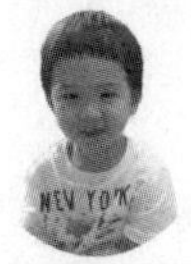

少会因为自己缺乏经验而苦恼。别着急，其实做父母并不复杂，先从心理上调整自己吧。

⊙树立自信

首先应该给自己足够的信心，因为对于即将出生的孩子来说，父母是唯一的，只有父母才是养育他的最佳人选。不要因为自己没有经验而慌张，每个父母都是从自己的第一个孩子开始做起的，只要顺其自然、从容自信，都能带出最好的孩子来。

⊙不要被别人的话吓倒

准父母一定会经常和亲友谈论如何抚养孩子的事情，也会更加留心报刊上的相关文章。于是便会有各种不同的说法充斥父母的头脑，有些甚至互相矛盾。怎么办，该听谁的？意见越多越觉得迷茫。其实不要把别人的话都当真，更不要被他们的话吓倒，要敢于相信自己的常识。父母出于本能的爱而给予孩子的关心和照顾比那些技巧更重要。

⊙想想自己的父母

在学习如何养育孩子的问题上，最好先想想自己的父母。人们的育儿基础知识来自他们的自身经验，即他们的父母是如何把他们从小带大的。你将成为什么类型的父母很大程度上受到你的父母的影响。当然，可以认真地思考一下他们的方式和方法，从中找出有益的东西，反思他们的不足，这样将有助于你更好地抚养自己的孩子。做父母的经验会在照料孩子的过程中积累起来。父母们会发现，自己在抚育孩子的过程中慢慢地学会了如何做父母。比如给孩子喂奶、换尿布、洗澡等，都是无师自通的。在这个过程中，父母和孩子形成了互相信任的情感。通过孩子，父母也逐渐走向成熟。

⊙不要人为增加自己的精神压力

做好父母并不是要放弃自己原来所有的自由和乐趣，把全部精力投入养育孩子的重任中。除了孩子，父母还要注意保持夫妻间的亲密关系，多与对方沟通，尽量抽出时间和精力来继续夫妻生活。美满的夫妻感情也会给孩子带来非常好的影响，有助于他今后建立良好的人际关系。

✲勇敢面对新的生活

对于即将拥有宝宝的新生活，准父母们一定会有很多的期望和设想，比如想象自己的宝宝长什么样，希望宝宝有什么样的个性和才能，甚至事先想好了宝宝的名字，等等。可有时候，父母也会有许多担心，害怕孩子跟自己想象的不一样，对养育孩子过程中出现的一些意料不到的事情产生担忧。这时，父母首先要鼓起勇气，勇敢地面对未来的新生活。

⊙弄清生儿育女的目的

在打算要一个孩子的时候你是否认真地考虑过生儿育女的目的。恐怕不仅仅为了传宗接代、养儿防老。对这个问题的思考有助于弄清自己的见解，了解生活中什么是最重要的。父母的核心价值观和坚定的信念将引导自己今后培养出一个什么样的孩子。所以有必要常常静下心来想一想自己的人生目标是什么，在抚育孩子的过程中，自己一言一行是否体现了自己的价值观和对未来的梦想。

⊙学会接受现实中的孩子

每个孩子都有不同的个性，当你的孩子和你想要的不一样的时候，你可能会有一点小小的失望。这时候父母的态度将决定自己和孩子能够取得多大的成功。要学会接受现实中的孩子，发掘他的个性和潜力，因材施教，那么，父母和孩子将在爱的环境中共同进步。

⊙平等地去对待孩子

每对夫妻婚姻状况不同。对于那些重组的家庭，已经有了孩子的父母也许会因为自己对他们的态度不同而不安，怀疑自己在某种程度上没有平等地对待他们。其实“平等”在这里应该理解为父母对自己的每个孩子都充满关爱，为他们的健康成长付出自己的心血。孩子是不同的，父母对他们的感情有差异也是人之常情，不必为此感到内疚。

⊙尽到父亲的职责

现代社会，父亲越来越积极地参与家务和养育孩子的工作中来。不论妻子有没有工作，照料孩子都是两个人的事。近二十年来，心理学家与儿童发展专家逐渐发现，父亲分担育儿职责对儿童的健康成长起着重要作用，某些作用甚至是母亲无法替代的。父母在行为方式上的差异可以互补，孩子在得到鼓励、推动的同时，也不缺乏耐心的呵护，这样才能既发挥孩子的潜力，

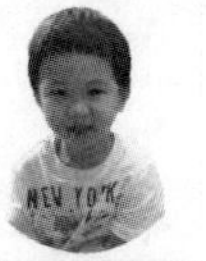

又不致伤害孩子的心灵。在父母分担育儿职责的过程中，双方也能更了解对方的想法，更理解对方的行为，相应地调整自己的育儿方式。尽到自己作为父亲的职责，可是家庭幸福、孩子健康成长必不可少的哦！

⊙给孩子起个合适的名字

孩子的名字寄托了父母最殷切的希望和最美好的愿望。怎么才能给你的孩子起一个合适的名字呢？这里有一些方法可供参考：

（1）名字包含着你的希望，让这个希望伴随你的孩子一路成长。

（2）名字与姓氏要协调，要是感觉疏远又别扭，再好的名字也是不合适的。

（3）意义美好的名字如果叫起来不顺口也不合适。起名字时要避免那些叫起来生硬且给人距离感的名字。

（4）好听的名字会给人深刻的印象，像爽朗的笑容一样让人舒服。给人明快感的名字叫起来舒服，听起来悦耳。

（5）起一个包含多重意义的名字虽然不是件容易的事，但名字会伴随人的一生，所以尽量取一个意义丰富的名字吧。

（6）如果家里有不止一个孩子，那么起名字的时候不妨考虑一下，兄弟姐妹的名字中包含相同的字或意义相近的字，这样不但叫起来顺口，又能加深他们之间的亲密感。

✼了解分娩知识

虽然分娩是一个自然生理过程，但是它对父母来说是一件重大的事情。尤其是初产妇，非常容易出现复杂的心理变化，对分娩产生不良的影响。对于分娩的担心，甚至恐惧，很大程度是由于孕妇不了解分娩知识。所以，在怀孕期间了解必要的分娩知识对于孕妇和家人减少不必要的担忧，提高自然分娩的安全性有很大帮助。

⊙分娩的几种方式

分娩的方式可分为阴道分娩和腹部分娩。阴道分娩多为自然的，而腹部途径分娩（剖宫产分娩）是人为的。

阴道分娩又可分为自然分娩、胎头吸引器助产分娩或产钳助产分娩等。

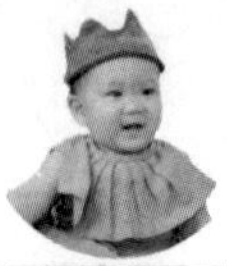

⊙阴道自然分娩

在胎儿、产道、产力正常的情况下，分娩越趋自然，越符合产妇的生理状况，就当然应该选择这一途径。阴道自然分娩虽经历十余小时的产痛（目前产程中可以用各种方法减轻疼痛），但孩子一生出，产妇立刻觉得十分轻松，很快就能下地活动，大小便自如，饮食、生活也很快恢复正常。在正常情况下，还是选择阴道自然分娩为好。

⊙产钳、胎头吸引器分娩

在阴道分娩的过程中，由于各种原因，如胎心不好、羊水异常等，都需要用产钳或吸引器来帮助胎儿尽早地娩出。胎头吸引器助产是利用负压将吸引器固定于胎头，牵拉帮助胎儿娩出。产钳是一对设计符合胎头曲线的金属器械，放置于胎头两侧后，向外牵拉将胎儿娩出。在使用得当、选用合理的情况下，很短时间的牵拉只会对胎儿的头有轻度损伤。目前，这种产钳、吸引器助产已多为剖宫产代替了。

⊙剖宫产

剖宫产，即切开子宫所在的腹部以及子宫，将胎儿取出。由于现代医学的进步，麻醉、手术的安全性提高，剖宫产已是一种较为安全的分娩方式。

⊙分娩的阶段

分娩过程由子宫收缩开始，到子宫口开全至胎儿、胎盘娩出。按照产程进展的不同阶段，一般分为三个阶段：

1. 第一阶段

子宫收缩到子宫口开全，初次分娩一般需要 11 ~ 12 小时。子宫收缩每隔 2 ~ 3 分钟出现一次，每次持续 60 ~ 90 秒。通常是身体、精神最为紧张的阶段。助产士会随时检查子宫口扩张的情况。在子宫收缩间隙的时候，产妇可以在房间内走走，放松一下。在子宫收缩时，产妇可以反坐在靠背椅上，双膝分开，手臂放在椅子靠背上，将头靠在手上。多与助产士交换意见，取得助产士的指导。

2. 第二阶段

子宫口开全，产妇有一种急欲生下孩子的感觉，这完全是一种不由自主

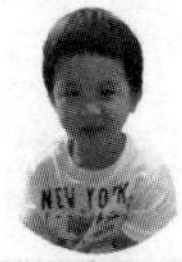

的行为。每次子宫收缩的过程中，胎儿的头顶会从阴道口露出，子宫收缩停止，胎头即缩回，这样反复几次，胎儿的头慢慢地娩出直至胎儿身体全部娩出。这时，产妇应该停止用力，开始用力呼吸，让会阴充分扩张，以防严重撕裂。初次分娩一般不超过2小时新生儿就诞生了。

3. 第三阶段

胎盘从子宫娩出，一般需要5～15分钟，不超过30分钟。

⊙正常的分娩时间

分娩所需时间与产妇的年龄、精神状态、是否生过孩子有密切关系。如果产妇年龄超过35岁，其时间可能就比年轻的初产妇长得多。一般而言，产妇分娩的平均时间为12～15小时，有的只有3～4小时，有的则长达24小时。只要母亲、婴儿和产道都没有异常，则属正常。

⊙决定分娩的要素

分娩是指从临产发动至胎儿及其附属物从母体全部娩出的过程。决定分娩有三个因素，即产力、产道及胎儿。如果三因素均正常并能相互适应，胎儿顺利经阴道自然娩出，为正常分娩。

1. 产力

将胎儿及其附属物从子宫内逼出的力量称为产力。产力包括子宫收缩力、腹肌及膈肌收缩力和肛提肌收缩力。

2. 产道

胎儿娩出的通道叫作产道，分为骨产道与软产道两部分。骨产道指骨盆，是产道的重要部分。骨产道的大小、形状与分娩关系密切。软产道是由子宫下段、宫颈、阴道及骨盆底软组织构成的管道。平时无论哪儿都没有胎儿可以通过的缝隙。可是一旦产期临近，软产道周围的肌肉和韧带就会变软伸开。而且，骨盆的耻骨结合处也会松弛并稍微张开。这是由于激素的作用。这样的变化是为了在怀孕晚期胎儿可以顺利地通过。

3. 胎儿

胎儿能否顺利通过产道，除产力和产道因素外，还取决于胎儿大小、胎位、胎儿有无畸形。

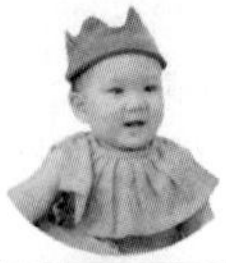

⊙分娩前会引发的腹痛

分娩前，发育成熟的胎儿对氧和营养物质的需求量增高，胎盘的供应相对不足，使胎儿肾上腺皮质激素分泌增高，促进雌激素增高。高浓度的雌激素促进子宫强烈收缩，子宫肌纤维缩短，挤压子宫神经末梢和血管，产妇因此产生腹痛。

⊙减缓分娩疼痛的秘诀

当宫缩的间歇时间越来越短，腹痛难以忍耐时，产妇可保持侧卧位，也可取仰卧的姿势，或取坐位或蹲位，均匀地做腹式深呼吸。腹式深呼吸的要领是当子宫开始收缩时，慢慢地用鼻子深深吸气，使腹部膨胀到最大，然后再慢慢地用嘴呼出气体。注意在缓慢吐气的过程中，不要在呼吸到一半时停止呼吸。做不好时，可用手抱住下腹，拇指与其他四指分开，协助腹部做深呼吸。尽量地全身放松和缓慢地深呼吸。有时也可做短而浅的呼吸，由于不影响子宫收缩和下腹部的肌肉运动，产妇会感觉比较舒服。还可以配合腹式呼吸，在每次宫缩开始时，用手掌轻轻地按摩下腹部。

⊙分娩时的饮食

分娩时，产妇能量消耗得多。胎儿分娩以后，腹内压力迅速下降，加之出血，对机体影响很大。

1. 第一产程

从子宫有规律收缩至子宫口开全。此时由于阵痛，孕妇的睡眠、休息和饮食都受到影响，精力、体力消耗很大。在阵痛间歇时应鼓励产妇吃东西。食物要清淡、稀软易消化，如菜汤、藕粉、蛋花汤、挂面汤、面片、馄饨、面包、饼干、粥等。不易吃油腻、高蛋白食物，因其在胃内停留时间长，宫缩时会引起胃不适感或恶心、呕吐。

2. 第二、三产程

宫口开全到胎儿及胎盘娩出。此期间时间短，不宜吃东西。

生产后1~2小时，若产妇有食欲，可给一些汤类食物，如糖水、牛奶、菜汤、淡鸡汤等，以缓解产妇暂时的饥饿、疲劳，补充产妇的体力消耗。

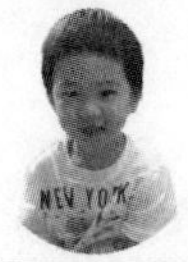

⊙剖宫产的利与弊

1. 利

可避免自然生产过程中的突发状况，阴道不易受到损伤。

2. 弊

出血较多。并发症较多，包括伤口感染、腹腔脏器粘连及麻醉后遗症等。产后恢复较慢，住院时间较长。

⊙丈夫是最佳的陪产人

丈夫在产程中给产妇心理和精神上的支持是其他人所不能代替的，并且在促进夫妻感情上有一定的积极意义。丈夫在生产过程中最主要的是给产妇一些精神鼓励，陪伴在妻子身边，握住妻子的手，给予抚摸，或给予语言上的鼓励和关爱。分娩结束后，夫妇一起回忆分娩经过，共享分娩感受，增进彼此间的感情。

⊙预产期不等于分娩日期

人类的妊娠时间，平均来说，从末次月经的第一天算起，约为 280 天(40 周)。计算的方法是以末次月经的月、日加 9 个月零 7 天，或从末次月经的月减去 3 个月加 7 天，所得日期即是可能要临产的日子，称为预产期。由于所用 280 天是一个平均数字，所得的结果只是一个大概的日期。凡是在预产期前后两周以内分娩者都是正常的。

⊙胎儿娩出的过程

胎儿从母体产出要过三道关：

1. 宫口关

胎儿借助母体子宫肌肉收缩的下推力和母亲屏气加腹压对胎儿的逼出力，首先向产道方向下降，闯过宫口关。

2. 骨盆关

这是阻力最大的一道关。骨产道既坚硬又曲折，胎儿为适应骨盆内脏的特点，先将头“俯屈”以缩小自己占据的空间，便于下降，当前进中遇到狭窄处时，又会“内旋转”，使胎头前后径与稍大些的中骨盆和骨盆出口前后径相一致。胎头用尽全力开始通过骨盆的入口、中段和出口，到达盆底。

3. 盆底关

由于盆底对胎头的上托阻力，露于阴道口的胎头开始“仰伸”，使额、鼻、口、下颌相继经阴道娩出。胎头娩出后，为与在中骨盆的胎肩取得一致，又进行“外旋转”，随后前肩、后肩、胎体相继娩出。

✻掌握医院的特点

现在，绝大多数的分娩都在医院进行，所以选择一所合适的医院显得尤为重要。首先要了解产科医院的类型以及它们各自的特点，再根据孕妇的实际情况从中选择最佳的医院；其次，要了解医院医疗项目和收费情况，做到心中有数，才能忙而不乱。

⊙产科医院的选择

产科医院大致分三种：综合性医院、妇产科专门医院及私人妇产科医院。分娩前要在正确把握自己情况的前提下选择医院。如果妊娠过程一切正常，产妇最好去初次确诊的医院就诊。如果妊娠过程中出现异常症状，建议去一家规模更大的医院进行分娩。如果在私人医院就诊的过程中出现异常，应在医生的劝导下转院。

⊙了解医疗项目与费用

1. 诊疗费、检查费

各妇产科医院的基本诊疗费差不多。妊娠初期或中期，一月一次进行定期检查，这时只要支付诊疗费即可。中间增加的超声波检查或羊水检查需要追加费用。

2. 特殊检查费

预产期临近时还需做各种检查，定期检查的次数也会增多，还有关于产妇或胎儿有无异常的各种检查，如超声波检查、WST、胎盘机能检查、畸形儿检查、通过胎儿监视装置进行的胎儿安全检查等。检查费用虽昂贵，但非常必要。

3. 分娩费

入院费和分娩费可能要一起交上。分娩费因分娩方式和分娩时间的不同会有差异。在分娩过程中若出现异常情况而采取措施，费用会相应增加。

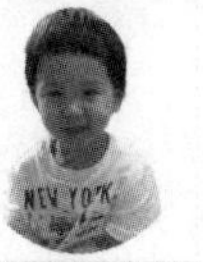

4. 住院费

根据住院的时间长短支付。自然分娩的住院时间为三天两夜，剖宫产为七天六夜。综合医院比私人医院贵；单人病房比多人病房贵。

⊙综合医院

1. 优点

规模大，配套设施齐全，而且拥有很多专家，医疗阵营庞大。除妇产科外，还有小儿科、内科、外科、神经外科等，分娩时出现紧急情况可迅速进行处理。

2. 缺点

患者多，等待时间远远长于诊断时间。医生和护士很难对每位产妇一一给予充分照顾。他们只关心产妇的状况，态度不免有些冷淡。产妇在住院期间需要的各种必需品，包括手纸和产妇用护垫等都要自己准备。

⊙专科医院

1. 优点

比一般综合医院更专业化。具备以小儿科为中心的大部分医院所用的全部急救设施。妊娠科以及其他与分娩相关的科类都具有较高的医疗水平，具备多样的病房和配套设施，会安排各种有利于孕妇顺利平安分娩的项目。

2. 缺点

规模仍然较大，就诊的人很多，需要长时间等候。咨询医生的时间较短，产妇有疑问也很难问清楚，对产妇的细心照料仍然不够。

⊙私人医院

1. 优点

环境幽雅舒适，病房设置如家般亲切。有的医院还提供婴儿用小褂或产妇用护垫。可以与护士和医生保持密切联系，孕妇往往能够连续地接受一个医生的诊查。

2. 缺点

医疗人员数量及医疗设施存在局限，出现异常状况时难以应付。私人医院通常在医疗水平上存在很大差异，应根据自身情况，咨询自己的主治医生后再决定是否在私人医院分娩。

✻分娩前的住院准备

那一刻终于快要到来了，宝宝也似乎有点等不及地给妈妈一个又一个“暗号”，家里人这时都进入备战状态。不过，最主要的当然是妈妈了。孕妇这时候要保持精神愉悦和身体健康，选择最佳的入院时机，准备好住院的必需品，以最佳的状态迎接宝宝的到来。

⊙选择住院的时机

孕妇觉得快要生产时，可以直接上医院挂急诊。通常院方会先做一些检查，看看子宫收缩频率及子宫颈打开的程度，再决定是否住院待产。由于健康保险对于自然生产的住院日数只补助三天，为了避免产妇太早住院而必须自行负担住院费用，因此一般而言，要等到子宫颈开三厘米以上，院方才会安排产妇住院待产。

所以，就算孕妇自己觉得快生了，赶紧冲到医院之后，医生还不一定会安排住院。因此到医院检查时，只要记得携带孕妇健康手册、保健卡、身份证，再加上简单的盥洗用具即可，并不需要一次带齐。

⊙保持快乐的精神状态

临产前要保持心情的稳定，一旦宫缩开始产程启动，不要乱喊乱闹，因为烦躁不安会消耗体力、延缓产程、增加痛苦。

孕妇的亲友也应与孕妇积极配合，不要给孕妇增加思想负担，如超过预产期还没有分娩迹象，不要着急，因为很少有人恰恰在预产日那天分娩。

要坚定信心，保持快乐的精神状态，相信自己能在医生和助产士的帮助下安全、顺利地分娩。

⊙临产前的饮食营养

产妇分娩时消耗很大的体力，因此临产前一定要吃饱、吃好。此时家属应想办法让产妇多吃些营养丰富又易于消化的食物，如牛奶、鸡蛋、汤面等，为分娩准备充足的体力。切忌什么东西都不吃就进产房。尤其在炎热的夏天，临产时出汗多，不好好进食，容易引起脱水情况的发生。产妇可选择西瓜汁、葡萄汁等含糖饮料，一方面解渴，另一方面其中的糖分可直接供应

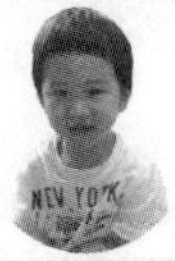

能量。为了孩子及产妇自己的健康，临产时注意饮食是很必要的。

⊙产前的充分休息

分娩前的两周，孕妇每天可能会感到几次不规则的子宫收缩，经过卧床休息，宫缩就会很快消失。在这段时间，产妇需要保持正常的生活和睡眠，保证充分的休息。

⊙住院前产妇的物质准备

首先是产妇的日常用品，包括内衣、拖鞋、卫生带、卫生纸、胸罩、吸奶器、洗漱用具、食具、点心、红糖等。产妇的生育证、病历、妊娠日记、化验单、特殊检查报告单等也千万不可忘记。另外，婴儿所需的物品也应早做准备，将要携带的物品集中到提包中，有备无患。

产妇住院携带物品清单：

1. 衣物

肥大、容易穿脱的睡衣或内衣至少 3 件。其中，棉质内裤 4～6 件；棉质、宽带、前面或侧面可拉开的胸罩 2～3 个；棉线袜 2 双；拖鞋 1 双。

2. 日常用品

洗脸毛巾 2 条；洗脚毛巾、洗下身毛巾 2 条；小洗脸盆 1 个（产妇洗下身专用）；牙刷、牙膏、梳子、护肤品等洗漱用具 1 套；产妇用卫生巾及卫生纸。

3. 母乳喂养用品

手动吸奶器；乳头保护天然油脂（预防乳头疼痛）；消毒湿巾；乳头保护罩。

4. 婴儿用品

易穿脱的用柔软的棉布制作的衣服 2～3 套；被褥、尿布、尿垫或毛巾、卧具。

5. 其他

餐具 1 套；塑料或金属饼干桶 1 个（放置饼干等小食品）；记录纸和笔（产妇或家属住院期间记事用）；零钱若干，手机（便于产后在医院与家人联系）。

宝宝出生前的物质准备

有些父母直到孩子出生后才开始准备东西，认为这样对分娩比较有利。其实，事先把东西准备好可以减轻父母后来的许多负担。对于准妈妈来说，因为怀孕早期的不适已经成为过去，其行动还比较方便，精力也较充沛，正是采购婴儿用品的大好时机。准爸爸也要协助妻子做好充分的物质准备。这样，即使年轻没有经验，父母也能在宝宝来临的时候稍稍地松口气了。

❇居住环境的设置

有条件的父母早在婴儿出生以前就给他准备好了属于他的婴儿房，配备了各种婴儿用品；也有些父母受条件的限制只能让宝宝跟自己住一间。不管怎样，父母都要注意宝宝居住环境的科学设置，让他健康、安全地成长。

⊙居室朝向

房间的方位在东方为好，因为光的能量能够充分进入室内，白昼与黑夜的体现较为明显。婴儿的房间向阳，阳光中的紫外线可以促进维生素 D 的形成，防止婴儿患小儿佝偻病，但应注意避免阳光直接照射婴儿脸部。

⊙室内的温度及光照

室温并不是非保持到多少度才能使婴儿生存下去。如果室温高，可以少穿点；如果室温低，可以盖上被子等。有的育儿书上写对婴儿来说室温应保持在 20℃，湿度应保持为 50%，等等，对此不要过分介意。冬天一般室内都有暖气或者生炉子，除了未成熟儿以外，没有必要多为婴儿单独准备一个特殊的房间。房间的照明最好使用柔和的壁灯，既温馨体贴，又能避免婴儿接触电线和插头。

⊙空气质量

要经常通风，保持室内空气新鲜。通风时注意风不要直接吹着婴儿，外面风太大时应暂不开窗。为了保持居室空气新鲜，应用湿布擦桌面，用拖把拖地。不要干扫，以免尘土飞扬。更不要在屋里吸烟，以减少空气污染。

⊙床的摆放

婴儿床应该独立摆放，放置在房间的中央，便于大人在周围呵护，也有

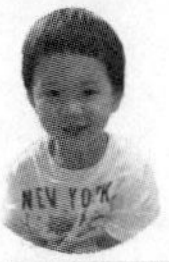

利于婴儿的成长与自我意识的形成。头北脚南的位置特别适合初生婴儿。也可紧挨着墙，或者放在离墙 50 厘米左右的地方。避免婴儿跌落后因夹在墙壁和床之间而发生窒息。在床下最好铺上地毯，即使婴儿跌落也不会碰伤头部。

✲婴儿床及床上用品的选择

新生儿一天中的大部分时间都是在睡梦中度过的，所以，床上用品对他们来说可是太重要了。给宝宝选择合适的床上用品，让他在温馨、舒适的小床上度过他一生中最初的时光可是父母的心头大事。面对琳琅满目的各类床上用品，爸爸妈妈可要擦亮眼睛了，首先要知道买什么，其次要百里挑一。贵的不一定最需要，合适才是最好的。

⊙婴儿床

婴儿用床是确保婴儿安全的地带。婴儿用床的栏杆最好是能上下调整的，这样，即使婴儿长大了也可以用。栏杆要保持一定的高度。另外，栏杆之间的距离不能过大，也不能过小。注意不要夹住婴儿的头和脚。为了防止婴儿头部受伤，婴儿床最好用木制的。

有的婴儿用床涂有各种颜色，如果涂料中含有铅的话，当婴儿用嘴去咬栏杆时，就有可能发生铅中毒的危险。婴儿发生铅中毒以后，会出现贫血。所以最好不要买涂有颜料的婴儿床。

⊙被褥

婴儿用的褥子最好是用棉花做的。因棉花透气性好，被太阳一晒，柔软而蓬松，也容易吸汗。

非常松软的新褥子由于会使婴儿的身体陷进去，脊柱会弯曲而不利于睡眠。可以用大人用过的褥子，将其折叠起来给婴儿用。虽然褥子用旧的好，但被子还是以用新的、轻的为好。

⊙床单

床单需要准备 3 ~6 条。如果一开始用的是摇篮，就可以用尿布当床单。如果是用比较大的床具，则最好使用弹力棉床单。因为它容易洗、干得快、垂感好，而且不用熨烫。

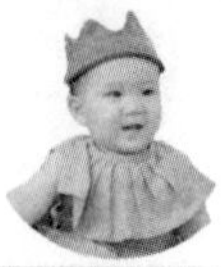

⊙防水床单

防水床单最受欢迎。这种床单不易打卷，也不易滑动，所以不会使下面的床单露出来。它透气性强，一般没有必要再在它上面加垫子。这样就可以少洗很多单子和垫子。但天热的时候需要再加一个垫子以增强婴儿身下的透气性。准备两床为宜。防水床单最好大一点，使四边可以掖到床垫下面，防止床垫的四边被婴儿尿湿。

⊙尿垫

如果你使用的是普通防水床单（不带绒布面），就需要在上面垫上有填充物的垫子，以便吸收湿气，增强婴儿体下的空气循环，否则他的皮肤就会又湿又热。准备三块以上尿垫为宜。

⊙毯子

毯子通常由丙烯酸或者聚酯棉制成，既容易洗又不会引起过敏反应。长方形的编织披巾是最便于给婴儿使用的。一定要保证毯子上没有线头，以防缠住婴儿的手指头或脚趾头。不要把毯子系起来，只给婴儿留一个洞，这样有使婴儿窒息的危险。薄棉毯不太保暖，但很适合包裹婴儿，使他不会把盖在身上的东西蹬掉，还会使婴儿有被抱着的感觉，从而安心入睡。

⊙枕头

婴儿不一定要用枕头，因为吐奶和打嗝会不断弄湿枕头。婴儿用的枕头都是很低的，睡觉时让婴儿用毛巾折叠的枕头试试看。如果婴儿睡薄的枕头舒服，就不需要专门制作枕头。

✲衣物的选择

“人靠衣装马靠鞍”，小婴儿穿上衣服显得特别可爱。可是，父母们可不要急着给宝宝打扮，因为对他来说，衣服的舒适度才是最主要的。婴儿的衣服以冬天保暖、夏天凉快、穿得舒服、不会影响生理机能（皮肤的出汗、手脚的运动等）为原则。尽量选择装饰品少的、袖口宽的衣服给宝宝穿。

⊙睡袋

睡袋就像一件长睡衣，有袖子，但是脚下是封口的。婴儿长大后不合适的话还可以在脚下和肩上向外放大。

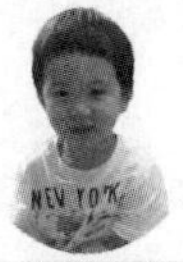

⊙衬衣

衬衣有三种类型：套头式的、侧开口的和单片式的。小婴儿腿脚伸不直，所以适合使用侧开口的。衬衣不要准备得太多，因为宝宝长得很快。贴身衬衣要用柔软的棉织品，接缝尽量要少，要尽可能选颜色浅的。

⊙连衣裤

连衣裤白天晚上都可以穿。它的拉链从脖子口起，顺着一条腿或者两条腿一直拉到底，也有使用摁扣的。拉拉链的时候要特别小心，避免夹到婴儿的皮肤。还要常常检查裤腿里面，看是否有头发，以免缠住婴儿的脚趾头。

⊙套头衫

当宝宝睡醒时将套头衫穿在别的衣服里面或者外面，给宝宝保暖。要选择领口宽松的。如果是肩上开口的，则摁扣一定要结实。领口后有拉链的那种也可以。

⊙帽子

天气比较冷的时候，外出时就要给婴儿戴一顶丙烯酸编织帽或者纯棉编织帽，捂住他的耳朵。在比较寒冷的房间里睡觉时，也应该给婴儿戴帽子。这时的帽子不能太大，否则，在婴儿睡觉移动时容易盖住他的脸。

⊙连体衫

它是一种带拉链的口袋，宝宝穿上以后只露出头和脖子。它通常还附带一个连体帽。购买时一定要选择中间有洞口的那种，以便乘汽车时婴儿坐兜上的搭扣可以伸进去。

⊙鞋袜

不要给婴儿穿毛线鞋子或者袜子，至少要等到他会坐起来，并且能在比较冷的房间里玩耍的时候才需要穿。

✲尿布的选择

尿布是新生儿的必备用品。有几种不同的尿布可供父母选择。传统的棉尿布非常舒服，但洗起来很麻烦；一次性纸尿布很方便，可一打一打用，太费钱。面对不同的尿布，父母要了解优缺点，从而制定宝宝的尿布方案。

⊙棉尿布

1. 优点

纯棉特有的舒适、透气性是棉尿布的一大优点。宝宝柔嫩的小屁股裹上软软的棉质尿布，多么舒服呀。不过，最重要的还是棉尿布价格较低，而且可以重复使用，真是名副其实的经济实惠。另外，老人通常比较喜欢棉尿布。如果家里有老人带小孩，千万别忘了多准备一些棉尿布。

2. 缺点

棉尿布尿湿一次就必须更换，所以要准备很多。而且妈妈要时刻注意宝宝是不是撒尿了，是不是要换尿布了，大人、孩子都休息不好。棉尿布洗涤比较麻烦，晾晒也是个问题，碰到接连几天下雨或阴天就更糟糕了。

⊙一次性尿布

一次性尿布使用很方便，但长期使用较贵。它们容易使用，可折叠可调节，能保证它的大小合适。一次性尿布有能伸缩、高弹性的裤腿以防泄漏，并且根据性别和出生月数有不同类型。

1. 优点

不用洗和晾，不需用塑料衬裤。可在旅行时使用。

2. 缺点

只能使用一次。长期使用较贵。制造垃圾。

⊙湿巾

可以用一条洗脸毛巾蘸着水和肥皂给宝宝擦洗屁股。如果觉得湿巾使用方便，可以使用不带药物和香水的。含酒精、其他药物和香水的湿巾有时可能会引起皮疹。

⊙尿布单

铺在尿布的上面。尿布单种类很多，有天然纤维的，也有合成纤维的。它们在价格和吸水性能上都有区别。只要婴儿接触尿布的皮肤正常，尿布单就可放心使用。使用时要注意不要让尿布单缠住婴儿的腿。

✲护肤品的选择

新生儿的皮肤非常娇嫩，父母在选择护肤品上要十分小心，一定要了解

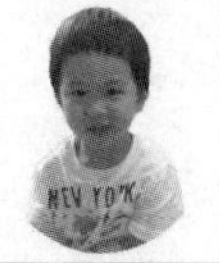

宝宝需要什么样的护肤品，以及各种护肤品的使用时间和使用方法。无论是哪种护肤品，其成分都应尽量天然为好。

⊙沐浴露

应选择由天然油脂制成的没有刺激的婴儿专用沐浴露。这样的沐浴露不会伤害宝宝的稚嫩肌肤，而且含有丰富的牛奶蛋白质。不要使用婴儿香皂和除臭香皂，它容易引起皮疹。对于皮肤容易过敏的婴儿要使用有针对性的沐浴露。3 个月以下的婴儿应少用沐浴露，例如洗三次澡中用清水洗两次，最大限度地减少对宝宝皮肤的刺激。

⊙棉球

在沐浴的时候，棉球可以用来给婴儿擦眼睛。纱布块比较好，不容易在孩子的眼睛上留下碎渣。最好为宝宝购买婴儿专用的天然海绵，干燥时坚硬成型，遇水后立即变软。

⊙护肤水

如果婴儿的皮肤不干燥，就不一定要使用护肤水。要选择含天然成分的婴儿专用护肤水。不要用妈妈的护肤水。使用前最好先在宝宝的皮肤上小范围地试用，确定宝宝不过敏之后再使用。

⊙护肤油

婴儿护肤油多数是由矿物油制成，用于干性或正常皮肤的保护，也可用于尿湿引起的皮疹。但矿物油本身也能使某些婴儿产生轻微的皮疹，所以，最好先试用一段时间，看它是否适合宝宝。

⊙油膏

含羊毛脂和矿脂的油膏可以在婴儿出现尿疹的时候涂擦，用来保护皮肤。

⊙指甲剪

选购婴儿指甲剪需要注意两个要点：

（1）选用不锈钢材料制成的指甲剪，经久耐用，不会生锈，安全性高。

（2）指甲剪外面包层塑料外套，以此保护宝宝的小指甲不被伤害。

也可以选择指甲刀，对有些妈妈来说，指甲刀也许更好用，而且不容易伤到婴儿。

✲喂奶用具的选择

不论将来打算母乳喂养还是人工喂养，奶瓶、奶嘴等喂奶用具都是必不可少的东西。在宝宝出生前父母就该了解这方面的知识，知道各种奶具的使用方法，注意消毒事项，为宝宝将来的饮食做好准备。

⊙吸奶器

所谓吸奶器，指的是用于挤出积聚在乳腺里的母乳的工具。一般适用于婴儿无法直接吮吸母乳的时候，或是母亲的乳头发生问题时，还有像尽管在坚持工作但仍然希望母乳喂养的情况。吸奶器有电动型、手动型。另外，母乳可能从两侧的乳房同时流出，所以吸奶器还有两侧乳房同时使用，以及单侧分别使用两种类型。实际使用时，只要挑选适合自身情况的产品就可以了。

挑选吸奶器的要点：一是具备适当的吸力；二是使用时乳头没有疼痛感；三是能够细微地调整吸引压力。

⊙奶瓶

奶瓶分为PC（聚碳纤维）及玻璃两种。PC轻且耐摔，玻璃耐高温易消毒。建议妈妈们一般至少要购置1只玻璃奶瓶和1只PC奶瓶。玻璃奶瓶适合妈妈拿着喂，PC奶瓶在外出或宝宝大些时可以自己拿着喝。

⊙奶嘴

奶嘴分为很多种。作为大人，要鼓励宝宝用力去吸奶，所以选择的时候并不是嘴洞越大越好。如果奶嘴洞太大，宝宝吃奶的时候很容易呛着。选择奶嘴主要是看宝宝的食量。通常奶嘴分为小圆孔，就是慢流量的；还有中圆孔，是中流量的；还有大圆孔，就是大流量的；还有一种是十字孔，流量是最大的。一般来说，小圆孔的奶嘴适合刚出生的宝宝；中圆孔的适合用来喝水和牛奶；大圆孔和十字孔奶嘴一般是用来喝果汁和米粉这些流质食物的。

⊙围兜

要防止婴儿的口水或者吃的食物弄到衣服上，可以给他戴个圆形的小围兜。围兜可以是塑料的、尼龙的，或者毛圈的，也可以是这三种材料搭配制

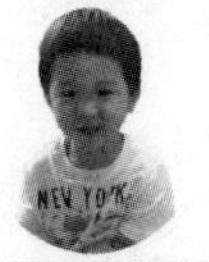

成的。围兜的颈口必须用布带子扎。使用毛圈围兜时，如果上面有干净的边角，还可以拿它给婴儿擦嘴。

⊙消毒器具

消毒时需要一只桶或一口锅，也可用一个带盖子的烤炉。它们的体积最好是高20.3厘米、直径22.8厘米，以便将八个奶瓶垂直放进这些容器里。市场上可以买到放在炉子上加热的消毒器，也有能自动断电的电消毒器。还有用来夹热奶瓶的夹子。刷碗机的温度也足以用于奶具的消毒。

✻户外用品的选择

带着宝宝出去“见见世面”可是父母很得意的事呢。所以父母们早早地准备好了背篼、童车等用品，以便等宝宝外出时使用。可是，对于户外用品的种类和特点，父母们都了解吗？在选择购买之前还是要先来熟悉一下它们，弄清它们的性能。除了舒适方便外，更要考虑它们的安全度。

⊙胸前背篼

胸前挂上背篼似乎有点笨拙，但是越来越多的父母喜欢这种胸前背篼。因为它便于家长将孩子抱进抱出，能看得见孩子，还可以检查检查孩子哪里出了问题。而且，它为父母和婴儿在身体上和感情上提供了最为亲密的接触。

⊙框架背篼

这种背篼稳定性好，适合背着身体能坐直的婴幼儿走远路使用。背篼框架上沿需要用软垫子裹上，以便于孩子睡着的时候把脸贴在上面。但是，如果乘公共汽车的时候，背着框架式背篼就坐不舒服了。有些型号的框架式背篼可以支起来给婴幼儿当童椅。

⊙手推童车

家长可以每天用它推着孩子外出散步，或者把童车停放在门廊里，让孩子在里面睡午觉，非常实用。

⊙折叠童车

外出购物和做其他事情的时候，用它推着孩子是很方便的。对那些自己没有汽车的城市家长来说更是如此。这种像折叠伞一样的小推车很便于在公

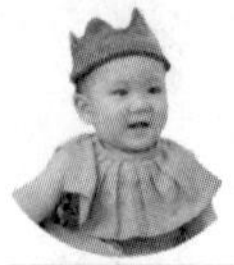

共汽车上或者小轿车里携带。有些折叠式婴儿车的架子可以便利地卡在轿车座位上，并且可以在不惊醒孩子的情况下很容易地取下来。

⊙提包式童车

它是童车和尿布袋的结合体。在访友的时候，孩子可以在里面睡觉。不用时可以折叠起来。

附：新生儿必备用品清单

（1）床上用品。盖被和床单、3 块童床褥垫、2 ~ 5 条毯子。

（2）清洁用品。6 条洗脸巾、4 条浴巾、婴儿澡盆、香皂、洗发液、护肤水、护肤油、棉签、指甲剪、尿疹膏。

（3）玩具用品。童床、童车、洗澡玩具、童床玩具、玩具箱、幼儿围栏。

（4）哺乳用品。橡皮乳头、2 ~ 8 个奶瓶、奶瓶加热器、奶瓶消毒器、吸奶器。

（5）衣物。6 件单片衫、3 ~ 6 条婴儿包被、连体童装、4 ~ 6 件睡觉或者玩耍外衣、1 ~ 3 件套头衫、4 ~ 6 个围嘴、3 ~ 8 件长袍或者睡衣、3 ~ 6 个帽子和毛线鞋。

（6）尿布。棉尿布、一次性尿布、尿布袋。

第二章　怀孕与优生知识

遗传与优生

✲什么是遗传

人们常常议论一个新出生的孩子哪儿长得像爸爸，哪儿长得像妈妈；生活中也常有人说这孩子的脾气、举止像他的爸爸或妈妈。实际上，这种子代和亲代在形态及生理功能相似的地方就叫遗传。那么，父母的形态特征是怎样遗传给子女的呢？这是受精卵经过一系列细胞分裂分化过程，随着生殖细胞中的染色体——遗传物质的载体而传递的。染色体有它的特殊功能，上面排满了像电报密码一样的基因，这些密码就将遗传信息一代一代传下去。一旦在传递中发生差错，人体就会出现异常的形态和疾病。

✲遗传病分哪几类

按照遗传方式和与遗传物质的关系，遗传病的分类如下：

1. 单基因遗传病

显性遗传病、隐性遗传病、伴性遗传病。

2. 多基因遗传病

是指病因涉及许多个基因位点和许多种环境因素的遗传病。

3. 染色体异常遗传病

染色体数目异常、染色体结构异常。

以往，很多人以为遗传病是罕见的、无法治疗的。近几年来，遗传病越来越被人们所认识，相对而言，遗传病、先天畸形发病率逐渐增高。目前，已发现的遗传病超过3000种，大约每100个新生儿中有3～10个患有不同的遗传病、先天畸形。

随着医学遗传学的发展，目前不仅弄清了一些遗传病的发病机制，而且找出了治疗和预防一些遗传病的方法，如产前诊断、饮食疗法、酶的治疗、基因治疗等。

✲遗传病有什么特点

由于生殖细胞或受精卵的遗传物质在结构或功能上发生了变化，致使个体发生的疾病就是遗传病。

遗传病有以下特点：它的致病基因可以传递给后代，并发育成有遗传病的个体；表现为垂直分布，且有家族性。各种不同的遗传病都符合一定的遗传规律，如常染色体显性遗传规律、常染色体隐性遗传规律，或X性连锁遗传、多基因遗传病的规律。遗传病可以在出生时就表现出来，例如先天愚型儿、多指、并指等。但也有一些遗传病胎儿出生时并不出现症状，而是生长发育到某个阶段才表现出来，如遗传性小脑性运动失调，一般到35岁左右才发病。另外，遗传病的致病基因与环境因素也有一定的关系，一些人有致遗传病素质但并不一定都表现出遗传病，而是在不利环境中才表现出遗传病来。

✲遗传与优生有什么关系

遗传即指亲代将其特征传给子代。当婴儿出生时，人们常常谈论婴儿像父亲或像母亲。虽然主要指的是脸形，但不仅如此，孩子体形、骨骼等身体特征，甚至连性格都与父母有很多地方相似。子女大多在体形、身高、举止、肤色、神态等方面同时具备父母的特点，只是某个方面像父亲，某个方面又像母亲，甚至还有一些像祖父母、外祖父母或其他亲属。之所以出现这种现象，是生物体内有一种叫作基因的遗传物质。只有具有健康遗传基因的父母，才有可能生出健康的孩子。反之，如果父母的遗传基因有毛病，就有可能生出有缺陷的孩子。

✲遗传病可以预防吗

随着医学遗传学的发展，越来越多的遗传病被发现。虽然有些遗传病能够得到治疗，如苯丙酮尿症、半乳糖血症等，但还有许多遗传病尚无有效的治疗方法，因此预防就成为重要环节。所谓遗传病的预防，就是防止患有严重遗传性疾病的婴儿出生。目前，常通过如下手段达到这一目的。

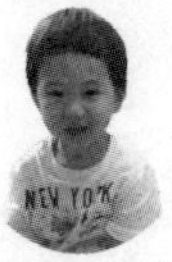

1. 遗传咨询

首先通过对病人家庭调查、实验室检查及结合临床特点，对病人的疾病做出正确诊断，判断其是否患遗传病，判明其疾病是新的突变产生还是遗传而来；其次要确定遗传方式；最后提出对策和办法。

2. 产前诊断

某些遗传性疾病可以于妊娠期得到确诊，如染色体病、神经管缺陷（无脑儿、脑脊膜膨出等）。部分代谢性疾病及性连锁遗传病可在孕早期取绒毛检查染色体，或在妊娠 16～20 周做羊水检查，包括羊水染色体检查及其他生化检查等；也可利用 B 超对异常胎儿进行检出。对查出的病胎儿及时终止妊娠。

3. 婚前男女中杂合子检出

隐性遗传病杂合子带有致病基因但不发病。但两个杂合子结婚就可能生出一个纯合子病婴。这种隐性遗传病通常近亲结婚发病率高。所以，禁止近亲结婚也能达到预防目的。

✲人类不易改变的遗传有哪些

长期研究发现，人类有 10 种特征与遗传直接有关。

1. 肤色：遗传原则是“相乘后再平均”，如果父母都是黑皮肤，孩子就不可能拥有白色肌肤。

2. 肥胖：父母都胖，孩子 53% 会是小胖墩。

3. 身高：子女身高 70% 来自父母遗传。

4. 青春痘：父母双方都有，子女肯定逃不了。

5. 少白头：特殊性遗传，比率较低。

6. 秃顶：半数以上会遗传，而且还会隔代遗传。

7. 双眼皮：是最显性的遗传。

8. 下颚：下颚形状绝对会遗传，尖下颚爸爸的儿子十有八九是尖下颚。

9. 声音：男孩遗传自父亲，女孩则像母亲。

10. 罗圈腿：是可以矫正的遗传，但长短改不了。

✲什么是遗传物质

科学实验证明，遗传物质是脱氧核糖核酸（DNA）。它位于染色体上，

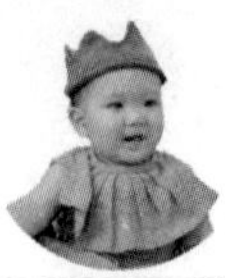

是控制生物体各种生理特性和形态特征的遗传。DNA是怎样携带遗传信息的呢？DNA分子中含大量的碱基对，这些碱基对只有4种：腺嘌呤（A）和胸腺嘧啶（T）；胸腺嘧啶和腺嘌呤；鸟嘌呤（G）和胞嘧啶（C）；胞嘧啶和鸟嘌呤。这4种碱基对在DNA分子中的排列顺序决定了遗传物的特性。在含有几百万对碱基的DNA分子中，4种碱基以无穷的排列方式出现，其中贮藏着无限的遗传信息。由此可见，DNA的复杂决定于碱基对的排列。顺序不同，出现遗传特性也不同。DNA可以复制，把遗传信息传给后代。

✲遗传病与先天性疾病是一回事吗

医学上一般将婴儿出生时就表现出来的疾病称为先天性疾病。但患有先天性疾病不等于就是有遗传病。有相当一部分出生时已确诊的先天性疾病并不是遗传造成的。也就是说，先天性疾病并不是由于遗传物质发生改变引起的，而是在胚胎发育过程中因某些环境因素及母体条件变化造成的。如大剂量X线照射、缺氧、病毒感染、应用某些药物等各种致畸因素的作用，影响了胎儿的发育。这种婴儿一降生，人们就能明显地发现他的异常，但这属于先天性疾病，不是遗传病。如母亲在妊娠早期受风疹病毒感染而影响胎儿，致使婴儿出生后患有先天性心脏病或白内障，这种疾病将来不会遗传给后代，因此不能认为是遗传病。大多数有遗传病的婴儿在出生时就已经显示出症状或体征，例如，先天愚型、多指（趾）症等。但有些遗传病在胎儿出生时并不出现病状，如肌营养不良症要到儿童期才发病，遗传性小脑性运动失调一般在35岁左右发病。这些病虽然是在出生后一段时间才发病，但属于遗传病。因此，判断是否是遗传病，不能单从出生时是否有疾病来决定，而要根据本人的症状、实验室检查及家谱分析等来判断。

✲什么是染色体

染色体是在细胞有丝分裂中期出现的一种结构，在生物遗传中起着重要作用，因为它是遗传物质DNA的载体。中期染色体经碱性染料染色后，用光镜可观察到长杆和短杆的构造。其中每一条染色体都是由2条染色单体借一个着丝点相连接的。人类体细胞染色体共有46条，可配成23对。它们携带人的全部遗传基因，其中22对（1~22对）染色体叫常染色体，是男女

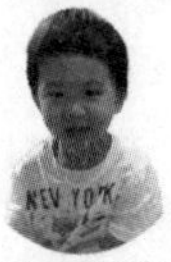

共有的，剩下1对叫性染色体，即“X”“Y”。男性和女性的染色体结构是不同的，女性有“XX”染色体，男性有“XY”染色体。

✲哪些病属于常染色体显性遗传

常染色体显性遗传病表现如下：多指、多趾，并指、并趾，Marfan综合征，多发性家族性结肠息肉，黑色素斑-胃肠息肉病，膀胱外翻，软骨发育不全，先天性成骨发育不全，进行性肌营养不良（面肩肱型），先天性肌强直，强直性肌萎缩，家族性周期性四肢麻痹，先天非溶血性黄疸，阵发性心动过速，心脏神经官能症，家族性心肌病，体位性低血压，肢端动脉痉挛症，遗传性出血性毛细血管扩张症，地中海贫血，遗传性球形红细胞增多症，血管性假血友病A及B型，血小板无力症，结节性脑硬化症，遗传性小脑运动失调，遗传性舞蹈病，遗传性震颤症，多发性神经纤维瘤，原发性家族性高脂蛋白血症，嘌呤病，先天性耳前瘘管，先天性外耳道闭锁，遗传性神经性耳聋，过敏性鼻炎，先天性眼睑下垂，先天性虹膜缺损，晶状体异位，视网膜母细胞瘤，先天性黄斑变性，遗传性掌跖角化症，汗管角化症及毛囊角化症及无汗症，牛皮癣，瘢痕疙瘩，多发性神经纤维瘤，牙齿缺如，牙齿排列不整，多胎妊娠，多卵受精。

✲常染色体显性遗传有何特点

遗传性状或遗传病的遗传基因位于常染色体中的某一对上，这种基因是显性的，只要有一个致病基因存在就可以发病。这样的遗传方式就叫常染色体的显性遗传。

常染色体显性遗传有以下特点：

1. 遗传与性别无关，在家族中男女均可发病且机会相等。

2. 患者的父母至少有一个人患病，一般双亲无病子女不会得病。但也有父母无病子女有病者，这是因为基因突变或该病不充分外显。

3. 患者与正常人结婚时，所生子女得遗传病的机会占50%。

4. 在整个家谱里，连续几代都有病。

✲常染色体隐性遗传有何特点

遗传性状或遗传病的遗传基因位于第1～22对常染色体中的某一对上，

这种遗传基因的性质是隐性的，只有当某一对染色体上一对基因都是致病基因时才能发病，这种遗传方式叫常染色体的隐性遗传。若一对基因上有一个致病基因则不会发病。

常染色体隐性遗传的特点为：

1. 遗传与性别无关，男女均可发病，机会同等。

2. 患者父母外表正常，但都是有害基因携带者，其子女的发病率占25%。

3. 往往隔代遗传，常出现散发病人。

4. 近亲婚配子女得病机会较多。

5. 父母一方为携带者，一方正常，其子代临床表型完全正常，但其中1/2是携带者。

✲与母亲遗传相关的疾病有哪些

有些母系疾病与儿童有一定的相关性。肺癌患者中至少有10%的人具有遗传性，而母亲或母亲的姐妹中若有人患肺癌，传给儿女的机会要比父亲患有肺癌遗传给儿女的高出2～3倍。心脏病患者的母亲可能遗传特定的基因，如高脂血症、高血压、心脏病等。如果一个人的母亲在65岁之前曾发作过心脏病，那么将来这个人患心脏病的可能性就会增加。女儿的体重和母亲体重、体形的关系较之父亲更为紧密，肥胖者的体重遗传因素占25%～40%。2型糖尿病通常在40岁以后发生，且是妇女的常见病，有20%～40%的儿女是从母亲那里遗传到这种病的。

母女之间也许有类似或相同的尺寸、形状的骨盆。研究表明，妊娠高血压和静脉曲张在家族中具有遗传性。女儿的绝经年龄可能与母亲相同。女人有多少个卵子，在她出生时就已经决定了。如果母亲患有骨质疏松症，女儿的发病率就会很高，所以她们也更有可能出现骨折、驼背、弓腰等。抑郁症患者的儿女有10%的可能性会从母亲那儿遗传患上情绪不稳定的疾病。嗜酒有家族性，女性更深受其害。嗜酒母亲的女儿更易成为酒鬼，这一比例要比父亲是酒鬼的女儿嗜酒率高2倍。

✲母亲是异常染色体携带者，下一代会出现什么现象

染色体异常的携带者常见为易位携带者，一般表现在体格和智力上是正

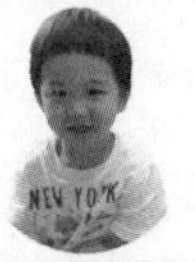

常的。但从以下情况可能发现其为染色体易位携带者：

1. 生育多发性先天性畸形儿（有不平衡易位）。

2. 妇女有习惯性流产史，原因经其他方法（非染色体检查）检查未能确定的。30% ~40% 的先天愚型是由第 21 对染色体的易位所引起。

3. 易位携带者生育下一代染色体不平衡易位小儿危险性的大小，根据易位的类型及携带者是父亲还是母亲而有变化。临床上显示平衡易位多于不平衡易位。

对易位携带者的直系亲属应进行核型分析及随访。

✻哪些病属于常染色体隐性遗传

常染色体隐性遗传病如下：进行性肌营养不良（肢带型），先天性肌弛缓，婴儿型进行性肌萎缩，先天性非溶血性脑核黄疸，胰腺囊性纤维变，镰状细胞贫血，先天性再生低下性贫血，低凝血酶原血症，先天性肾病综合征，多发性肾近曲小管功能不全，直立性蛋白尿，变形性肌张力障碍，家族性痉挛性下肢麻痹，肝豆状核变性，小头畸形，特发性低血糖症，原发性甲状旁腺功能亢进，甲状腺功能低下，垂体性侏儒症，先天性肾上腺性异常综合征，半乳糖血症，丙酮酸激酶缺乏症，糖原累积病，黏多糖病及Ⅳ型，先天性免疫球蛋白异位症及无 B 脂蛋白血症，苯丙酮尿症，白化症，黑尿症，原发性糖尿病，遗传性粗皮病，同型胱氨酸尿症，甘氨酸尿症，黑蒙性痴呆，先天性聋哑，先天性白内障，肥胖性生殖无能，着色性干皮病。

✻伴性遗传病有何特点

一些遗传病的致病基因位于 X 染色体上，随着 X 染色体来传递，叫伴性遗传，或叫作 X 连锁遗传。伴性遗传病也分为性连锁显性遗传和性连锁隐性遗传。其特点如下：

1. 性连锁隐性遗传

当 X 染色体上的一对等位基因均为致病基因时才会发病。其遗传特点为：

（1）发病与性别有关，多见于男性。

（2）父母表现正常时，男孩可能得病，致病基因肯定来自母亲；女孩虽正常，但有1/2是携带者。

（3）如果有女性患者出现，那么她的父亲一定是个患者，其母则是携带者。

（4）如父亲是患者，出生的女儿全部是携带者，儿子正常。如母亲是患者，出生的女儿均为携带者，儿子均为患者。

（5）男性患者的致病基因是从母亲传来的，也叫交叉遗传。由于交叉遗传，患者的兄弟、舅舅、姨表兄弟、外祖父、外甥也可能是患者。

2. 性连锁显性遗传

致病基因是显性的并位于X染色体上，一对等位基因中有一个是致病基因就可发病。此类疾病较少见，其遗传特点为：

（1）女性得病机会多，男性得病机会少。

（2）患者的双亲必然有一方是患者。

（3）其女性患者所生子女，男孩、女孩都可能得病且机会均等；男性患者，所生女儿均为患者，儿子均正常。

（4）连续几代都发病。

✼哪些病属于伴性遗传

1. 性连锁隐性遗传病

进行性肌营养不良，伯氨喹啉溶血性贫血，蚕豆病，遗传性铁粒幼细胞性贫血，血友病A及血友病B，遗传性慢性肾炎，遗传性甲状旁腺功能不全，葡萄糖6－磷酸脱氨酶（G－6PD）缺乏症，先天性无免疫球蛋白血症，先天性眼球震颤，先天性白内障，家族性遗传性视神经萎缩，红绿色盲，弥散性脑硬化。

2. 性连锁显性遗传病

抗维生素D佝偻病，无脉络膜症，家族性慢性血管球性肾炎，红细胞6－磷酸葡萄糖脱氢酶缺陷。

✼为什么伴性遗传病基因携带者不能生男孩

因为伴性遗传病与性别有关。决定性别的是一对（2条）性染色体，男性是XY，女性是XX。伴性遗传病的致病基因一般定位于X染色体上，由女

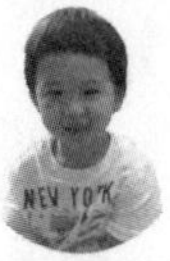

性遗传给男性子代发病，即女性虽带有致病基因，但不表现症状，也称为隐性遗传；而男性子代则往往发病，表现症状称显性遗传。因为女性有两条X性染色体，其中一条（由母亲遗传而来）带有致病基因，另一条（由父亲遗传而来）正常的X染色体上的等位基因可以起保护和覆盖作用，使女性不表现出病态，只成为致病基因携带者。而男性只有一条由母亲遗传来的带有致病基因的X染色体，另一条由父亲遗传来的Y染色体没有等位基因，对X染色体上的致病基因无保护和覆盖作用，从而使隐性遗传变成显性遗传。所以伴性遗传基因携带者不能生男孩。

✲有唇腭裂生育史者的第2胎还会再发畸形吗

唇裂和腭裂都属多基因遗传，有家族遗传倾向，动物试验发现药物可致类似畸形。有资料证明，孕期服用某些药物也可致此类畸形。

有过一次唇裂和腭裂生育史的妇女都很关心再次妊娠是否会再发畸形。由于此病为多基因遗传，并受环境和药物的影响，其再孕的发生率也是存在的。如果夫妻一方有此病，所生孩子的发病率约14%；如果夫妻正常，曾生过一胎病儿，再胎的发生率约1.8%。由此可见，有过唇裂史的妇女再次怀孕后所生子女绝大多数是正常的，但仍有再发可能。然而在妊娠期此类畸形很难发现，即使妊娠期做B超也难以查出此类畸形。

✲什么是优生法

优生法是指为了保障优生而规定的某些婚姻、生育的法律。为了保障中华民族健康繁衍，提高国民素质，1980年9月10日通过的《中华人民共和国婚姻法》第七条规定："有下列情形之一的，禁止结婚：（一）直系血亲和三代以内的旁系血亲；（二）患有医学上认为不应当结婚的疾病。"这些规定的条文都是具有优生意义的法律条文。

✲什么是优生学

优生学是使用遗传学的原理和方法来改善人类的遗传素质，防止出生缺陷，提高人口质量的科学。简单地说，优生是采取一定的措施使后代具有好的体质及优良的遗传素质。

优生学的主要任务有两个：一是增进有关人类不同特征的遗传本质的知

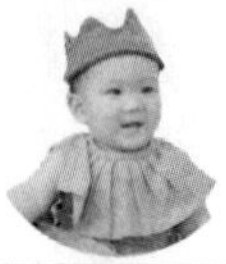

识，判定这些特征的优劣并决定取舍，即在人类遗传学的基础上，阐明人类某些特征的基因控制及其遗传方式，然后从医学、遗传学和社会学的角度，对其在未来社会中的优劣或对人类进化的利弊做出判断；二是提出改进后代遗传素质的措施，即在第一个任务的基础上，制定增减某种基因表现频率的方案。遗传咨询、产前诊断和选择性流产是完成上述任务的三个主要手段。

优生学的发展可分为三个阶段：

（1）前科学阶段：从远古到1880年。

（2）半科学阶段：从1881年到1940年。1883年英国科学家F. 高尔顿首次使用他所合成的一个新词“优生学”，这是优生学作为一个独立学科出现的公认标志。但在当时因受到种族主义谬论的影响，优生学中被掺入了伪科学的成分。

（3）科学阶段：从20世纪50年代一直持续到现在。现代优生学的范围正在逐步扩大，已不限于只在遗传学上考虑下一代的生物素质，而且还要防止各种非遗传性的先天性疾病、分娩过程中的损伤以及新生儿疾病，以保证下一代的人口素质。因此，优生学的学科基础十分广泛，需要从分子遗传学、人类遗传学、医学遗传学、行为遗传学、胚胎学、畸形学、妇产科学、医生医学、儿科学、社会学、人口学、教育学、流行病学、环境科学和法学等多方面进行协作研究。

1960年，美国遗传学家斯特恩将优生学分为正优生学和负优生学两大类。正优生学研究如何增加或促进体力和智力上的有利基因的优秀个体的繁衍，从而提高人群中良好基因的频率，希望人类社会由更多的优秀个体组成，又称演进性优生学或积极优生学。方法如人工授精、设立精子库、人体胚胎移植、试管婴儿、人类单性繁殖、基因重组。负优生学是预防有严重遗传病和先天性疾病的个体的出生，从而降低人群中不良基因的频率，又称预防性优生学或消极优生学。主要采取一些预防性措施，如婚前检查、避免近亲结婚、理想的婚姻和生育年龄、最佳受孕时机、优生咨询、孕期保健、产前诊断、选择性流产及优生立法等。

✲什么是优境学

优境学提倡通过改善人类的环境来发挥人类的生物潜力，使人类的身心

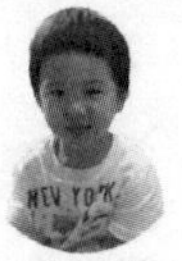

发展到更完美的境地，提高人类素质，具体是指改变环境条件，以化学的、营养学的、外科学的以及其他多种手段控制表现型的形成，改善个体的生长发育，直到补偿或挽救某些遗传上的缺陷。比如在人的胚胎时期或出生后半年至 1 年内通过加强母亲或新生儿的营养，有可能使胎儿的脑细胞增殖比常人多一些，从而在不改变基因型的情况下，使后代的智力发育获得有力的物质基础。优境学其实是优生学范围内的不同侧重。

✲为什么远血缘婚配对子代有利

生物学里有一个概念叫作杂交优势，是生物基因发展中的一种科学现象。随着现代科学的发展，人们在对动植物的繁殖上大量利用这些科学知识，但在人类的繁衍中，却较少有意识地大规模强调这些有用知识的发挥和利用。人类本身的繁衍和发展多还停留在原始和本能的自然传统形式上，这显然是因为人类生活和生育习惯的特殊性。但从科学的角度来看，这就是人类自身发展中的一项损失。世界上有许多移民国家，其科学技术都比较发达，除了有许多其他原因之外，与他们的婚配范围广不无相关。

随着社会科学和经济的发展，我们的婚姻制度也涉及不准近亲结婚的问题，这样控制并杜绝了许多因不健康基因遗传而生育痴呆、残疾儿童的现象。目前，远血缘基因遗传优势领域的探索还较少。在各种客观条件允许的情况下，如果能尽量扩大婚配圈，有意识地拉远婚配者男女之间的出生和生长地域，虽然暂时会增添许多困难，但从长远利益上讲，对自己家庭的兴旺，对中华民族人口素质的提高，都是有益的。

✲为什么不能近亲结婚

近亲是指有血缘关系的亲属，也叫血亲，即两个人的父亲或母亲有共同的祖先。直系血亲是指相互之间有直接血缘关系的人，包括生育自己和自己生育的人。旁系血亲是指具有间接血缘关系的人，凡是与自己同祖父母、外祖父母的血亲，除直系外都是旁系，如堂兄弟姐妹、表兄弟姐妹等。我国《婚姻法》规定，直系血亲和三代以内的旁系血亲禁止结婚。

遗传的物质基础叫作基因。基因位于细胞核的染色体内，父母亲通过基因把亲代的特性传给子代。在遗传疾病中，有一类叫隐性遗传的最为常见，竟有千余种之多。在非近亲结婚的情况下，后代发生隐性遗传病的比例并不高。因为，必须具有两个相同的病态基因的人结婚，后代才会发病。如果父母亲中只有一人带病态基因，下一代是不会发病的。一般婚姻，父母双方出现相同的病态基因的机会较少。由于在亲属之间遗传特性相近，有一部分基因是相同的，如堂（表）兄妹之间，有1/8的基因是相同的；远堂（表）兄妹之间有1/32的基因是相同的。这样，近亲结婚就更易于出现有两个相同的病态基因的情况，也就是说，生下来的子女得遗传病的机会更多。

禁止近亲结婚的目的是优生。人体内的遗传基因来自父母双方，父母的遗传基因一代一代向下垂直传递。如果父母带有某些致病的遗传基因，有可能代代相传，使后代得某种遗传病。有种叫作常染色体隐性遗传的疾病，如果只是父亲或母亲一方的基因有害，另一方正常，有害基因则被正常基因掩盖下去，子女虽可能带有这种有害基因，但不发病。如果父母双方都有同一有害基因，就可能使子女发病。在非近亲结婚的人群中，父母双方都带有同一种致病基因的机会极少，因此他们的子女发生这种常染色体隐性遗传病的机会也很少。但如果近亲结婚，由于有共同的祖先，不论是直系血亲还是三代以内旁系血亲，他们都会存在许多相同的基因，父母携带相同致病基因的机会也就大得多，故后代发病的概率增加。

我国自古以来的风俗习惯是把同姓的堂兄弟姐妹之间的通婚看作犯忌的乱伦行为，而把不同姓的姑表兄妹或姨表兄妹看成不同家族的成员，认为可以通婚，甚至认为有亲上加亲的好处。其实，表兄妹也属于近亲，如果表兄妹结婚，其后代患遗传病的危险性同样很大。

✲系列化的优生保健措施有哪些

目前我国优生保健措施已系列化，包括婚前、孕前、产前、产时至产后。

1. 通过婚前健康检查发现影响婚育的疾病，及时矫治，把好优生第一关。

2. 孕前遇到问题应到优生咨询门诊咨询。

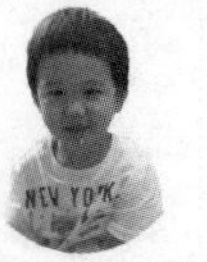

3. 孕产期，从早孕开始即要求定期做产前检查，进行胎儿生长监护，发现异常尽早治疗。

4. 产时尽可能到医院住院分娩，接生质量直接影响优生。

5. 产后应及时与有关保健部门联系，接受产后访视。

✲优生与哪些因素有关

人的智力、体质既有先天因素，又有后天养育因素。先天因素主要是遗传影响。后天养育因素包括胎儿在生长发育过程中所受到的各种外界影响。归纳起来与优生有关的因素有以下几个方面。

1. 遗传

中国有句谚语说“种瓜得瓜，种豆得豆”。这就是说，父母双方都十分健全，生出来的孩子也是健全的；如果父母某一方患有某种疾病，特别是遗传性疾病，生出的孩子患病的概率就高；如父母是近亲婚配，或患有麻风病等，出生的孩子多数先天性畸形或智力不全。

2. 药物

大量的临床和实验证实，许多药物如反应停等，能造成胎儿畸形。

3. 环境污染

大气、水质、土壤和食品受到有毒物质的污染，影响了父母体细胞和生殖细胞的遗传结构，能造成死胎、流产、胎儿畸形及遗传性疾病。

4. 职业

父母因职业而接触化学性物质，如铅、汞、汽油、氯丁二烯、氯乙烯及乙醚等，接触物理因素，如放射线、噪声、微波辐射等，都可直接对生殖细胞产生影响，引起遗传损伤。

5. 感染

以病毒感染为甚，无论对胎儿、新生儿及儿童，都可能产生难以修复的损害。特别是在妊娠期，可引起流产、早产、死胎，以及各式各样的畸形和智力低下等残疾儿。

6. 母体疾病

在妊娠期孕妇患有某些合并症或并发症，可使胎儿致畸，如合并糖尿病

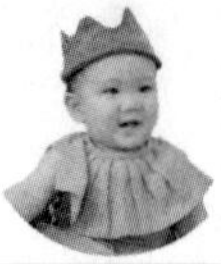

之孕妇容易发生大胎儿及胎儿畸形等。

7. 嗜酒

孕期喝酒会造成胎儿脑组织损害，影响胎儿以后的智力发育。

8. 吸烟

吸烟不但能造成流产、早产和胎死宫内以及胎儿发育迟缓，而且能造成男性精子畸形，从而造成胎儿畸形。

9. 情绪

孕妇的精神紧张、情绪波动或突然惊吓等，都能造成内分泌紊乱，从而阻碍胎儿正常发育而造成腭裂、唇裂等畸形。

10. 营养

孕期母体营养不足，使胎儿在生长发育期缺乏营养，影响脑神经细胞的增殖，致出生后智力低下。

✲哪些人不应结婚

我国目前尚未订立优生法，还不能从法律的角度硬性规定患哪种疾病的人不能结婚或禁止生育，但在选择配偶时对下列情况应当认真考虑。

1. 严重的遗传病患者和先天性畸形的人不应结婚。例如精神分裂症、先天性痴呆（各种类型）、进行性肌营养不良、肌强直等病，目前尚无有效的治疗方法，而且已经或将会严重影响健康，重症的可以导致生活不能自理，影响婚后家庭的幸福。更严重的是这些病人都有生殖能力，能够把疾病通过不同的方式传给后代，这对家庭、社会均遗患无穷。因此，患者是不应结婚的。

2. 患有无法矫正的生殖器官畸形的人不应结婚。因为这些患者婚后不能进行正常的性生活，绝大多数有离婚的可能。

3. “直系血亲和三代以内的旁系血亲”禁止结婚，这是国家《婚姻法》所规定的。

✲哪些人应延期结婚

1. 凡有生殖器官畸形并确定经矫形手术后可以进行正常性生活者（如女方的先天性无阴道、阴道纵隔、阴道横膈等，男方的包茎或尿道下裂等），

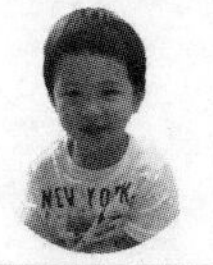

均应先行治疗，然后再择期结婚。

2. 凡患有传染病而仍处于规定隔离期内的病人，或正处于活动期的慢性病（如肺结核、各型肝炎、严重心脏病）病人，均应暂缓结婚。婚后可能导致病情加重，有的还可能传染给对方。

3. 患有梅毒、淋病等性病和麻风病而尚未彻底治愈的，不宜结婚。特别是梅毒，可通过性行为传染给对方。女性患者还可以通过胎盘传染给胎儿，因此，未彻底治愈前不宜结婚。

父母血型与优生

✲血型是怎样产生的

每个人的血型在妈妈的肚子里就确定了，当然这也是父母基因遗传的结果，而且是终身不变的。

人类有两种血型体系，即 ABO 与 Rh 两系。其中 ABO 系又分为 A、B、AB 与 O 四种血型。血型的形成决定于细胞膜上的抗原类型。如红细胞膜上是 A 抗原，其血型就是 A 型血；如红细胞膜上是 B 抗原，那么血型就是 B 型血；如果既有 A 抗原又有 B 抗原，那么血型即为 AB 型；如果红细胞膜上既无 A 抗原也无 B 抗原，血型即为 O 型。

Rh 系包括两种类型，即 Rh 阳性和 Rh 阴性。这是根据红细胞膜上有无 Rh 抗原来分的，有 Rh 抗原即为 Rh 阳性，相反，没有 Rh 抗原的就是 Rh 阴性。Rh 系产生溶血的道理与 ABO 系一样。这种血型在中国分布比较少，中国人多见于 ABO 类型。

应该指出的是：不同血型的人之间不能进行输血，即使是相同血型的人在输血前也要进行血液凝集反应，如无反应才能进行，否则就有血液凝固的可能，对生命是有危险的。

✲母子血型与优生

血型与黄疸是有一定的联系的。在临床上常可遇见新生儿出现黄疸，部分患儿由于母亲的血型是 O 型血，或 Rh 阴性血型造成。母亲在怀孕期间，其血液和胎儿的血液有循环物质交换的过程，从而供给胎儿氧气和营养物质的需要。如胎儿与母体血型不合时，先由母体产生一种抗体，这种抗体再随母亲血液循环至胎盘，侵入胎儿血液中。这会引起胎儿血液的红细胞和该抗体发生抗原抗体反应，而使红细胞遭到破坏，胎儿就可表现出严重的黄疸和贫血，这就是溶血的过程。所以在孕前最好了解双方血型，如存在这方面的问题，最好请医生给予指导，临床上还是可减轻和避免黄疸引起的疾患和后遗症的危险。

✽Rh 血型不合的防治

Rh 血型不合的产生是由于 Rh 阴性血型的母亲怀上了 Rh 阳性血型的胎儿而引起的。

Rh 阴性母亲的血液遇到胎儿 Rh 阳性血液，就好像遇到异物一样，致使母亲体内产生对抗胎儿血液的抗体。这种抗体对胎儿的影响取决于抗体量的多少。

初次怀孕时这种反应比较晚，对胎儿的影响也小，一般胎儿都能顺利通过。但如果再次怀孕，胎儿还是 Rh 阳性，将对胎儿产生较大影响。因为母体内从一开始就存在抗胎儿血的抗体，胎儿的红细胞就会受到逐渐的破坏，可能会出现重症黄疸，导致胎儿脑神经细胞受损，造成智力障碍，后果是很严重的。

为了避免这种情况的发生，女性最好了解自己的血型情况。如夫妻有 Rh 血型不合的可能，可对孕妇早、中、晚期进行血液抗体数值的监测。如有必要，可对出生后婴儿尽早换血，防止核黄疸的发生，效果还是很好的。

对于第二次怀孕引起的 Rh 血型不合，也有预防的方法。可以在第一次分娩以后，做血液抗体测定。如有抗体产生，最好在产后 72 小时内给母体注射一种叫作抗 D 球蛋白的药，以防母体产生抗体，为第二次怀孕生个健康的宝宝而做好准备。

当然，对于 Rh 血型不合还有早孕的自然流产和人工流产，以及由于疏忽输入阳性的血液而造成母体产生抗体，这对再次怀孕造成的影响都是不可

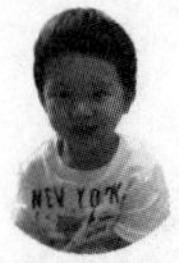

忽视的。

✻什么是 A、B、O 血型不合

O 型血的女性与 AB 型血的男性结婚后，怀孕时，胎儿有可能引起 ABO 型血型的不合症。但与 Rh 血型不合比起来，患重症黄疸的新生儿的黄疸量要少，而且程度也轻。就目前医学科学的进展情况看，已经完全可以防治此病造成的危害性。

不孕症的治疗与护理

✻女性引起不孕症的原因

1. 先天生理缺陷引起的不孕症

中医认为有螺、纹、角、脉、经五种，古称“五大不女”。古人认为“五不女”非药物所能奏效，是所谓的绝对不孕症。

2. 病理因素引起的不孕症

多数经过相应的治疗仍有怀孕的可能。从中医学角度分析，属于肾虚不孕、血虚不孕、血瘀不孕、肝郁不孕和痰理不孕。

从西医的角度分析主要有以下因素：

（1）卵巢功能失调。多由于女性情绪紧张和焦虑而引起内分泌失调或者营养不良。慢性疾病、卵巢肿瘤、多囊卵巢、先天性卵巢发育不全等都可引起卵巢功能失调，影响排卵的机能，导致不孕。

（2）输卵管因素。如输卵管炎症可使输卵管阻塞，卵子不能顺利通过，影响精子和卵子结合，导致不孕。

（3）子宫因素。如子宫的位置过于后倾后屈、子宫内膜结核、子宫肌瘤、子宫发育不全、子宫内膜反应差等异常情况，都会影响受精卵着床植入的生长过程，而构成不孕的原因。

（4）子宫颈因素。如宫颈狭窄、宫颈炎、宫颈息肉、子宫颈肌瘤等情况都会阻碍精子通过，造成精子和卵子没机会相遇结合，这也是影响受孕因素之一。

（5）外阴、阴道因素。如处女膜闭锁、先天性后阴道、严重阴道炎等能使精子活力降低，影响受孕率。先天性后阴道直接影响性生活，以致没机会怀孕。

✲男性引起不孕症的原因

1. 男性性机能障碍

（1）阳痿：俗称阳事不举，即阴茎不举，无法交合。

（2）早泄：指男女尚未交合即排精。

（3）遗精：常称失精。遗精过频者可致精子稀少而不孕。

（4）不射精：虽能进行正常的性生活，但在性交过程中无精液排出。

2. 精液异常

正常男性精液为白色或灰白色不透明的液体，平均每次可射3～5毫升，排出体外约30分钟即自行液化。每毫升含精子数0.6亿个以上，活动精子占60%以上，畸形的精子不超过20%。不符合上述标准者则考虑为精液异常。

3. 精子稀少

一般经多次检查精液数在每毫升0.6亿个以下，少于此数并非不能受孕，但受孕机会减少。一般认为，若精子数量每毫升少于0.2亿者，如不经治疗，很难受孕。由于精子稀少，则透明质酸酶浓度也低，女方受孕的机会自然受到影响。

4. 精液不液化

排精后1小时内不液化。正常情况下，精液排出体外约30分钟自行液化。不液化则大大束缚精子的活动度。在阴道停留的时间越长，精子死亡率越高，受孕机会就越少。

5. 排精量不足

正常每次排精量为3～5毫升，当排精量小于2毫升时，达不到稀释阴道的酸性分泌物，也是影响受孕的因素。

6. 生殖器官异常

生殖器官病变的原因也分两个方面——先天与后天因素。例如睾丸发育

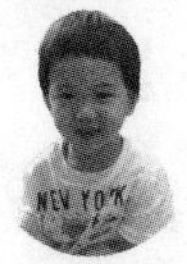

不全、隐睾、输精管阻塞、尿道下裂等问题均能影响受孕。

婚后生儿育女虽是很自然的事情，但并非每对夫妇都能受孕。据西方国家近年的统计：育龄夫妇中约有15%的夫妇不生育，其中男女双方引起不生育的因素各占1/2。

什么叫不孕症？是指夫妇同居未采取任何避孕措施一年以上女方未怀孕者。不孕的原因可分为原发性和继发性两类。原发性不孕症通常是指婚后夫妇同居一直未孕。如果因流产、刮宫、节育术后造成的不孕症，为继发性不孕症。

✲不孕症的防治

不孕症的防治在临床上效果较好，尽量避免以上不利于受孕的因素，掌握好排卵的时机再进行性生活，也是防治不孕症的首选方法。

确定排卵时间，可用3种方法计算。

1. 日历法

女性正常的月经周期为28天，但因人而异，不同的时期里是有波动的，常在26～30天内均属正常，也就是月经每次来潮提前或错后3～5天都是正常的。排卵的时间一般在下次月经前14天排卵，这时过夫妻生活是最易受孕的。故提示想生育的夫妇最好在月经周期的第10～16天过性生活，以利于受孕。

2. 观察基础体温

每天早晨醒来立即测一下体温，并把测得的温度结果记录在“基础体温测定表”上，把每天的基础体温联成线，就可以发现排卵前的基础体温变化，先有明显下降（排卵前24小时内的基础体温最低），接着突然升高0.4℃～0.8℃时，便是排卵的征象。之后，直到下次月经开始，体温可一直保持在这个水平。

3. 观察阴道分泌物的变化

生育年龄的女性正常情况下宫颈黏液在月经周期中是有周期性变化的。这种变化以利于精子的穿透并在阴道不利的环境下起到保护精子生存的作用。在接近排卵期，卵巢分泌的雌性激素增多，促使宫颈黏液腺分泌增多。

通过自我观察阴道分泌物的多少，也可协助掌握自身的排卵时间，择机选择受孕。

近代性学认为，合法夫妻采取任何一种性交方式都是合理的、可取的，而性生活是一种欢乐、一种享受。和谐的性生活使双方得到满足，是夫妻情感交流的最基础的方式。不孕的妇女有些存在性交体位需要做调整问题，如不育夫妇常因性交后精液自阴道流出而致不育。因为男子精液射出开始是黏稠的，甚至是呈胶状的，约经过30分钟后自行液化，此时可能外流一些，为正常现象。对于不易受孕的夫妇要尽量想方法，在女方体内多保存些精液。常采用的方法是，在同房时可用枕头垫在妻子的臀部或腰下，使臀部抬高，性交后再静仰卧一段时间，以便利于更多的精子向宫颈方向前进，寻找与卵子结合的机会，以利于受孕。

✲不孕症的护理

1. 从精神因素调解（注意精神放松愉快）

妇女排卵受孕过程往往受精神因素控制，精神紧张可导致内分泌失调、紊乱，抑制排卵。女性心情舒畅，排卵就准时，而且卵子的生命力也强，活动度也高。所以女性因月经失调引起不孕，不要过分担心，忧虑重重，要心平气和，保持乐观。这是怀孕的基本条件，要想做到并不困难。

2. 维持正常的体重

有关专家报告美国密西西比医学中心大学的惠特沃教授发现“妇女的体重不能低于标准体重的2.3～4.5千克，否则就有可能引起不孕”。现代女性比较注重减肥，保持体态，这样很好。但是妇女在准备受孕期间一定不要节食，要注意营养，以维持适当的体重为好。

3. 尽量减少颠簸

法国妇科专家贝茨和其他教授发现，过度的运动颠簸会影响女方体内雌性激素的分泌。严格地讲，女子每周平均跑动48千米以上，就会影响妇女的月经周期和排卵的正常规律性。接下来影响的就是受孕的过程。因此，女性在准备怀宝宝期间，要尽量减少剧烈运动。男性也相应做些调整，要少骑自行车，因为骑车的运动会使男性睾丸不断振荡，有可能影响精子的质量，

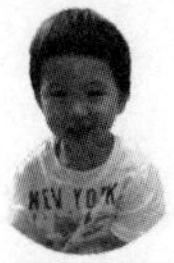

对受孕也是不利的。

4. 小苏打冲洗阴道法

这是部分人的经验之谈。夫妇在同房前先用小苏打液灌洗阴道，这种方法可以预防女性子宫颈粘黏异常的问题。

当代医学专家在电子显微镜下发现，妇女的宫颈黏液如同一张微孔的网。这些网孔通常是在月经周期的某些阶段张开，以便精子通过。但有些妇女的宫颈黏液形成的网总是封闭的，因而精子便不能进入子宫，影响受孕。美国著名生殖生物学家肯尼斯·古尔特发现，用苏打水冲灌阴道，能使黏液的微孔张开，还为90多名妇女做了这种预防指导，结果有1/3人怀孕了。此方法比较简单、易行，安全可靠。（1%苏打液500毫升放在干净的盆中，坐浴或灌入阴道。浴后不再用清水冲洗）

5. 适当分居

医学提倡夫妇短期分居，各自清心寡欲，以期精充血盈，交合即孕。这也是古人的验方。有些夫妇不孕便因性生活频繁。其实，性生活愈频，愈难孕育。中医认为，男女双方肾气旺盛才能孕育，而房劳过度易暗耗肾气。也就是男子性交过频，其排精量和质都要下降，而女性身体内分泌功能易紊乱，这些都是不利于受孕的因素。如能短期分居或分床1～3日，并注意锻炼身体和增加营养，当再度同房时，女方就大有受孕的可能。

6. 中药调经补肾法

中药调理月经并可补肾助阳，是助孕的好方法，安全、可靠、效果好。尤其是针对无生理异常但总是经期不准，经量不足，或经色不正与经质不佳的妇女疗效更为显著。

7. 戒烟酒有助于怀孕

不孕的夫妇如果有一方嗜好烟酒的情况，应立即戒掉。女子饮用烟酒可影响月经周期、排卵等过程。男子更是如此，烟酒可直接影响精子的分泌发育和活动力，甚至可使生殖功能逐渐减退。因此为了后代的健康，夫妇双方一定要重视戒烟酒的问题。

8. 食疗助孕法

我国自古以来就流传着民间验方，食疗补肾助阳，安全方便，易接受。

食疗常用于妇女身体虚弱，月经不调，内分泌紊乱者和男性阳痿、早泄、精液不足引起的不育症，其效果很好。下面介绍几种药膳供参考。

（1）鲜虾炒韭菜。鲜虾（或干虾米）250 克，鲜嫩韭菜 100 克，洗净切成 3 厘米左右长度。适量油煸炒虾，加黄酒、酱油、醋、姜丝等调料，再加入韭菜煸炒至嫩熟。经常食用有补虚助阳功效，对男子阳痿有一定疗效。

（2）益母当归煲鸡蛋。益母草 30 克，当归 15 克，鸡蛋 2 颗。将药材用清水 2 碗煎制成 1 碗，用纱布滤渣。鸡蛋煮熟冷却后去壳，插小孔数个，用药汁煮片刻，饮药汁，吃鸡蛋，每日吃 2～3 次，1 个月为疗程。经常食用可以调经养血，增加卵子的排出，提高受孕功能。

（3）生姜红糖泥。生姜 500 克，红糖 500 克。将姜捣成姜泥，混入红糖，蒸 1 小时，晒 3 日，共九蒸九晒，最好在夏季三伏天，每伏各蒸晒 2 次即可。在月经期开始时服用，每次 1 匙，每日 3 次，连服 1 月。服药期间忌房事。功能：温暖胞宫，对妇女宫冷不孕有效。

（4）山药枸杞子汤圆。生山药 150 克，枸杞子 5 克。将生山药洗净、蒸熟，去皮后放入碗中，加白糖、胡椒粉调成馅泥。糯米水磨粉 250 克做皮，将山药馅包成汤圆。待食用时，在汤中放入 30 粒左右枸杞子煮熟，经常食用可以补肾。作用：有利于不孕症。夫妻同服。

优生与预防

✲预防环境污染可能造成的畸胎

工业生产及人类群居所产生的污染物排放于外界环境中，可使环境构成因素即空气、水、土壤、食物等的物理性状和化学性质发生变化，使环境质量发生改变，此即环境污染。对居民身体健康可产生直接的、间接的或潜在的影响。环境污染主要来源于工业排放三废（废水、废气、废渣），农药的使用，以及生活废弃物（垃圾、粪便、污水）对环境的污染。

某些环境污染物可引起胚胎发育异常甚至出现畸胎，此称为环境污染物的致畸作用。具有致畸作用的环境污染物称为环境致畸原。环境致畸原可以

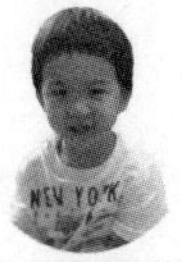

是化学性污染物，如含有镉、铅等重金属的废气、废水、农药等；也可以是物理性污染物，如放射性、强烈噪声等。某些病毒，如风疹、流感病毒以及弓形体、梅毒螺旋体等生物性污染物也可以是环境致畸原。

致畸作用是环境污染物具有发育毒性的一种表现。于胚胎发育的不同时期受环境致畸原的影响可出现不同的生殖结局。妇女于受精后两周内受影响时，受精卵或胚泡多死亡而流产。受精后 3 ~ 8 周称胚胎期，是胚胎各器官系统形成的时期，也称器官形成期，是致畸的敏感期。于此时期受环境致畸原的影响，最易形成畸胎。由于胚胎各器官系统的分化顺序不同，在胚胎发育的不同时期受影响可出现不同类型的畸形。如妇女受精后 21 ~ 40 天时，心脏最易受影响；受精后 4 ~ 8 周，四肢发育易受影响。自受精后第 9 周直至出生这一阶段称胎儿期。此时器官分化已基本完成，随着胎龄的增加，对致畸原的敏感性逐渐下降。但中枢神经系统仍在继续分化，受有害因素影响易发生发育迟缓及机能发育缺陷。

✲大气污染不利于胎儿发育

大气污染对胎儿发育及婴儿健康均有不良影响。美国曾报道，在俄亥俄州三个氯乙烯聚合工厂附近地区居民中，1970 至 1973 年间，每 4 名活产婴儿中的先天缺陷率为 18.2‰，显著高于俄亥俄州的平均水平（10.1‰）。认为可能与氯乙烯聚合工厂周围地区受到该厂所排出的氯乙烯污染有关。其后美国疾病控制中心对 17 个聚氯乙烯工厂进行调查，其中 7 个工厂所在地区出生的婴儿中畸胎数显著高于一般水平。我国曾报道，铝厂及磷肥厂排出的含氟废气污染周围环境，影响儿童健康。某铝厂的调查表明，污染区儿童氟斑牙患病率达 40.3% ~52.2%，显著高于一般地区。离该工厂 150 米的地区，儿童尿中氟含量平均为 2.29 毫克/升，显著高于对照地区儿童尿氟含量（0.97 毫克/升）。此外，工业性铅、汞污染大气影响周围居民儿童的健康也有报道。如温度计厂排出的含汞废气对周围环境造成污染，使从污染区儿童尿液中分析出较高含量的汞。大气污染地区新生儿及婴儿死亡率增高，国内外均有报道。如北京石景山区为大气污染较严重的地区，1974 年至 1975 年婴儿死亡率为 16.51‰，新生儿死亡率为 9.98‰；而同时期北京市西城区的婴儿死亡率仅为9.6‰，新生儿死亡率仅为5.2‰。大气污染还会降低日光中紫外线的照射，影响婴幼儿发育，并可使儿童慢性呼吸道炎症，如慢性鼻炎、慢性气管炎的患病率增高。预防大气污染对胎婴儿健康的影响关键在于采取技术措施，控制工业污染，使大气中有害物质的含量降低到国家规定的卫生标准。

✲避免铅污染

长期以来，人们对工业生产环境中铅的危害研究得较多。铅可以通过呼吸道吸入，也可以由于手被铅污染后拿食物吃而经消化道侵入人体。长期接触铅可以发生慢性铅中毒。铅具有胚胎毒性。慢性铅中毒的孕妇容易发生自然流产、死产、早产，出生婴儿可患先天性铅中毒。铅可通过胎盘及乳汁进入胎儿及乳儿体内，致新生儿出生体重低、发育迟缓，乳儿可患乳儿铅中毒。

环境铅污染来源于铅作业工厂排出的含铅废气和铅尘，还可来源于生活中由于使用含铅的食具而发生铅中毒。例如某铅冶炼厂排放出大量的含铅废气，导致附近居民发生慢性铅中毒；某一酒厂采用锡合金做酿酒设备，生产出来的酒中铅含量超过卫生标准2000倍；有些家庭喜欢用锡壶盛酒加热后饮用，锡壶本身含铅量达86.0%～96.0%，盛酒加热后，酒中含铅量相当高。浙江省有一山区，当地妇女习惯在产后每日饮黄酒补养身体，一般都用锡壶温酒饮用。产后半个月至20天时，先后发生多例产妇腹部绞痛，经检查，尿铅含量显著增高，诊断为铅中毒。含铅的母乳对乳儿健康也有一定影响。国外也有环境铅污染招致小儿铅中毒的报道，是由于小儿剥食古老建筑物室内墙壁上的油漆脱落物或旧玩具上的油漆而引起。也有由于父母是铅作业工人，将被铅尘污染的工作服带回家中，致居室内空气中的铅含量增高，使小儿尿中铅含量也增高的报道。总之，生活中铅污染的来源很多。我国民间为治疗癫痫病而服用的癫痫丸中含有大量的铅，也有导致中毒的报道。小儿铅中毒的临床表现多呈慢性经过。早期出现消化机能紊乱、食欲减退、恶心、呕吐、腹泻或便秘。婴幼儿表现为无故哭闹不安、厌食、嗜睡。稍大儿童可出现智力障碍，由聪明变为呆滞。血中及尿中铅含量可高于正常。环境

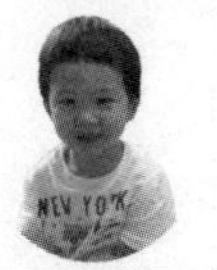

中低浓度铅暴露可对儿童的神经行为发育带来一定影响。有人对有铅污染的某蓄电池厂附近托儿所的66名儿童进行检查，并与77名不接触铅污染的对照组儿童比较，结果，铅接触组儿童血铅浓度为220.3毫克/升，明显高于对照组儿童（114.7毫克/升）。智力测验结果是接触组儿童的平均智商得分显著低于对照组的。由于环境中，如空气、土壤、食物、生活用品，甚至化妆品和某些药物中都可能含有铅，所以非职业接触的人群和胎婴儿体内都可检出微量铅。铅含量低时，贮存于机体内，对机体无害，但长期在铅污染的环境中生活，铅可于体内形成蓄积，因此，低浓度铅污染也可损伤儿童身体和智力发育。

✲孕妇应避免农药污染

农药在防治农业病虫害，去除杂草，促进农作物生长方面有重要作用。但在施用农药的过程中，农作物、畜类、水产品等动植物都可能受到农药的污染，不可避免地会以各种形式侵入人体。有些农药，如有机氯农药“六六六”、DDT等，稳定性强，不易分解，一旦进入人体就易形成蓄积。经上海市调查，我国人体脂肪中蓄积的有机氯农药量，“六六六”平均为9.52毫克/千克，DDT平均为22.95毫克/千克。食物是农药进入人体的主要来源。由于农药污染食品而发生急性食物中毒者也不少见。

常用农药中有机氯、有机汞、有机磷农药及2.4.5－T（2.4.5－三氯苯氧乙酸）有胚胎毒性。有人发现于乳汁中检出DDT的189例母亲的婴儿中，有8例出现发育缺陷，如足内翻、先天性髋关节脱臼、多指畸形等。而母亲乳汁中未检出DDT的对照组妇女的婴儿则无畸形发现。有机汞农药西力生、赛力散及甲基汞等主要作为杀菌剂用于麦种的灭菌消毒。动物实验发现有机汞农药有致畸作用。自发生先天性水俣病以来，甲基汞对孕妇胎儿发育的影响已被证实。目前我国及其他许多国家已禁止生产有机氯及有机汞农药。

有机磷农药是目前农业上使用较为广泛的农药，用量大，品种多，杀虫效率高。国内外对有机磷农药的致畸性进行了大量研究。有机磷农药可通过胎盘屏障进入胎儿体内。动物实验资料表明，较低浓度的敌百虫（0.005～0.02毫克/立方米）即可引起胎仔四肢骨骨化不全，当浓度增高到0.2毫克/

立方米时，还可出现各种内脏畸形、脑发育不全等。对孕妇胚胎发育有无影响，报道甚少。有人报告，甲基内吸磷中毒的妇女呈现月经周期紊乱、妊娠障碍及死胎。所以妊娠妇女应该避免接触有机磷、汞、氯农药。

✲放射性污染与胎儿发育

放射性污染是指 X 射线、Y 射线等放射线对环境的污染。在自然状态下，来自宇宙的射线和地球本身的放射性元素一般不会给生物带来危害。放射性污染主要来源于核武器的试验；核工业的放射性废物，如废水、废气、垃圾等的排放；各种核事故造成的核泄漏，如苏联切尔诺贝利核电站的核反应堆爆炸事故，导致大量放射性物质外泄，造成了严重的环境污染。此外，在医疗上，X 射线及放射性同位素用于诊断和治疗时也可对环境造成污染。

放射线对胚胎发育有不良影响，可致胚胎死亡或导致各种类型的发育缺陷。放射线对胚胎、胎儿发育影响的直接结论主要通过分析 1945 年 8 月日本广岛及长崎原子弹爆炸时受到照射的孕妇的妊娠结局及其子代的发育情况而获得。受过爆炸辐射的孕妇所生小儿多出现小头症（头围小于正常两个标准差以上），并伴有智力低下以及全身发育迟缓。放射线引起的发育异常一般可分为两种类型：全身性损伤，如造血系统机能障碍，发育迟缓，新生儿生活能力低下等；局部的损伤，即随着照射时的发育阶段不同而出现某些器官和系统的发育异常。胎儿的中枢神经系统最易受损伤，最常见的神经系统异常为小头症或脑积水。有人认为妊娠时母亲盆部接受 X 线检查，子代有小儿白血病发病增高的危险。对日本原子弹爆炸后的追踪观察发现，受爆炸辐射时年龄在 15 岁以下的儿童，10 年以后，急性白血病患者显著增加。

为防止放射性污染，应停止核武器试验。和平利用原子能的工业企业应注意放射性废弃物的处理。在医疗中使用放射性同位素病人的排泄物，实验用动物尸体等均应特殊处理。为防止放射线对妊娠早期胚胎发育的影响，妊娠妇女应尽量不做 X 线检查；对育龄妇女进行 X 线检查，应在月经来潮后 10 天以内进行。

✲家用电器对孕妇的影响

孕妇适当看电视有益身心健康，能调节情绪，使其有一个好心情。

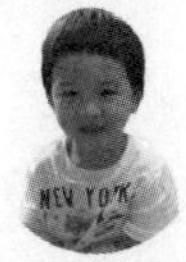

通常，电视机在出厂前都已做了严格的检测，其电离辐射率不超过0.5毫伦，对人不至造成放射线的危害。其实放射线本身是一种能量，这种能量被人体组织吸收时，吸收物的分子就会发生电离作用，即能量转变成另一种形式，而这种能量仍需被释放出来，从而在吸收物中引起其他反应。这种所谓的“二次效应”的能量传递将对人体产生危害。据报道，美国18名在荧光屏前工作的孕妇，一年内7人流产，1人早产，3人产下畸形胎儿。调查56名早、中期妊娠妇女，有不良反应者占9%左右，不良反应有头晕、疲乏无力、食欲减退、心情烦躁、焦虑不安、情绪紧张等。科学家对每周接近荧光屏20小时的70多位孕妇进行的调查结果表明，其中20%的孕妇发生自然流产。孕妇应该特别注意坐在电视机前的时间，应多到室外活动，每天看电视不宜超过3小时。

✲手 机

有资料证明，手机的电磁波辐射对胎儿有致畸作用。孕妇应该特别注意不要经常使用手机，手机还能引起内分泌紊乱，影响泌乳，所以哺乳母亲也应尽量避免使用手机。

⊙电子按摩器

按摩孕妇的金台、三阴交等穴位会严重影响胎儿的正常发育。在怀孕早期，如果电子按摩器应用不当，还可能导致流产。

⊙电热毯

科学家认为人们使用电热毯的时候，由于人体和电热毯之间存在电容，即使是绝缘电阻完全合格的电热毯，也会有感应电压产生并作用于人体，人体与电热毯之间的感应电压可达40~70伏特，且有15微安的电流。电流虽小，但由于电热毯紧贴在孕妇身下，对处于发育阶段的胎儿可能存在潜在危险。我国目前没有开展这方面的研究，尚未见到孕妇因睡电热毯而使腹中胎儿发生畸形的报道。但安全起见，还是不用为好。孕妇若想使用，则应在临睡前先通过电，预热30分钟到1小时，睡时关闭开关，拔掉电源插头。

⊙电风扇

吹电风扇会使受吹的部位血管收缩，未吹到的部位血管舒张，为了调节

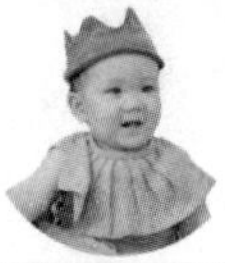

全身体温达到均衡状态，全身的神经系统和各器官组织必须加紧工作，时间久了会引起头晕、头痛等症状，重要的是孕妇本身易发生疲劳。吹电风扇时间长了，虽然感觉凉快，但疲劳症状会进一步加重。

⊙电脑

电脑与电视一样，会有少量的放射线。同时人们发现，电脑周围会产生低频电磁场，孕早期孕妇长期使用电脑会影响胚胎发育，增加流产的危险性。长时间坐在电脑前，会影响心血管、神经系统的功能，盆底肌和提肛肌也会因劳损影响正常分娩。电脑室的负离子较少，妊娠头3个月，孕妇应减少电脑集中操作。

⊙空调

打开空调后，房间门窗要紧闭，室内空气质量会降低。孕妇的新陈代谢快，长时间在有空调的房间停留，孕妇会头痛、头晕。另外，空调房间与室外有一定温差，温差过大易使孕妇感冒。

电冰箱、空调的噪音、微波炉的微波等都有可能对孕妇造成一定影响，使用电器时要趋利避害、谨慎小心。

✲如何防止先天性缺陷发生

分化前期（受精后的1～15天），环境中的致畸因子对胚卵的影响，或是使其死亡而终止妊娠，或是让其继续发育但并不发生形体异常。可是到了妊娠第二个月（受精后15～56天），胚胎的器官、组织迅速开始分化形成，此时是对环境致畸因子高度敏感期，胚胎在各种外来刺激作用下很容易发生畸形，许许多多先天性缺陷就是在此时形成的。如脑的最敏感期是受精后的15～27天，心脏为20～30天，四肢为24～36天，生殖器为38～60天，有些器官同时在发育，因而一种外来刺激有时可引起多个器官畸形。在这一时期，孕妇一定要避开环境中一切会引起未来宝宝畸形的因素。如：

不要使用劣质陶瓷盘、碗、杯等。

不要到繁华的街道去散步。

不要在居室内使用劣质漆料。

不要在居室内及附近使用杀虫剂。

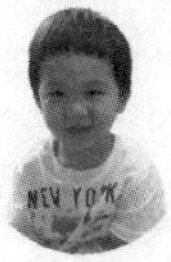

不要用有机溶剂去污和洗手。

不要去染发及烫发。

不吃工业废水、废物污染的鱼虾。

不吃生菜。在洗蔬菜时一定要先浸泡，或用淘米水去洗。吃水果时要削皮。

家中不养猫、养狗、养鸟，可以养花草去除室内的有害物质。

卧室内不要放电冰箱。看 18 英寸以上的电视，应与电视机保持 3 ~ 4 米的距离。

室内经常开窗通风。新装修的房间应该在 4 个月后再入住。

家用电器的音量要严格控制，不可在强噪音场所久留。若住宅和环境噪音大，应设法离开。

避免与患病毒感染的病人接触，如风疹、水痘、单纯疱疹等。

在有可能受孕的时候（最易忽略的妊娠 30 ~ 40 天之间），若患伤风感冒，有便秘、头痛、失眠等不适，不要随意用药。

绝对禁止在此时进行下腹部 X 线检查。

避免接触高热环境。不宜参加长跑及其他体育活动。切勿热水浴，防止感染发热性疾病。因为这些都可使孕妇体温升高而造成对腹中宝宝的损害。

✲电脑的电磁辐射对胎儿有无影响

电脑产生的电磁辐射对人体健康的影响，尤其是对婴儿的影响目前尚未定论。据资料显示，接触电脑终端的孕妇流产率比未接触的孕妇要高。因此，妊娠后（尤其是孕前 3 个月），孕妇应减少在电脑前的工作时间（每周要少于 20 小时），工作时与电脑间距离保持在 60 厘米以上，也可穿上电磁辐射防护衣。孕妇应多吃富含维生素 A、维生素 C 的食物，如胡萝卜、豆芽、西红柿、瘦肉、动物肝等。

在怀孕早期想了解胚胎发育是否正常是可以做到的。首先应了解家族中是否有遗传病，是否孕前 3 个月口服了叶酸片以预防胎儿神经管发育畸形；孕早期可做 B 超检查，了解胚胎发育与停经月份是否一致；怀孕 45 ~ 50 天做 B 超即可看到胎儿的原始心脏搏动。如有家族遗传病史可以做绒毛染色体

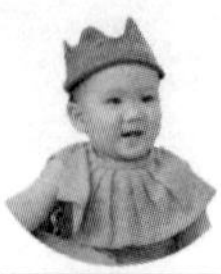

检查。早孕期检查正常并不能说明胎儿在发育过程中就完全正常，胎儿的一些疾病可以发生在怀孕中期或孕晚期。整个孕期都应接受正规的检查和保健，这样才可孕育出正常的新生儿。

北京儿童研究所的一位医生表示计算机和电视机的视屏显示端VDT可产生多种低强度的电磁辐射，虽然强度很弱，但接触时间较久可能会对胎儿产生不利作用。前些年曾有过女电脑操作员流产增加或生出畸形胎儿的报道。对一些省市自治区接触辐射人员的调查发现，自然流产率、新生儿死亡率明显高于对照组。因此应注意以下几点：

一是看电视时要距电视1米以外，时间不要超过1小时。

二是操作电脑时，脸部要和显示器距离保持10厘米左右，工作时间不要超过10小时。

三是操作时最好穿上电磁波防辐射服装。如果怀孕应该调换一下工作。

⊙服药务必遵医嘱

过去人们认为，母亲的胎盘能保护成长中的胎儿不受母体内有害因素的影响。事实上，母亲消化吸收的所有东西都能在一定程度上以某种方式进入其子宫内的新生命。药物如氧、二氧化碳、氯化钠、水一样能透过胎盘。

胎儿各器官功能发育不完善，对药物的敏感性高，分解、解毒能力低，排泄慢，妊娠头3个月最易受药物的影响，一些对母体并无损害的药物却能造成胎儿畸形。研究和实践证明，药物对胎儿的影响，不同的孕期有所不同。哪个时期最关键呢？这对于指导孕期用药十分重要。

精子和卵子结合后就成为受精卵。受精卵必须种植到子宫内膜中，长出胎盘后才能正常生育。一般经达8周（从受精日算起），或10周（从末次月经算起），各器官才分化完成，初具人形。受精卵在种植前（从输卵管移行到子宫内），药物等因素对其影响甚少。此期为13～14天，一般认为这种胚胎细胞对外界环境有相对的抵抗力，即外因不会引起畸形。在受精一周左右，药物还不至于促成胎儿畸形，但是若服用过多的药物就会使胎儿死亡。

胎儿体内各器官是在受精以后的12周之内形成的，这段时间称为胎儿

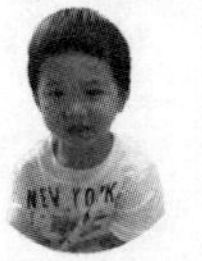

器官的形成期。在此期间内服用任何药物或经过 X 光照射，胎儿的器官都会受波及，可能形成畸形。

从受精的第 13～14 天起开始形成胎盘，4～5 周后胎盘血液循环建立并逐渐完善。但是，母体的血液循环与胎儿的血液循环是完全隔开的。胎血在绒毛内循环，孕妇的血液在绒毛外的绒毛间隙中循环，两者之间有一间隔，这就是人们所说的胎盘屏障。这个屏障能起保护胎儿的作用。因为母体内很多物质不能通过胎盘屏障进入胎儿体内，只有那些分子量小或脂溶性高、非离子化的物质才可通过胎盘，因而大大减少胎儿遭受损害的机会。

从末次月经算起怀孕 12 周内（或从受精日算起 10 周内）是胚胎对各种致畸因素（包括药物、病毒、细菌、物理或化学因素等）特别敏感时期，医学上叫作畸形胎儿发生的易感期。在这一时期中，胎儿的细胞、组织、器官等系统正处于不断分化、发展或联合的过程中，细胞增殖很快，而且也很娇嫩，受到致畸因素作用后，可导致形态及功能的异常，甚至发展为畸形儿。因此，孕妇用药需经过医生同意，确定无弊方能使用。

✻对胎儿造成损害的药物有哪些

⊙西药类

1. 抗癌药物，可能造成胎儿四肢畸形、无脑儿、腭裂。

2. 抗癫痫药物，可能造成胎儿畸形、先天性心脏病。

3. 大剂量镇静剂及解热镇痛药水杨酸制剂会对胎儿造成损害，如阿司匹林可引起胎儿骨骼畸形，眠尔通可引起先天性心脏病，冬眠灵可引起视网膜病变，鲁米那可能引起新生儿抑制并且延续很久，安定可引起核黄疸。

4. 抗甲状腺药物可能导致胎儿甲状腺肿、克汀病。

5. 妊娠早期使用男性激素、女性激素或避孕药可引起胎儿畸形。

⊙中药类

经大量的临床观察发现，有 100 多种单味中药为孕妇所禁用的。其中主要包括：

1. 孕妇绝对禁用的药物。有蛇表、附子、天雄、乌头、野葛、水银、巴豆、芫花、大干、卤砂、地胆、斑蝥等。

2. 孕妇禁用的药物。有水蛭、虻虫、蜈蚣、雄黄、牵牛子、干漆、蟹爪甲、麝香等。

3. 孕妇相对禁用的药物。主要包括一些有活血化瘀、破症散血、附胎作用的药物，如茅根、木通、瞿麦、通草、薏苡仁、代赭石、芒硝、桃仁、牡丹皮、三棱、牛膝、干姜、肉桂、制半夏、皂角、南星、槐花、蝉蜕等。

4. 中成药。除了注意上述单味中药孕妇不能服用外，还应注意有些中成药因含有孕妇禁用的药物也属禁忌。这类中成药包括牛黄解毒丸、大活络丸、小活络丹、六神丸、至宝丹、跌打丸、舒盘活络丸、苏合香丸、牛黄清心丸、紫雪丹、黑锡丹、开胸顺气丹、复方当归注射液、十滴水、小金丹、玉真散。此外藿香正气丸、防风通圣丸、蛇胆半夏末也应慎用。

以上这些中药有的毒性较强或药性猛烈，有的毒性弱一些，但如用得不恰当，则能致畸胎、流产或死胎。

✲会吃维生素才健康

维生素可以抗老化，补充体能，因而药店里各种维生素、微量元素的药片卖得特别好，大家都在“补”。这种看似健康、时髦行为的背后却隐藏着不少问题。若非得补充维生素，也要树立一个正确的观念，吃“对”维生素才真有益健康。

⊙你需要补充维生素吗

许多人都以为维生素是万能的补药，吃得愈多愈好，甚至可药到病除，忽略了过犹不及的道理。事实证明，一般人只要饮食正常、均衡、不偏食，体内所需的维生素大致就不会缺乏，不需再额外补充维生素。若要进补，每天一颗维生素足以避免发生摄取不足的可能性。

⊙维生素吃多少

许多东西都是越多越好，但过多的维生素可就并非如此了。能刚好补充到身体所需要的量才是最理想的。

（1）维生素 A

缺乏：夜盲症、干眼症、角膜软化、发育不良、肌肤粗糙、抵抗力下降、易感染。

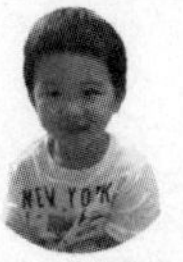

过量：食欲不振、肝脾肿大、皮肤干燥、发痒、毛发脱落、关节酸痛、骨质脆弱。孕妇在怀孕前3个月，每日服用多于10000单位的剂量，则会增加畸形儿的比例。

建议各个时期每日需求量：

儿童期3200~4200单位。

成年女性4200单位。

成年男性4200单位。

怀孕期约增加850单位。

哺乳期约增加3000单位。

（2）维生素C

缺乏：坏血症、抵抗力下降、易疲劳、出血。

过量：增加结石的概率、腹痛、破坏红细胞。

建议各个时期每日需求量：

儿童及青少年期40~50毫克。

成人期60毫克。

怀孕期增加10毫克。

哺乳期增加40毫克。

（3）维生素D

缺乏：钙质吸收不良、佝偻症、骨质疏松症、近视、蛀牙、失眠。

过量：食欲不振、呕吐、高血压、高血钙症及组织钙化。

建议各个时期每日需求量：

儿童期10毫克。

成人期5毫克。

怀孕及哺乳期约增加5毫克。

（4）维生素E

缺乏：溶血性贫血、增加心血管及癌症的发生率。

过量：疲倦、恶心、腹泻及干扰血液凝结。

建议各个时期每日需求量：

儿童期6~8毫克。

成年女性10毫克。

成年男性12毫克。

怀孕期约增加5毫克。

哺乳期增加3毫克。

（5）维生素K

缺乏：延长凝血时间、皮下出血。

过量：K_1、K_2不具毒性；K_3过量则会破坏肝肾功能、黄疸、贫血、呕吐。

建议各个时期每日需求量：

婴儿期5毫克。

儿童期15~30毫克。

青少年期70毫克。

成人期80毫克。

（6）维生素B_1

缺乏：脚气，影响神经、心血管及消化系统。

过量：头痛、失眠、急躁及浮肿。

建议各个时期每日需求量：

儿童及青少年期0.5~1.5毫克。

成人期1.0~1.5毫克。

怀孕期增加2毫克。

哺乳期增加3毫克。

（7）维生素B_2

缺乏：口角炎、舌炎、脂溢性皮肤炎、眼睛畏光、尿道发炎。

过量：瘙痒、麻痹、灼热感及刺痛。

建议各个时期每日需求量：

儿童及青少年期0.5~1.5毫克。

成人期1.0~2.0毫克。

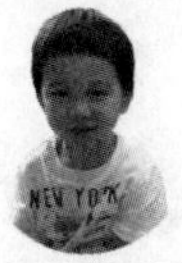

怀孕期增加 0.2 毫克。

哺乳期增加 0.3 毫克。

(8) 维生素 B_6

缺乏：贫血、痉挛、神经紧张、关节炎。

过量：失眠、焦虑、手脚麻痹。

建议各个时期每日需求量：

儿童及青少年期 0.5 ~ 2.5 毫克。

成人期 1.4 ~ 1.6 毫克。

哺乳期增加 0.5 毫克。

(9) 维生素 B_{12}

缺乏：恶性贫血、神经炎及月经不调。

过量：少见毒性报告。

建议各个时期每日需求量：

儿童及青少年期 1.0 ~ 2.0 毫克。

成人期 2.0 毫克。

怀孕期增加 0.2 毫克。

哺乳期增加 0.6 毫克。

(10) 芋齿酸。

缺乏：癞皮病、舌炎、浮躁、精神沮丧。

过量：发热感、肝脏受损、疲劳，长期会使尿酸上升、葡萄糖耐量降低。

建议各个时期每日需求量：

儿童及青少年期 10 ~ 17 毫克。

成人期 12 ~ 20 毫克。

怀孕期增加 2.0 毫克。

哺乳期增加 3.0 毫克。

(11) 叶酸

缺乏：巨球性贫血、神经炎、舌炎、健忘、急躁、早产、畸形儿。

过量：遮盖维生素 B_{12} 缺乏的症状。

建议各个时期每日需求量：

儿童及青少年期 51 ~ 150 毫克。

成人期 200 毫克。

怀孕期增加 200 毫克。

哺乳期增加 100 毫克。

✲可乐对孕妇是否合适

可乐对于妊娠的女性来说未必合适，1 瓶 340 克的可乐型饮料含咖啡因 50 ~ 80 克，如果口服咖啡因剂量 1 克以上，则会导致中枢神经系统兴奋、呼吸加快、心动过速、失眠、眼花、耳鸣等，服用 1 克以下，也会由于对胃黏膜的刺激，致使某些人出现恶心呕吐、眩晕、心悸、心前区不适等症状。

胎儿对咖啡因特别敏感，孕妇应避免饮用咖啡因饮料。咖啡因能迅速通过胎盘作用于胎儿，若孕妇过量饮用可乐型饮料，胎儿则会直接受到咖啡因的影响。早在 20 世纪 60 年代初期，就有人用小鼠做试验，结果证明给小鼠咖啡因饮料可使仔鼠发生腭裂、趾或脚畸形。咖啡因可诱发受试动物的子代出现露脑、脊柱裂。在怀孕的老鼠身上注射相当于 2 杯可乐所含的咖啡因量，这些小鼠骨骼发育会十分迟缓。

咖啡因能引起遗传性疾病是由于咖啡因的化学结构与人类遗传基因 DNA 大分子中的一个酸的原子核非常类似，这样咖啡因就可能与 DNA 结合使细胞发生变异。德国科学家还证明咖啡因能破坏人体细胞的染色体。

为了未来宝宝的健康，孕妇应避免咖啡因的侵入。当然偶尔喝一下也无大碍，只要不长期喝，不一次喝的量太大，应该不会对胎儿造成影响。

✲净化夫妻内环境的 4 类食品

为帮助长时间在灰尘环境中工作的纺织工、清洁工、矿工、教师等及接触过烟尘与毒品的人清除体内的废物并加速排泄，有利于夫妻在计划受孕之前的 6 个月内净化自身的内环境，介绍以下 4 类食品。

（1）畜禽血。猪、鸭、鸡、鹅等动物血液中的血蛋白被胃液分解后，可

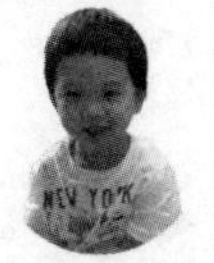

与侵入人体的烟尘发生反应，促进巨淋巴细胞的吞噬功能。猪血中富含氨基酸、铁、铜、锌、铬、钴、钙、磷、钾、硅等人体必需的营养素，特别适宜体弱及贫血者食用。每星期应该吃1~2次畜禽血。

（2）春韭。又称起阳草，富含挥发油、硫化物、蛋白质、纤维素等营养素。韭温中益脾、壮阳固精。其粗纤维可助吸烟、饮酒者排泄体内的毒物。但孕妇应慎用韭菜。

（3）海鱼。富含多种不饱和酸，能阻断人体对香烟的反应，增强身体的免疫力。海鱼有“脑黄金”之称。

（4）豆芽。贵在“发芽”。无论黄豆、绿豆，发芽时产生的多种维生素都能够消除体内的致畸物质，还能促进性激素生成。

✲推荐实用优生的食谱

1. 清炒猪血

材料：猪血500克，姜5克，食用油30克，料酒3克，味精少许，盐适量。

做法：将猪血切成大块，放入开水中氽一下，捞出滤干水分，切小块姜洗净，切丝，锅内放油后，烧至七成热，下猪血及料酒、姜、盐翻炒，起锅放味精。

说明：养血补血，适用于血虚之人食用。祖国医学认为吃猪血可补充人体之阴血。

2. 里脊菱肉

材料：猪里脊肉100克，鲜菱角500克，淀粉30克，素油30克，盐、味精、青葱、黄酒适量。

做法：菱角切片，里脊肉切片，用酒、盐、淀粉上浆稍腌，开油锅，油温六成时投入脊肉片炒匀出锅，锅留底油放进菱片炒一会儿，再下入里脊肉片、黄酒、葱花、盐、味精炒匀，水淀粉勾芡即可。

说明：营养丰富，强身健体，尤其是本菜肴中使用菱角，可益气健脾，增补人体后天之本，增强人体对营养物质的吸收能力，故孕前食之，有益于优生。

3. 抓炒腰花

材料：猪腰子300克，料酒10克，白糖25克，湿淀粉150克，酱油25克，醋10克，葱、姜末各5克，味精、盐适量，熟猪油少许，花生油100克。

做法：将猪腰洗净去膜，片成两半，分别将中间的腰臊片去，再剞花刀（先立刀，后坡刀），每个腰子切成8条，裹上湿淀粉。花生油烧至五成热，将腰子一条条下入油锅，避免粘连，待油九成热时，端到微火继续炸约2分钟，捞出控净油。用酱油、料酒、醋、白糖、味精、盐、葱、姜末加少许湿淀粉兑成芡汁。另坐锅，放熟猪油，油热时放入芡汁，汁稠时倒入腰花，翻炒两下，淋少许明油即可。

说明：外焦里嫩，味道鲜美。该菜肴中的腰花补肾气，强腰膝，适合于怀孕前食用。

4. 冰镇山药

材料：山药300克，红糖50克。

做法：先将山药切成块；锅内加水后放在火上，将山药块倒入煮熟，捞出，入凉水浸泡。红糖化开加清水，烧开，过滤，晾凉，入冰箱稍冷冻后取出。把山药块控干放入碗中，放入冷红糖即成。

说明：本菜沁人心脾，爽滑柔软，非常适合受孕前食用，原因是山药补肾气，强身体，补气益精。

5. 拔丝山药

材料：山药500克，白糖60克，植物油1000克，清水15克，香油15克。

做法：将山药削皮洗净，切成滚刀块；植物油烧至五成热，把山药放入油内炸透至金黄色，捞出，控净余油。用清水将白糖化开，用慢火炒至白糖由稠变稀，能拔丝时倒入山药，离开火眼，颠翻炒勺，使糖汁完全粘在山药上后，倒在抹香油的盘子内即成。

6. 一品山药

材料：生山药500克，面粉150克，核桃仁、什锦果、蜂蜜、白糖、猪

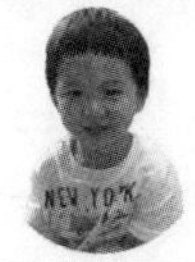

油、芡粉各适量。

做法：将山药洗净，蒸熟，趁热削去皮，放入大碗中，加入面粉揉捣均匀后，揉成面团，放平盘中做成圆饼状，饼上摆上核桃仁和什锦果料，上笼蒸30分钟。将白糖、猪油下入锅中，用高火加热，待猪油开始化开时，加入蜂蜜、湿淀粉调匀，待加热至白糖化开，液汁黏稠，出笼后浇上糖蜜汁即可。

说明：香甜宜人。本菜肴中山药补肾气，且核桃仁、芡粉亦补肾气，加之蜂蜜益精血，故此菜在孕前吃可优生。

7. 山药羊头

材料：山药24克，羊头4000克，火腿30克，鸡蛋壳3个，上汤400克，食盐5克，味精3克。

做法：把羊头皮面燎去绒毛后，放入温水内刮净毛状杂质，砍成两半，取出羊脑，洗净血水，放入锅内加入鸡蛋壳，加水煮熟，取出洗净。再将洗净后的羊头放入锅内，加清水，放入火腿，用旺火烧开，打去浮沫、浮油，移小火上炖至熟烂，将羊头取出拆骨后切成方块；把火腿取出切成片放入罐子内，切成块的羊头亦放入，山药洗净后放在上面，加入原汤、上汤，加盖上笼蒸1小时左右取出，用食盐、味精调味即成。

说明：味道鲜美，适用于身体虚弱之人。

8. 雄鸡报晓

材料：鸡胸肉、大虾各500克，胡萝卜250克，鸡蛋1个，香菇150克，油菜500克，盐、黄酒少许，清香油500克，色拉油1瓶，面粉少许。

做法：将鸡胸肉取出2/3稍蒸，放入黄酒搅拌并蒸干水分，取出切成丝，剩余的鸡胸肉切成肉末待用；取大虾四只煎炸成红色，另取两只去皮，沾上面粉煎炸；鸡肉丝与胡萝卜丝、色拉油搅拌做鸡身，鸡肉末炒熟做鸡脖、鸡头，四只红色大虾做鸡尾，另两只大虾做鸡腿，用鸡蛋一个煎制成“太阳”；油菜叶切丝，加油炸成深绿色，制成草地。

说明：此菜特点是中西结合，造型美观。孕前食之，能温补肾气，有利于胎儿的孕育。原因是鸡肉补血，而精血同源，故能益精，大虾则温补

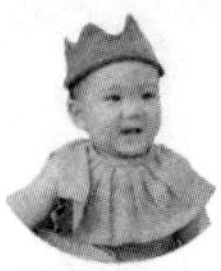

肾气。

9. 核桃仁纸包鸡

材料：净鸡肉500克，糯米纸24张，核桃仁60克，鸡蛋2个，盐、麻油、花生油、白糖、胡椒面、淀粉、姜、葱适量。

做法：鸡肉去皮，切成1毫米厚的薄片；核桃仁用开水泡一下去皮，用花生油炸熟，切成小颗粒；葱、姜切成细末；鸡蛋去蛋黄，留蛋清。鸡片用盐、麻油、白糖、胡椒面、葱姜末、核桃仁末、鸡蛋清拌匀。取糯米纸一张放在桌上，放上鸡片，包成一个长方形的红包，沾淀粉以防红包松开，花生油烧至五成热，把用糯米纸包好的纸包鸡下锅炸熟（纸呈金黄即可），捞出放入盘中即成。

说明：此菜香、脆、鲜、嫩。

10. 油炸香椿糊

材料：鲜香椿叶250克，白面适量，食油、盐各适量。

做法：将香椿叶洗净，切碎，白面加水调成稀糊状，放入盐和香椿叶拌匀。将食用油锅烧热，用小勺把糊料慢慢一勺勺放入锅内炸，呈焦黄后捞出，即可食用。

说明：香椿含胡萝卜素及维生素B、维生素C等，中医认为，它能健胃理气、清热、解毒，可排除体内的毒邪，有利于胎儿。

11. 蘑菇鹿鞭

材料：新鲜鹿鞭1条，干贝90克，大海米30克，水发香菇30克，嫩母鸡500克，带皮猪肉500克，罐头蘑菇90克，鸡清汤1750克，味精适量，料酒10克，胡椒面1克，湿淀粉15克，鸡油10克，葱15克，姜15克，盐少许。

做法：将鹿鞭用刀顺长剖开，把尿道层用刀削掉，再用开水将外皮烫掉，然后再去掉一层白皮，放锅内用开水煮一小时左右，用冷水洗净，放锅内，加鸡清汤1000克、干贝30克、大海米、水发香菇、母鸡、带皮猪肉、葱、姜一起炖烂，将鹿鞭捞出，切成斜象眼片。锅内倒入鸡汤750克，加入蘑菇、料酒、胡椒面、盐、湿淀粉，再把炖烂的鹿鞭加入同烩，最后加味

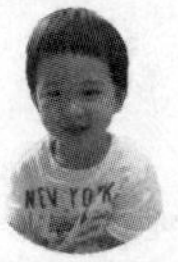

精，淋上鸡油，即可上桌。

说明：此菜出自《滋补中药保健菜谱》，味道鲜美，滋补力强。

12. 胡桃粥

材料：胡桃肉 10～15 个，粳米 100 克。

做法：将胡桃肉捣碎，加粳米同煮为粥。

说明：补肾、益肺、润肠，可供晚餐或点心服食，适用于肾亏腰痛、腿脚软弱无力、肺虚久咳、病后衰弱者食用。

13. 韭菜粥

材料：新鲜韭菜 30～60 克，或用韭菜籽 5～10 克，粳米 100 克，细盐少许。

做法：取新鲜韭菜洗净切细（或取韭菜籽碎为细末），先煮粳米为粥，待粥煮沸后，加入韭菜或韭菜籽细末、精盐，同煮成稀粥。

说明：此粥有利于受孕，宜于刚孕时食用。

14. 圆鱼骨髓汤

材料：圆鱼 1 只，猪脊髓 120 克，姜、葱、胡椒面、味精各适量。

做法：将圆鱼去头、甲、内脏及爪，将猪脊髓同圆鱼放入锅内，加姜、葱、胡椒面，加适量清水，以旺火煮沸，再用小火煮至肉烂为止，吃时下味精即成。

说明：圆鱼，味咸性平，补中益气，滋阴，适用于中气不足，虚劳不足，尤宜于孕前服用。

15. 蜜汁柿子块

材料：蘸糊炸好的柿块 500 克，白糖 15 克，糖色少许，粉抹适量，烘汁油 40 克，水 1 勺多。

做法：锅放火上打抹光，添入水，下入白糖，糖化后加入糖色少许，汁沸勾入流水芡，下入烘汁油，随即下入柿块翻搅均匀，出锅盛盘即可食用。

说明：色红汁浓，鲜明发亮，甜鲜适口。

16. 甜心包

材料：地瓜 1000 克，面粉 1000 克，老肥 30 克，红糖 100 克，碱适量，桂皮少许（五分硬币大）。

做法：面粉加老肥，用温水500克和成发酵面团；待酵面发起，加入碱液，揉匀，稍饧。地瓜蒸熟去皮，捣成泥做馅，加入红糖100克和桂皮末，搅拌均匀，待用。将面团搓成约3.3厘米粗细的长条，按每50克一个揪成面剂。将剂子按扁，揉成中间稍厚、边缘稍薄的锅底状圆皮，包入地瓜馅，把生坯摆入屉内，水开后上锅蒸15分钟即熟。

✻健康孕妇与DHA

健康的妈妈才会孕育出健康聪明的宝宝。无论是在怀孕阶段还是哺乳阶段，妈妈都要特别注意自身营养的均衡摄入，不但要注意日常饮食，还应制定丰富的营养食谱，多补充一些含量很少或较难摄取的营养物质，以确保宝宝的智力和身体的健康发育，例如DHA。

⊙DHA究竟是什么呢

DHA，学名二十二碳六烯酸，俗称脑黄金，属于长链不饱和脂肪酸的一种，是人体中构成细胞膜不可缺少的组成成分，在人体各种组织中占有重要的地位。DHA最初被发现大量存在于人体大脑皮质及视网膜中，之后被进一步证实是胎儿及婴儿脑部和视觉功能发育所必需的营养元素。

⊙DHA和孕妇以及哺乳期妇女

妊娠期间，胎儿的生长发育和孕妇为哺乳期所做的营养储备，使得孕妇对DHA的需求逐渐增多。胎儿生长发育所需的DHA必须通过胎盘由母体供给。医学研究证明，为了供给胎儿脑部、视网膜发育所需的DHA，怀孕期间妇女体内的DHA会下降。为了保证胎儿脑部和视网膜的正常发育，孕妇应及时补充DHA。出生后宝宝所需要的DHA则是从母乳中获得的。母体的DHA多少决定了母乳中DHA的含量，哺乳期妇女同样需要大量的DHA供应。普通食物中DHA含量较少，较难从普通食物中直接摄取。孕妇和哺乳期妇女应该选择含有丰富DHA的营养品，以满足胎儿或宝宝生长发育的需要。

⊙DHA、ARA与婴幼儿智力发育

人类脑发育的第一次高峰是在妊娠10～18周，这时神经细胞急剧增加，

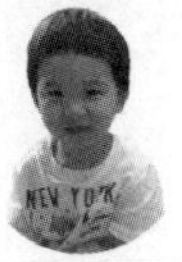

一直持续至出生后6个月。胎儿脑组织中 DHA 含量从怀孕早期开始出现增加，怀孕最后3个月达到高峰。孕末3个月，胎儿体内 DHA 的大量积聚与该阶段神经元数目和树突的大量增多和形成是平行的。

ARA（二十碳四烯酸）同属于长链不饱和脂肪酸的一种，有助于婴幼儿体格的茁壮成长。新生儿通常都有自身合成 DHA 和 ARA 能力，但合成的量很少，主要还是依靠母乳的补充。研究发现，DHA、ARA 等重要脂肪酸供应不足的婴幼儿常会出现生长发育迟缓、视觉功能障碍和周围神经系统发育异常等。

医学专家们建议，对于健康的足月儿应优先考虑母乳喂养，母乳中含有足量的 DHA 和 ARA。若母乳不足或无母乳时，应该给婴儿选择含有足量且比例合适的 DHA 和 ARA 的婴幼儿配方奶粉。

宝宝聪明健康成长是妈妈最大的欣慰。聪明的妈妈应该选择含 DHA、ARA 的奶粉。为宝宝智力加分，打好坚实的智力基础。

第三章　胎儿生长发育知识

怀孕第1个月（0~3周）

✻胎宝宝的成长

胚胎学认为，0.2毫米左右的受精卵大约在受精后7~10日内便在子宫内膜着床，并从母体中吸收养分，开始发育。在前8周时，应该称之为胚胎，还不能称之为胎儿。

胚胎在怀孕第3周后期长0.5~1.0厘米，体重不及1克，但肉眼已能看出其外形。外表上，胚胎尚无法明显地区分头部和身体，并且长有鳃弓和尾巴，和其他动物的胚胎发育并无两样。

此时，胚胎表面覆盖着绒毛组织，原始的胎盘开始成形。脑、脊髓等神经系统以及血液等循环器官的基础组织几乎都已出现。胎膜（亦称绒毛膜）亦于此时形成。

✻孕妇身体的变化

从末次月经第一天算起，28天为妊娠1个月。实际上，受精卵形成后的一周之内还不能称为怀孕。孕妇开始呈现怀孕迹象通常在受孕两周以后，因此这时期尚未有任何症状。

不过有些人会有发寒、发热、慵懒困倦及难以成眠的症状，因一时未察觉是怀孕，往往还误以为患了感冒呢。

这时子宫的大小与未怀孕时相同，还没有增大的现象。

✻生活中应注意的事

初次怀孕的女性在身体和心理上都会发生一连串的变化。因为是第一次，孕妇自己往往还浑然不觉，而且如果原本没有生育的计划，或是根本不了解身体的反应，以致误食药物或者疏忽了生活上的细节，很可能对胎儿和

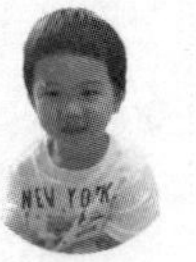

母体产生不良的影响。

优生学认为“Children by choice, not by chance”，意为“孩子应选择而来，不能是偶然产生的”。在妊娠第一月，为达到优孕目的应该这样：

（1）掌握排卵日非常重要。优生学家认为，卵子在排卵后的12个小时内受精最为理想，这时卵子活力最强。受精后，可避开外界环境的影响，孕育出体质佳、智商高的孩子概率大。具体方法为：

若月经周期较规则，可通过月经周期推算的方法来得知排卵日。以卵子平均寿命14天为依据，从月经来潮的第一天算起，倒数14±2天就是排卵日。如月经期为28天，这次月经来潮是在10月29日，即12、13、14、15、16日是排卵期。

根据月经分泌判定。排卵随着月经周期而变化。月经刚过后，阴道分泌物很少，显得浓浊，且黏性大；在接近排卵期时，分泌量增加，而且稀薄、透明，易拉成长丝，一般持续3～5天。

使用避孕优生检测镜来测定。清晨起床后，用舌尖将唾液滴在玻璃载片上，风干或烤干后进行目测即可得知是否处在排卵期。这种方法测试迅速，准确率高，简单易掌握，能帮助育龄妇女掌握最佳受孕时机。

（2）即便未确定出自己已怀孕，也不要轻易服用药物，禁止做X光、CT检查，避免长时间计算机操作以及看电视。在受精后的1～15天为胎儿的器官分化前期，虽不使胚芽畸形，但可致它死亡。

（3）坚持口服叶酸片（从怀孕的1个月至妊娠后3个月）每天0.4毫克，预防胎儿神经管畸形。

（4）从这个月起不要再洗热水浴（指水温超过42℃）。在怀孕的最初儿周内，处于发育中的中枢神经系统特别容易受到热的伤害。若洗热水浴或做蒸浴都可妨碍胎儿的大脑细胞组织生长。据调查，凡妊娠早期（2个月内）行热水浴或蒸浴者，所生婴儿的神经管缺陷（如无脑儿、脊柱裂）比未行热水浴或蒸浴者大约高3倍，应该洗温水浴（水温在35℃左右）。

（5）若原来生活不规律，从这个时候起一定要纠正，每天定时休息，保持充足的睡眠，避免过于劳累。

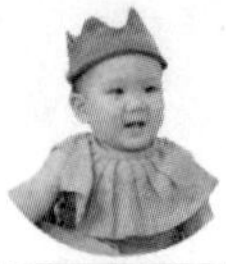

（6）身体不适去医院就诊时，要向医生讲明自己本月准备受孕的情况，以便医生做出合适的处理。

✻孕妇的心理特征与剖析

妊娠从卵子受精开始到胎儿脱离其附属物自母体排出终止，是一个正常而又复杂的生物过程。孕妇在这一过程中所发生的生理的巨大变化和孕妇即将发生的社会角色转换，必然引起孕妇错综复杂的心理变化。孕妇的心理状态、举止行为等对胎儿发育和孕妇自身发生着影响。

通常，孕妇总的心理特征是一种正负交替的心理波动。生育是女性的“专利”。倾听到新生命象征的胎音，孕妇肯定有不可掩饰的喜悦之情（为正性）。另外，孕妇还有对婴儿性别、畸形、难产、经济负担等的担忧（为负性）。如国内调查了200例孕妇，在妊娠中69.5%的人明显对周围小孩子感兴趣；95.5%的人能正确对待早孕反应给身体带来的不适，主动请医生指导；75%的人对初次出现胎动无比喜悦，有的还描绘孩子的相貌，祈盼能综合父母的优点；84.2%的人对腹中胎儿设计起未来人生蓝图，其中71.1%的人希望孩子将来上大学，成为医生、音乐家、科学家、企业家、演员等，还有12.2%的人希望孩子成为能工巧匠。

心理学上，以三个生物妊娠时期对相应的三个心理妊娠期来描述正常妊娠女性的心态。

⊙第一个心理妊娠期——接受妊娠

多数孕妇将妊娠纳入自己的生活计划，并为进入母亲角色做好心理准备。

初期妊娠女性的心理反应强烈，感情丰富，如矛盾、恐怖、焦虑、将信将疑或内向等，情感变化甚至可在整个妊娠期间重现。此时期孕妇常全身倦怠、头晕、恶心、呕吐、厌食，这是正常的妊娠反应所致。有的孕妇情绪不稳定，容易激动或流泪；也有的孕妇变得寡言少动，对事物过于敏感，易受伤害。孕妇由于味觉及嗅觉变得敏锐，对食物的爱好明显改变，喜食酸性食物或辛辣食物，如泡菜、辣椒等。兴趣爱好也发生改变，如欣赏儿童娓娓动听的歌曲、观看小朋友做游戏的兴趣倍增，这说明孕妇在适应躯体的生理变

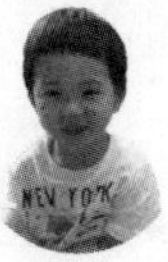

化，开始输入眷恋小生命的母爱。有的孕妇对性生活有畏惧和回避的现象，也有部分孕妇性兴奋增强，两者都属正常现象。

⊙第二个心理妊娠期——适应妊娠

孕妇身体逐渐进入正轨，恶心、呕吐等反应消失，进入相对比较稳定的时期。自我感觉良好是此期的主要特征。此期孕妇精神处于最佳状态，胎动出现，能够听到胎心跳动，使孕妇感受到新生命的存在。胎儿作为脏器的一部分而变得具体，增强了母亲的正向感觉，使母亲对胎儿生长和发育的过程感兴趣。准妈妈会拉着丈夫的手放到腹部，同丈夫分享幸福，还会去了解自己的胎儿，如找同等处境的人交谈，或翻阅有关书籍，或为宝宝的出生做些准备。

⊙第三个心理妊娠期——期待分娩

腹部膨大，压迫下肢，孕妇活动受限，加之子宫压迫症状出现尿频，会使孕妇再度出现心烦和易激怒。有的孕妇因摄入钙及各种维生素不足，易出现下肢肌肉痉挛，痉挛部位多在拇指或腓肠肌，常于夜间发作，使孕妇睡眠不足。此外，对丈夫陪伴和亲人的依赖心理增加。孕妇应通过孕产咨询、讲座和阅读有关文章知道分娩是一个正常自然的生理过程，减轻心理负担与压力，适应生理变化带来的不适。

✲合适的环境可以缓解妊娠反应

1. 改变环境。妊娠反应受精神因素的影响，所以，创造舒适的环境非常重要。经常与朋友聊天、浏览商店橱窗及散步可以转换心情。也可偶尔回娘家轻松一下。看书、读报、织毛衣或改变房间摆设以调节气氛，保持心情舒畅。但是，电影院、商店等公共场所人太多，反而会加重妊娠反应，因此最好不去。

2. 住院治疗。如果反应严重，引起营养障碍时，就要住院治疗。

呕吐剧烈、滴水不进会引起营养障碍、全身衰竭，称为妊娠剧吐。出现这种情况时，应及时住院治疗。每日输液 1000 ~ 2000 毫升，并适当补充维生素 B_6、维生素 B_{12}和维生素 C，几天后便会好转。但切记不要使用对胎儿有影响的中枢性止吐剂。一般住院治疗 2 周即可出院。

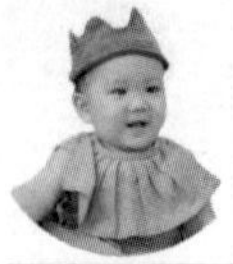

如果妊娠中期反应症状仍不消失的话，应考虑是否是葡萄胎或患胃肠、肝脏系统的疾病，以及其他问题，应慎重对待。精神因素造成的妊娠反应有的也可以住院治愈。如果住院后，孕吐、衰竭仍继续加重，应当人工终止妊娠。

✼孕妇注意营养摄取

妊娠反应期，胎儿尚小，所以，即使因反应不太能进食，胎儿也可吸取母体积蓄的营养生长发育。但是到了母体和胎儿最关键的时期，就应注意营养的摄取。

1. 少吃多餐。食物的营养不管多么丰富，吃进后立即吐出就起不了营养作用。空腹时往往呕吐感增强。多餐可以起到抑制呕吐的效果，因此，对喜爱的食物少吃多餐是非常重要的。

2. 适当补充水分。反复呕吐可导致身体水分不足，使妊娠反应症状加重。为了便于有害物质的排泄，防止便秘，应注意多吃蔬菜、水果、牛奶、汤类等含水分多的食品。

3. 利用酸性食物。大部分人喜欢吃酸性食物。酸性食物能增进食欲，因此，要尽量利用酸性食物。如食用含醋菜肴、用沙拉调味汁凉拌沙拉、饭后食用柑橘等。

4. 早上起床呕吐时，可准备一些小甜饼、小面包等。如果不能闻做饭的味道，可食用可热袋装食品，或请他人做饭，也可外出就餐，变换一下气氛。

✼妊娠第 1 个月的食谱

1. 栗子鱼肚

原料：栗肉 150 克，鱼肚 100 克，葱、姜、白糖、醋、盐、味精、黏面粉各适量。

做法：水发鱼肚洗净晾干，黏面粉放油锅炸黄捞出，煸香葱、姜，栗肉切碎放油锅中翻炒，倒入盐、醋、味精、白糖即可食用。

说明：栗子味甘、性温，养胃健脾、补胃强筋，适用于反胃、腰脚软弱，加之鱼肚营养丰富，本菜肴有益于孕妇。

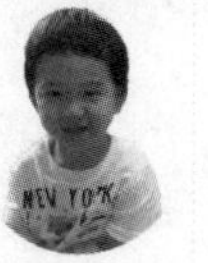

2. 烘肉蛋饺

原料：鸡蛋 4 个，猪肉 60 克，慈姑 3 个，青菜 150 克，豆油 3 克，酱油 0.6 克，精盐 1.2 克，水淀粉 3 克，猪油（熟化）30 克，虾米 3 克，高汤 150 克，葱 3 克。

做法：用温热水泡洗虾米，切碎；慈姑去皮洗净，用刀拍破剁细；青菜要切成片子；葱切成细花。猪肉剁成碎末，和入慈姑、葱花、虾米、淀粉、豆油，调成馅儿待用。蛋打散于碗中，加盐 0.3 克用筷子调匀，便成蛋汁。

放少许猪油于炒菜用的手勺内，置火上，然后倒出油，随即一调羹蛋汁倒于手勺内，将手柄一转，使蛋汁在勺内成圆的饺皮形，趁蛋汁未全干时，急取肉馅放上，用筷子将蛋皮折合做成蛋饺；如法再做其余的蛋饺，将蛋汁做完为止。

放汤少许于锅内，加猪油，并放入青菜微煮后再加盐，调好后放入蛋饺，用小火烘 5 分钟至熟即成。

说明：此饺营养丰富，非常有益于胎儿和孕妇，若有条件宜常食之。

3. 栗子粥

原料：栗子 10～15 个，粳米或糯米 60 克。

做法：取栗子、粳米或糯米煮粥；或将栗子风干后磨粉，每次以栗粉 30 克同粳米 60 克煮粥。

说明：健脾养胃，补肾强筋，适合于脾虚浑身无力、泄泻、腰酸腰痛、腿脚无力者食用。

4. 小黄鱼汤

原料：小黄鱼 250 克，素油 100 克，雪芹 25 克，肉汤 250 克，黄酒、盐、糖、淀粉、味精、葱、姜末、麻油适量。

做法：小黄鱼洗净去头和内脏，加盐、黄酒、淀粉腌一会儿，开油锅，油浸七成。把小黄鱼放到油里两面煎黄即捞出。锅底留油，将姜、葱末、雪芹煸炒一会儿，下进肉汤、糖，烧开放进小黄鱼，加麻油、味精烧开即可。

说明：黄鱼含有蛋白质、脂肪、钙、磷、铁、硫胺素、核黄素、烟酸、碘等营养物质。中医认为，本品性味甘平，功能开胃、益气，脾胃不佳之孕妇食之尤益。

5. 糖渍红枣

原料：干红枣50克，花生米100克，红糖50克。

做法：枣洗净泡发，花生略煮后取花生衣，将枣与花生一同放入煮花生的水中，加冷水适量，文火煮半小时，捞出花生衣，入红糖化后收汁，当作点心服用。

6. 山药炖鸽

原料：乳鸽两只（750克），山药100克，精盐、冰糖、料酒、葱段、姜片各适量，鲜汤1000克。

做法：将鸽褪毛，去内脏后洗净，开水烫过捞出；山药去皮洗净，切成1厘米厚的片。把鸽放入砂锅中，加入鲜汤、山药片、冰糖、料酒、葱段、姜片，置旺火上烧沸。撇去浮沫，改用小火炖一个半小时左右，见鸽肉酥烂时加入精盐即可食用。

说明：本菜肴有较高的滋补营养价值，非常有益于孕妇食用。

7. 地瓜丁发糕

原料：面粉1000克，老肥300克，地瓜1000克，碱适量。

做法：将面粉倒入盆内，加老肥、温水（600克），和成发酵面，稍醒后加适量碱液，揣匀待用。把生地瓜洗净切成丁，撒在湿布上一部分，将发好的面铺在地瓜丁上一半，再铺一层地瓜丁，再铺另一半面，最后又铺一层地瓜丁，蒸熟。

说明：地瓜性味甘凉，生津止渴，所含糖、水分丰富，还富有维生素及钙、磷等。

8. 栗子白菜

原料：大白菜600克，栗子400克，精盐、味精、胡椒粉、淀粉、奶各适量。

做法：白菜去掉根和老帮，洗净后出水，捞出用冷水浸凉，再捞出挤净水分，用小刀剔净筋、皮，然后顺刀切成12厘米长条。栗子洗净切去上端，用沸水煮一会儿，捞出剥去皮，再用熟油炸成金黄色，捞出置于盆中，加奶

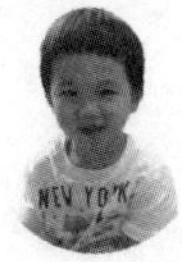

和少许精盐上屉蒸烂。白菜心摆在锅里，加奶、精盐、胡椒粉、味精调好口味，上火烧至软烂，再装盘，锅中原汁用水淀粉勾芡，浇在白菜上；栗子蒸烂后，滗去原汤，放在烧好的白菜上。

说明：栗子酥甜，白菜鲜香。

9. 炒肚丝木耳

原料：熟猪肚350克，水发木耳150克，淀粉15克，豆油40克，精盐、酱油、葱、蒜、醋、味精、鲜姜、料酒各适量。

做法：将熟猪肚切丝，葱、姜切丝，蒜切片，待用；将木耳洗净，拣去杂质。将勺放置火上，加入豆油，烧至八成热时，用葱、姜、蒜炝锅，即刻投入肚丝翻炒，再加精盐、酱油和醋，放入木耳翻炒几个个儿，加两平勺鲜汤，放入味精，用水淀粉勾芡，点材料油，出勺即成。

说明：适口，不腻。

10. 烹虾段

原料：大虾500克，油100克，味精1克，酱油90克，姜、醋各15克，团粉20克，青蒜50克，葱适量。

做法：大虾每只切4段，青蒜劈一刀切小段，用油将虾炸至七成熟，滗出大部分油，放葱、姜、青蒜、调料后，再翻炒几下即成。

11. 盐水鸭

原料：1500克重的鸭1只，姜3片，香葱1根，茴香2粒，盐少许。

做法：先用温水洗净表面皮层，然后在温水内浸泡至鸭体柔软为止；往锅里放入上述作料加水，使水浸过鸭体，鸭子放入锅内，盖严锅盖，烧沸后再焖10~20分钟，起锅即为佳品。但须等完全冷却后方可切成薄片食之，以免流失油卤影响口味。

12. 清炒鱿鱼卷

原料：水发鱿鱼250克，植物油75克，葱、姜共50克，料酒、精盐、味精、胡椒粉、水淀粉各适量。

做法：将鱿鱼洗净从中间切开，一面切成深度的十字花刀，再切成2厘米长的段；葱、姜切片，将料酒、精盐、味精、胡椒粉和水淀粉兑成汁。锅加水烧开，将鱿鱼、葱、姜一同入锅稍炒，烹入兑好的调料，炒熟即成。

说明：本菜鲜美爽口，鱿鱼脆嫩。

13. 烩生鸡丝

原料：鸡脯肉100克，冬笋50克，鸡油3克，猪油250克（实耗10克），高汤350克，淀粉6克，蛋清3克，料酒5克，姜汁3克，精盐1.5克，味精1克。

做法：将鸡脯肉切成半分厚的薄片，再切成很细的肉，将蛋清倒入，用手搅匀后，再加较浓的淀粉汁搅拌均匀；冬笋切成细丝；将猪油放入锅中，待油刚一起泡即放入鸡丝，用筷子拨散；待鸡丝发白时立即取出，然后滤去油。

另在炒勺中放入高汤及冬笋丝、精盐、姜汁、料酒、味精等，待汤开后，撇去浮味，将剩下的湿团粉倒入，待汤汁已稠时加入炸过的鸡丝，再倒入汤碗里，浇上鸡油即可。

14. 虾子烧腐竹

原料：新鲜河虾50克，干腐竹100克，酱油10克，味精0.5克，糖2克，鲜汤200克，葱、姜各5克，精盐适量，淀粉少许。

做法：把干腐竹放入盆中，加入开水浸泡，直至发软无硬心时取出，用清水洗一下，切成3厘米左右长的段；再将河虾剪去须足，在清水里漂去泥沙，葱、姜洗净切成末。

锅洗净烧热，放入少许油，将虾子放入，煸至外壳呈红色时盛起待用；锅里再放一点油，把葱、姜放入煸出香味，再加入酱油、味精、糖、鲜汤，倒入腐竹，加入适量的精盐，烧开以后改用小火将腐竹慢慢煨透，再改成大火收汁，淋入少许淀粉勾芡，搅匀即可。

说明：本菜红白相映，清淡适口，老少皆宜。

15. 桂圆莲子粥

原料：桂圆肉约30克，莲子约30克，糯米30～60克，红枣10枚，白糖适量。

做法：将莲子去皮心，红枣去核与桂圆、糯米同煮做粥，食时加糖。

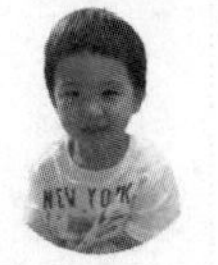

说明：养心宁神。

16. 煎烧豆腐

原料：豆腐200克，瘦猪肉片100克，水发木耳和黄花菜各250克，盐、酱油、味精、葱、姜末、豆油各适量。

做法：把豆腐沥干水分，切成菱形厚片；勺内加油少许烧至六成熟时，放入豆腐煎成两面至黄色，加木耳、熟肉片、黄花菜、酱油、盐、味精、姜末、葱，加点清汤略烧一会儿出勺。

17. 糖醋凉拌黄瓜

原料：黄瓜600克，白糖20克，醋25克，香油、姜末各少许。

做法：将白糖、醋同盛入一只小碗里，调成糖醋汁；把黄瓜洗净后去两端蒂子，从中割开，刮去瓜瓤，切成约3厘米长、1厘米宽的长方形条，盛入盘中，撒上姜末，淋上香油，浇入糖醋汁拌匀即成。

18. 炒萝卜

原料：萝卜500克，食油30克，酱油、盐、葱丝、姜丝、蒜泥少许，明油10克。

做法：将萝卜去叶、根、皮，削净身上的节疤，清水洗净，沥干，切成粗条。锅中放入食油，用旺火将油烧热，把萝卜放入煸炒至八成熟时盛起；碗内放入酱油、盐、葱丝、姜丝、蒜泥和温水，拌均匀作为调料。再在锅内放入食油少许，烧热，将调料汁和萝卜条同时放入炒拌，加入明油，翻个身即可出锅。

19. 芝麻藕

原料：藕500克，芝麻25克，甜面酱50克，白糖25克，豆油500克（约耗50克），鲜汤、味精、料酒、姜末、葱花各适量。

做法：把藕洗净，削去外皮，一切两半，顶刀切成一分厚的片；勺内放油，烧至五六成热时，将藕放入，炸成柿黄色捞出；勺内留油75克，将甜面酱放入炒匀，放入少许鲜汤，熬成浓汁，然后下入白糖、姜末、葱花、味精和料酒，待汁烘起，下入炸好的藕片，用勺炒匀，撒入芝麻，翻炒即成。

说明：咸甜筋香。

怀孕第2个月（4~7周）

✲胎宝宝的成长

怀孕2个月时，胎儿的器官进入形成期，即受精后的15~56天是胚胎高度变化和形成期，表现为5周时，头大但松弛无力地垂下，已具有萌芽状态的手、脚和尾巴。

7周时，头、身体、手脚开始有区别，尾巴逐渐缩短。胚体似乎已具有人形模样。

脑、脊髓、眼、听觉器官、心脏、胃肠、肝脏初具规模，并因心、肝、消化管的发育，胚体的腹部膨隆；眼睛出现轮廓，鼻部膨起，外耳开始有小皱纹，颜面已似人形；内外生殖器的原基能辨认，但从外表上还分辨不出性别。

羊膜和绒毛膜构成的双层口袋中充满了羊水，胚体浸泡在羊水中，有如自由流动的鱼。

到了8周末，胚体身长已长到3厘米，体重增加到4克，用肉眼也可分辨出头、身体和手足。

✲孕妇身体的变化

孕妇此阶段基础体温呈现出高温状态，这种状态会持续14~19天。

身体慵懒发热，下腹部和腰部稍凸出，乳房发胀，乳头时有阵痛、颜色变暗，排尿次数增加，心情烦躁，感到恶心，并且出现孕吐情形。有些人甚至会出现头晕、鼻出血、心跳加速等症状。这些都是初期特有的现象，不必过于担心。

此时子宫如鹅卵一般，比未怀孕时大一点，但孕妇腹部表面还没有增大的变化。

✲生活中应注意的事

孕妇在此时期非常容易流产，必须特别注意，应避免搬运重物或做激烈运动，而做家务与外出次数也应尽可能减少，不可过度劳累。多休息，睡眠

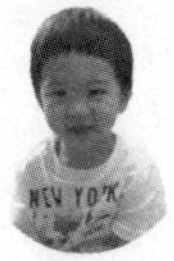

要充足，并应控制性生活。这段时间是胎儿形成脑及内脏的重要时期，不可接受X线检查，也不要轻易服药，尤其应该避免感冒。

烟和酒会给胎儿带来不良的影响，两者都不宜尝试。如果家中饲养猫、狗或小鸟等宠物，应尽量避免接触，以免感染住血原虫病。最好把这些宠物送给别人或暂时寄养在朋友家中。

洗浴时宜采用35℃～38℃的水温，不可洗热水浴（水温在40℃以上），时间不要超过15分钟，以淋浴为佳。白带增多时，应每天用自己的专用盆和浴巾及温开水清洗外阴2～3次，清洗时避免用普通肥皂。患宫颈糜烂、滴虫病，念珠菌病者应及早请医生治疗。

✲如何减轻孕吐

孕妇可采用多餐少食，多吃清淡易消化的食物，如面包、饼干、牛奶、稀粥、果汁、蜂蜜及新鲜水果。

汤类和油腻食物特别容易引起呕吐，吃饭时孕妇不要喝汤、喝饮料及吃油腻食物。

孕妇应避免吃过甜或刺激性强的食物，如咸辣食品。

清晨起时若有恶心感，可吃咸饼干、烤馒头片。

此时不必考虑营养去吃使自己不愉快或不易消化的食品。

用生姜片涂唇可减轻恶心感。

呕吐严重的孕妇多吃蔬菜和水果，同时口服维生素B和维生素C，防止体内酸中毒。

转移情绪、放松心理，如装扮自己、逛公园、举办家庭聚会。摆脱担心胎儿不正常及惧怕分娩疼痛的正常心理。

✲月圆之夜孕妇忌房事

月圆之夜虽然充满诗情画意，但天文与医学的研究证实：月圆之夜，月球对地球的引力最大，导致地轴的位置发生微小的改变。由于地球的磁场效应作用于人体的器官及组织细胞，使人体的气压较低，在低压情况下，血管内外的压强差别增大，可以导致毛细血管出血。美国一项研究表明，月圆之夜动手术可致病人失血较多。

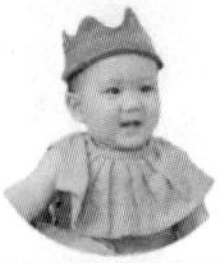

人体中约有2/3是液体，而月球的引力会像海水潮汐那样对人体中的液体发生作用，影响人的情绪、体液和水电解质的平衡，引起人体生物潮。满月时月亮对人的行为影响最强烈，使人的感情容易激动和兴奋。而情绪波动至极可能致流产或早产，诱发心血管系统疾病。孕妇在月圆之夜应避免房事，预防诱发流产及早产等。

✲孕妇睡觉不要开灯，以免光源污染

电灯光对人体产生一种光压，长时间照射会引起神经功能失调，且以每分钟50次的速度抖动，当室内门窗紧闭时，与污浊的空气作用产生含有臭氧的光烟雾，对居室内的空气造成污染。白炽灯光中只有自然光线中的红、黄、橙三色，缺少阳光中的紫外线，不符合人体的生理需要。荧光灯发出的光线带有看不见的紫外线。短距离强烈的光波能引起人体细胞发生遗传变异，容易诱发畸胎或皮肤病。

我国20世纪80年代的环境质量与出生缺陷关系流行病学研究结果表明：室内外空气的污染对早孕的胚胎致畸有显著的相关性。孕妇应在睡觉前关灯的同时将窗户打开10～15分钟，让有害物质自然逸出窗外。白天在各种灯光下工作的孕妇应该特别注意去室外晒太阳。

✲孕早期厌食油腻

停经后厌油腻是早孕反应的表现之一。早孕妇女厌吃含脂肪多的肉类，吃菜也清淡，使妊娠早期摄取脂肪少。脂肪却是早期妊娠妇女体内不可缺少的营养物质，可促进脂溶性维生素E的吸收，起安胎的作用；还可固定内脏器官的位置，使子宫衡定在盆腔中央，为胚胎发育提供一个安宁的环境；具有保护皮肤、神经末梢、血管及脏器的作用。

核桃富含不饱和脂肪酸、磷脂、蛋白质等多种营养素。1千克核桃仁相当于5千克鸡蛋或9千克鲜牛奶的营养，并有补气养血、温肺润肠的作用。核桃营养成分的结构对于胚胎的脑发育非常有利。孕妇每天应吃2～3个核桃。嚼核桃仁可防治牙本质过敏。

芝麻富含脂肪、蛋白质、糖、芝麻素、卵磷脂、钙、铁、硒、亚油酸等，具有营养大脑、抗衰美容的功用。将芝麻捣烂，加上适量白糖，每日上

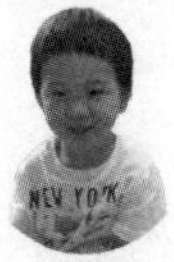

下午用白开水各冲服一杯，不但能增强孕妇的抵抗力进而预防感冒，又可防止宝宝患皮肤病。

✲孕妇胃烧灼疼痛

⊙成因

自妊娠第 2 个月起血液中孕激素水平逐步增高，使胃贲门括约肌变得松弛，以致胃液返流到食管下段刺激此处痛觉感受器，从而引起烧灼感，并且因怀孕胃酸的分泌也增多使疼感加重。

⊙居家护理

（1）就餐时不要过于饱食。

（2）不要一次性喝大量的饮料。

（3）应避免喝浓茶、咖啡和吃巧克力，它们会使括约肌更松弛。

【提示】慎用抗胆碱药物，如阿托品、胃复安等，这些药物会使贲门括约肌松弛而诱发疼痛。

✲感冒的防治原则

1. 对症疗法。感冒的治疗旨在解除鼻黏膜充血，缓解鼻腔中毛细血管的肿胀而减轻鼻塞感，减少鼻分泌物，保持咽鼓管和窦口畅通，从而防止继发感染。由于感冒发病急促，症状复杂多样，因而至今没有一种药物能解决所有问题。因此，治疗感冒药多采用复方制剂，常用的组方搭配有：

解热镇痛药：退热和缓解头痛、关节痛等症状，例如阿司匹林，对乙酰氨基酚、双氯芬酸等。

鼻黏膜血管收缩药：减轻鼻窦、鼻腔黏膜血管充血，解除鼻塞症状，例如苯丙醇胺、伪麻鼻碱。

组胺拮抗剂：使下呼吸道的分泌物干燥和变稠，减少打喷嚏和鼻溢液，同时具有轻微的镇静作用，例如氯苯那敏（扑尔敏）和苯海拉明等。

中枢兴奋药：有些制剂中含有咖啡因，一是为了加强解热镇痛药的疗效，二是抵消抗组胺药所引起的嗜睡作用。

抗病毒药：抑制病毒合成核酸和蛋白质，并抑制病毒从细胞中释放，如金刚烷胺、吗啉胍。

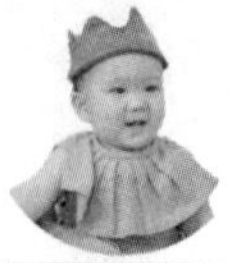

2. 中药治疗。中医据辨证施治原则将感冒分为风寒感冒、风热感冒、表里两感、胃肠型及暑温型感冒，对症施药才能治愈感冒，若不然病好不了，还会加重病情。

风寒感冒：主要症状为发烧怕冷、头痛、咽喉发痒、周身不适、咳嗽多稀白痰、鼻塞或流清涕、无汗、舌苔薄白、脉浮紧或浮缓等。应选用通宣理肺丸，麻黄止嗽丸、小儿四症丸和参苏理肺丸。用法照说明或遵医嘱，并以生姜、葱白煎汤为药引。注意事项：忌用桑菊感冒片、银翘解毒片、羚翘解毒片、复方感冒灵片等。

风热感冒：症状为恶寒轻、发热重、头胀痛、咽喉肿痛、口微渴、少汗出、咳嗽吐黄痰、舌苔薄白或微黄、舌尖红赤、脉浮数等。应选用桑菊感冒片、银翘解毒片、羚翘解毒片、维生素 C 银翘片、复方感冒灵片等。按照说明服用。忌用羌活丸、理肺（参苏、通宜）丸等。

表里两感（风寒和风热混合型感冒）：症状为高热、恶寒、头痛眩晕、四肢酸痛、咽喉肿痛、大便干燥、小便发黄、舌苔薄黄、舌头红赤。应选用表里双解、解表治里的药物，如防风通圣丸（散）、重感灵片、重感片等。注意不宜单用银翘解毒片、强力银翘片、桑菊感冒片或牛黄解毒片等，因疗效欠佳。若属流行性感冒可服用复方大青味剂、感冒冲剂等。

胃肠型感冒与暑温型感冒：症状为恶寒发烧、热度不高、恶心呕吐、腹痛下泻，或头重头痛、无汗，或四肢倦怠、苔白、脉浮等。应选用藿香正气水、午时茶、香霍散等。胃肠型感冒者不能选用保和丸、山楂丸、香砂养胃丸等。

3. 自愈治疗。感冒通常为良性和自限性，病程多在 1 周左右，无严重症状者可不用或少用药物。注意休息，多饮白开水或热姜糖水。避免过度疲劳和受凉，依据气候变化增减衣服，注意室内通风和清洁，勤晒被褥。

4. 控制感染。对合并细菌感染者（如呼吸道肺、喉部），应并用抗感染药，如口服大环内酯类抗生素和第三代喹诺酮类化合物。

5. 加强体育锻炼，增加身体的抵抗力。感冒用药在连续服用 1 周后症状仍未缓解或消失者，应去医院看医生。

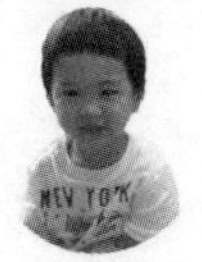

✻怀孕 2 个月，做阴道检查对胎儿有无影响

在整个孕期检查中，有两次需要做阴道检查，通常不会对胎儿造成伤害。

第一次阴道检查在早孕期，检查目的是了解孕妇生殖器官有无畸形、肿瘤，比如阴道纵隔、双子宫、盆腔包块以及怀孕的子宫与停经月份不相符合等；同时可检查阴道白带有无霉菌、滴虫等病原体的感染。

第二次阴道检查则是在怀孕 24 周以后，要了解骨盆的大小，做骨盆内测量，初步估计一下胎儿是否能自然分娩，必要时取阴道白带做细菌培养及药物敏感试验，以便指导分娩前合理药物治疗。

怀孕 36 周以后，应该避免不必要的阴道检查。若孕妇有习惯性流产史，阴道检查更应慎重，避免再次流产。

✻如何应对味觉、食欲的改变

怀孕第 2 个月月经过期不来潮，基础体温仍处于高温期，将持续到妊娠 14～19 周。但有的人即使已经怀孕，仍有月经来潮，只不过比平时量少，时间短，而未意识到是妊娠，因此，计算预产期时就推后了一个月。

月经提前的人，到期未来，就以为是月经延期，但很快便出现反酸、想吐、流口水、发烧等妊娠反应症状。以前能闻的味道现在一闻就难受，对食品的嗜好改变，也有的人嗜睡。

这一时期母体的体重不增加，相反，会因妊娠反应不能进食而体重减轻。

此外，乳房胀大，乳头敏感，白带增多，下腹部正中线和外阴部颜色变深，这些都是怀孕的表现。

此时，子宫像鹅卵般大。

✻孕妇注意充分休息和睡眠

这一时期胎盘发育尚不完善，子宫内的胎儿处于不稳定状态。如果母亲意识不到怀孕，还像平时那样活动，就有流产的可能，需要注意。因此，要及时去妇产科检查，一旦怀孕要进行贫血、血型、尿液等必要的检查。

孕妇如果出现肾脏、心脏疾病等并发症，要请专科医生做进一步的检查。

由于妊娠反应和体质的变化，孕妇会心情焦躁或感情剧烈波动，产生妊娠不安。有的则过于神经质。要充分注意休息、睡眠，保持良好的精神状态。

测基础体温的孕妇要坚持。此期本属持续高温期，若突然下降，则意味着先兆流产，要及时就诊。

✲妊娠第2个月的食谱

1. 梅干菜扣肉

原料：带皮五花肉，梅干菜，香菇酱油，花雕油，麦芽糖，味精，盐，糖。

做法：将肉煮至六成熟捞起凉一下，涂上麦芽糖、花雕酒，下油锅炸成金黄色，捞出用凉水泡10分钟，改刀切成长2厘米、厚0.2厘米的片，用香菇酱油炒上色，待用。

梅干菜用温水泡开，洗干净，切细，然后用姜葱末炒一下，放点糖，待用；将炒上色的五花肉整齐地排扣在碗内，放上炒好的梅干菜，上锅蒸30分钟即可。

食用时肉菜扣在盘内，滗出油汤，勾芡浇在上面即成。

说明：味道鲜美，补脑益智。孕妇妊娠两个月之所以要吃本菜肴，原因是小儿此时神经管鼓起，大脑急速发育。

2. 香菜萝卜

原料：香菜100克，白萝卜200克，植物油10克，精盐4克，味精少许。

做法：把萝卜洗净，去皮，切成块，香菜洗净，切成3.3厘米段。油锅熬热先炒萝卜，炒透加适量的食盐，文火烧至烂熟时再放入香菜同烧一下即成。

说明：菜中的白萝卜下气止呕、香菜温中理气，非常适用于妊娠后有孕吐反应者。

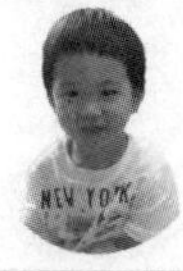

3. 白萝卜饼

原料：白萝卜 150 克，面粉 150 克，瘦猪肉 100 克，姜、葱、盐、油适量。

做法：白萝卜洗净切丝，用油翻炒至五成熟，待用，肉剁碎，调成白萝卜馅；将面粉加水和成面团，揪成面剂，擀成薄片，加入萝卜馅，制成夹心小饼，放锅内烙熟即成。

说明：萝卜味辛甘，性凉，有降气、化痰、消食、化滞等功能，很适合有妊娠反应的妇女食用。

4. 牛奶全麦粥

原料：全麦片 50 克，牛奶 150 克，白糖 50 克，精盐少许。

做法：将麦片在清水中浸泡半小时以上，用文火煮 15～20 分钟后，加入牛奶、盐，继续煮 15 分钟，加入白糖，拌匀。

说明：具有养心安神，润肺通肠，补虚养血及促进新陈代谢的作用。孕妇食之，可强壮身体。

5. 八宝饭

原料：糯米 500 克，蜜枣片 6 克，桂圆肉 6 克，南瓜子肉 3 克，红绿瓜细条 6 克，莲米（串瓣）6 克，青梅片 6 克，豆沙 90 克，白糖 90 克，板油丁 15 克、猪油 30 克。

做法：糯米淘洗干净，冷水泡 2 小时捞出，放入蒸笼中蒸 25 分钟（下垫纱布）；把糯米饭倒入瓷盆，加入白糖 90 克、猪油 30 克拌匀。

大碗一只，碗内先涂上熟猪油（防粘），摆上桂圆肉、蜜枣、红绿瓜条、南瓜子肉、莲米、青梅，摆成各种喜欢的形状，然后撬出一部分糯米饭，摊成碗形，中间放入油、豆沙、板油丁，再撬些糯米饭盖牢、贴牢，把糯米饭放在桂圆肉、蜜枣等上面。

把装好桂圆肉、蜜枣等配料及糯米饭的大碗放入蒸笼中蒸透，蒸至油、糖、饭融合在一起，第二天再蒸，蒸至糯米饭呈红色为止，覆在盆中，拿掉扣碗，即可食用。

说明：花色美观，甜香适口，能滋阴养血，非常适合孕妇食用。

6. 鲤鱼山楂鸡蛋汤

原料：鲤鱼1条，山楂片25克，鸡蛋1个，料酒、葱段、姜片、精盐、白糖适量，面粉150克。

做法：将鲤鱼去鳞、鳃及内脏，洗净切块，加入料酒、精盐渍15分钟，将面粉、白糖加入清水，打入鸡蛋搅和成糊；将鱼块下入糊中浸透，取出后沾上干生面粉，下入爆过姜片的温油锅中翻炸3分钟捞起；山楂片加入少量水，上火熔化，加入调料及生面粉糊少量，制成芡汁水，倒入炸好的鱼块煮15分钟，撒上葱段、味精即成。

说明：本汤开胃健脾，适宜于孕妇有妊娠反应，即怀孕两个月时服用。

7. 奶油鹌鹑蛋汤

原料：鹌鹑蛋6个，虾仁50克，黄酒、葱姜、色拉油、盐、味精适量。

做法：虾仁加酒、盐、水淀粉拌匀，鹌鹑蛋打入碗内，加少许盐打匀入油锅炸熟肉，加水煮10～15分钟，再氽入虾仁，加黄酒、葱姜末，并调味淋上色拉油即可。

说明：本汤营养丰富，孕妇食之有益于健康。

8. 蒸炸芹菜

原料：芹菜500克，猪瘦肉末50克，植物油250克（实耗50克），鸡蛋1个，黄油50克，面糊250克，精盐、五香粉、辣酱油、味精、胡椒粉、淀粉、清水、牛肉松各适量。

做法：将猪瘦肉末放精盐、五香粉、味精、辣酱油、鸡蛋、淀粉和清水搅拌均匀，放入大碗内。

取250克芹菜去根、叶洗净，切成碎末，撒在肉末上面，再将碗入蒸锅，隔水蒸约15分钟待用。

余下的250克芹菜去根和叶，洗净后切段，撒糖、盐和胡椒粉拌匀，然后放入面糊中蘸匀，放入七成热的油锅中炸黄，盛入盘的一边，上面撒少许黄油。

将蒸好的芹菜取出，撒上少许味精拌匀，放在盘的另一边，中间放些牛肉松将蒸菜与炸菜隔开即成。

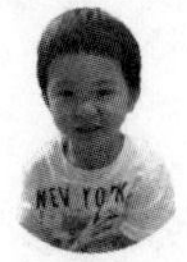

说明：此菜黄绿相间，酥绿清香，尤对妊娠高血压者有益。

9. 冬笋香菇

原料：冬笋 250 克，香菇 50 克，酱油、白糖、醋、盐、湿淀粉、花生油各适量。

做法：将冬笋去皮后洗净，切成滚刀块，将油烧热，把洗净的香菇与笋放锅内翻炒 20 分钟左右，然后加汤少许与调料煮沸，淀粉勾芡，再炒，汤汁稠浓即成。

说明：香腻浓稠。

10. 烧明虾

原料：大虾 10 只，葱半根，鲜姜末 10 克，大蒜末 10 克，酱油 25 克，酒 10 克，油 450 克。

做法：大虾去须、足，不去皮，用水洗净后抽去背线和腹线，用刀背将虾身轻轻叩松。

将 450 克油倒入铁锅中，用大火烧热后下入大虾，炸 10 秒钟左右捞出。将锅内油倒出，留 30 克，锅坐火上，投入葱、姜，炝出香味后加入酱油，下入大虾，再加入蒜末和酒，炒四五秒钟，出锅入盘即可供食。

11. 牛肉扒

原料：牛里脊肉 200 克，食盐 68 克，葱头 75 克，酱油、干粉面、绍酒、胡椒面、椒油各少许。

做法：把牛里脊肉的各筋剔掉，顶刀切成刀背厚的大片，再用刀拍一拍，刀尖斩一斩，用酱油、绍酒、胡椒面喂起，摆在盘里铺平，两面撒上干粉油。瓢里添 50 克油，将肉一片一片地摆在瓢里，两面煎透倒出。瓢里放少量油，上火加热，放入葱头一炒，下入煎好的肉片，再用少许酱油、绍酒一烹，添一点汤，把两面翻一下出瓢装盘，吃时蘸熟椒油。

说明：香嫩清口。

12. 肉丁馒头

原料：面粉 1500 克，五花猪肉 500 克，香油、黄酱、葱花、碱、老肥、鲜姜末各适量。

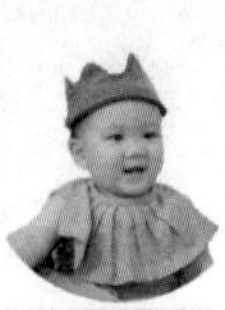

做法：将猪肉切成米丁放入盆内，加入黄酱、香油（把黄酱、香油混在一起搅开，味道更美），再将葱花、姜末一起倒入盆内，拌匀成馅。面粉倒入盆中，加入老肥，用温水600克拌匀；揉成发酵面团；待面团超发后，放到案板上，加入适量碱水，再揉匀；然后把面团搓成直径约一寸二分的团条，揪成每个约50克重的剂子，用手将面剂按着，擀成圆皮。

左手托皮，右手将馅放入圆皮中心，把圆皮边缘向上捏拢，呈桃形；在带有花纹的模子里撒些补面，把上馅的生坯剂口朝里放入模内，并轻轻按一下，然后扣在案板上。

锅开后，把生坯放进蒸笼，旺火蒸15分钟即熟。

说明：此食谱出自《特殊职业者食谱》，味道鲜美，松软适口。

13. 酥牛肉

原料：牛肉300克，香油45克，酱油、白糖、料酒、桂皮、姜、葱各适量。

做法：把牛肉洗净，除去板筋，切成大薄片，放入底层垫有肋骨的砂锅内；然后，放入桂皮、姜、葱、料酒、白糖、酱油、香油（35克），加足汤汁（汤汁要超过牛肉），用微火煨炖；约煨4小时即可取出，淋上香油即成。

14. 芥末鸡

原料：鸡腿两只，芥末酱15克，盐、醋、味精、香油适量，葱、姜少许。

做法：将鸡腿放入锅里，加水、盐、葱、姜上火煮开，撇去汤沫儿调成微火将鸡腿煮熟，然后将鸡腿捞出，再用少量鸡汤将其泡上，目的是不使鸡肉片发干。

芥末酱放在碗里，加入盐、醋、味精，用少量鸡汤将芥末解开，放入香油对好口味。

将鸡腿去掉骨头切成片放在平盘里成瓦状，然后浇上芥末汁，也可将芥末汁放在小盘里蘸食。

说明：为开胃佳馔，爽口，香味冲鼻。

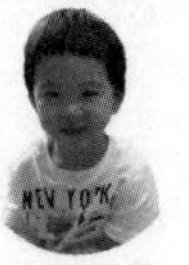

15. 酒焖鸭块

原料：净嫩鸭肉 500 克，葱 50 克，姜 10 克，白糖 3 克，红葡萄酒 3 克，酱油 25 克，精盐 3 克，植物油 25 克。

做法：先将鸭肉洗净，剁成 4 厘米长、2 厘米宽的长条块，姜块用刀拍松，葱切成 3 厘米长的段；锅置炉上，加入油，白糖炒至微黄糖色；下鸭块，炒至鸭肉紧缩，加入姜块、葡萄酒、100 克水，烧开；撇去浮沫，改用文火约焖 40 分钟，掀开锅盖，加入葱段，炒匀即可。

说明：本菜出自《普通菜的高级烹饪法》，此菜特点是色泽金黄，肉质酥烂，葱香酒郁。

16. 荔枝粥

原料：干荔枝肉 50 克，山药 10 克，莲子 10 克，大米 250 克。

做法：将山药（捣烂）、莲子（去皮去心）、荔枝肉加入适量水煎煮，至软烂时再放入大米，煮成粥即可。

说明：色褐白相间，补脾补血，适宜于贫血。

17. 鸡丝馄饨

原料：面粉 750 克，猪肉 225 克，熟鸡丝、蛋皮丝、小海米、葱丝、香菜末、姜末、酱油、精盐、味精、香油、淀粉、花椒面儿适量。

做法：将面粉加点精盐，用水和好，揉匀，略醒一会儿；把猪肉剁碎，加入酱油、精盐、味精、葱丝、姜末、小海米、香油、花椒面儿等调料，拉匀成馅；将面团用擀面杖擀成大薄片，用刀切成 7 厘米宽、8.5 厘米长的馄饨皮，打上馅心，包成馄饨。

水开后，陆续把馄饨下锅，边下边用勺子在锅内慢慢推转，待馄饨浮起，盖上盖煮熟；把馄饨盛入碗内，撒上熟鸡丝、蛋皮丝、小海米、香菜末，滴几滴香油，即可食用。

说明：皮软汤鲜，馅嫩味美，清淡适口。

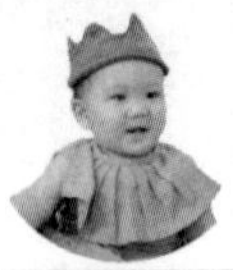

怀孕第3个月（8～11周）

✲胎宝宝的成长

从第8周起，可开始称为胎儿。其发育特点是骨架形成，人形毕现，身长7～9厘米，体重15～20克，尾巴完全消失，骨头开始逐渐变硬、骨化，手指和脚趾的指甲逐渐长出，头部很大，而脸形初具，眼睑、声带、鼻子已经明显，下颌和脸颊发达。因皮肤还是透明的，可以从外部看到皮下血管和内脏等。心脏、肝脏、胃、肠等更加发达，肾脏也见发达，已有了输尿管，胎儿可进行微量排泄了。胎儿的外生殖器已经开始发育，但这时尚不容易分辨男女。胎儿周围会充满羊水，其脐带也见长了，可在羊水中自由转动。

✲孕妇身体的变化

胎宝宝在不断成长，子宫逐渐增大，膀胱明显受压，母亲常出现小便频繁和便秘，腰部有沉重感，乳房更加膨胀。在乳晕、乳头上开始有色素沉着，颜色发黑，从阴道流出的乳白色分泌物增多。此外，容易发生便秘和腹泻也是这个时期的特征。

妊娠反应的各种不适达到了顶点，到第10、11周则逐渐减轻，不久就会消失。到妊娠12周时，孕妇体重的增加约为2～3千克。据统计，70%～80%的流产都发生在第12周左右。经过16周以后，帮助胎儿从母体吸收各种营养物质的脏器——胎盘已经发育完善，不易从子宫壁剥离，流产的机会自然减少，这就意味着已获得了“临时准生证”。

✲生活中应注意的事

妊娠三月早孕反应最为严重，又易流产，此月份妊娠保健的重点应在这三个方面。

⊙要劳逸结合，起居有常

孕妇在日常生活中要注意尽量使腹部放松，避免增加腹压的动作，因为使腹部紧张，增加腹压和震动身体均易发生流产。以下动作孕妇均应注意：上下楼梯，提携重物，往高处伸手取物件的动作，长久站立，穿高跟鞋或步行3公里以上路途，用力排便，严重咳嗽，粗暴性交，剧烈运动和舞蹈等。

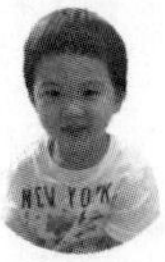

坚持工作的孕妇更要注意量力而行，应该努力争取单位里同事们的谅解。

此外，不要乘坐强烈摇摆的交通工具，如汽车、单车等。避免水中工作，预防着凉，浴后要注意保暖，不游冬泳。在夏天睡觉时宜用毛巾被盖在肚子上，冬天尽量减少外出。

如果有下腹部疼痛和少量出血现象，要立即去医院就诊，千万不可掉以轻心。

分泌物在这个时期增多，不易保持卫生，因此要每日洗澡，以保持身体的清洁。

⊙防止便秘的产生

妊娠期间某些激素升高会造成排泄迟缓（肠的肌肉组织更为松弛）。此外，日渐膨胀的子宫压迫到肠，因而抑制肠的正常活动。而便秘的后果之一是引起疮痔，必须想办法排除便秘。

1. 多吃点含纤维素的食物，如新鲜水果和蔬菜、豆类（干豆荚和豌豆）以及脱水水果（葡萄干、梅干、杏干、无花果）。倘若平素吃纤维素类的食物很少，则要不断增加这类高纤维食物，否则胃难以适应。孕妇亦可将每天的纤维摄取量分散在所吃的每餐上。

2. 水分充足。摄取足够的流质，便秘就毫无立足之地，原因是大部分的流质，尤其是开水、水果和蔬菜汁，对软化大便和促进消化道内食物的推进有很好的效果。

3. 适当运动。至少轻快散步半小时，并把这项运动变成日常的习惯；此外，尽量增加几项喜欢而又顾及安全的运动。

⊙莫要让医生为难

医生常会碰到这样的事情，一点儿小问题，孕妇及一大家人就围着医生左问右问，惴惴不安。妊娠呕吐会不会引起胎儿营养不良？孕前曾服某药会不会造成胎儿畸形？接触铅、砷等有害物质是否会引起胎儿发育异常？惊吓了，摔跤了，碰到腹部了，闻到什么异样气味了，接触病人了，或者家族中有遗传病史，有先天性心脏病病人，等等，会不会影响胎儿……咨询者都想从医生那里得到“圆满而准确的”答复，这常常是最令医生为难的。经常见

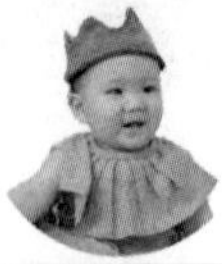

到的问题就是服了某种药物会导致胎儿畸形吗？医生很难做出肯定的回答，是还是不是，都是一种可能性。孕妇会感觉到不安，甚至可能影响整个孕期。如果药物或疾患“更猛烈些”，下医嘱反而简单了。孕10周，患了“单纯疱疹”，这是病毒感染，对胎儿有很大影响。这种情况，长痛就不如短痛了。若孕妇患了很明确的可导致胎儿异常的疾病就应当机立断，不能存在侥幸心理；若孕妇没有患被明确认定可导致胎儿异常的疾病，或服的药物对胎儿没有肯定的影响，大可不必担惊受怕，一切顺其自然。药物对胎儿的影响是很难明确的。有的药物证明对胎儿有致畸的作用，如降压药转换酶抑制剂、抗癌药、驱虫药、某些抗生素（甲硝唑、喹诺酮、氨基苷类等）。有的药物没有明确的致畸作用，但也并非是安全的。有些药没对孕妇作过临床观察，只从理论上推测它有或没有致畸作用，这是不可信的。孕妇应当注意不要自行服药。服药前要慎之又慎，服药后就不必想它了（除非有明确致畸作用的药）。

若孕妇总是提心吊胆，时而愧疚，时而焦躁不安，整个孕期缺乏自信心，则会产生负面影响。愉快的心情会增强机体的抗病能力，低落伤感的情绪会使机体防御功能下降，容易导致健康的孕妇、胎儿罹患疾病。

✲胎儿在母体中的生长情况

⊙能量的来源和排泄

妊娠期间，胎宝宝在子宫里既不进食，又不与空气接触，为什么能够健康地生长发育呢？其中胎盘起着主要的作用。胎宝宝所需要的氧气和营养、所排出的二氧化碳和代谢产物，都由胎盘负责处理。胎宝宝只饮羊水，每日几乎不产生粪便，这些无菌无臭的胎粪聚积在直肠中，分娩后排出体外。脐带是连接胎儿和胎盘之间的唯一纽带，是胎儿的生命线。脐带是由3根血管组成的1条索带，将胎盘连接到胎儿。脐带中脐动脉的压力为64～66千帕（48～50毫米汞柱）。脐带靠着脐动脉的动脉压漂浮在羊膜腔的高处，防止下坠受压。胎儿在脐带扭转、打结、受压、缠身、缠颈或脱落时，氧气及营养供应线中断，会立即死亡。胎盘功能丧失或者老化时，调度失灵，供应不良，胎儿长期处于缺氧状态，容易发生意外。营养物质长期缺乏，胎儿也就显得瘦小而发育缓慢了。进入孕妇体内的任何物质，不论是有用的还是无用

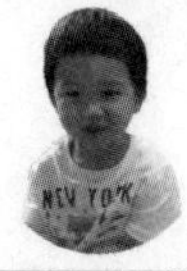

的，都要通过胎盘传给胎儿。

⊙休息和睡眠

胎儿在子宫里与外界隔绝，不分昼夜，生活习惯当然也和人大有区别。胎儿并不像人那样每天至少睡六七个小时，而是时睡时醒，一般来说，每次睡眠与清醒的时间分别为二十至四十分钟，最长也超不过一个小时，就这样易睡易醒交替进行。当胎儿身体有某些不适时，清醒时间缩短，入睡时间延长。

⊙胎动

妊娠到 18 ~ 20 周的孕妇开始感到有胎动，妊娠 29 ~ 38 周期间胎动最为频繁，以后逐渐减少。

正常胎动数一般是每小时 3 次以上，因为胎儿有易睡易醒的规律，入睡时胎动减少或消失，清醒时胎动次数明显增加。每小时的胎动数若在 3 次以下，表示胎儿可能缺氧，也可能是胎儿正处于睡眠状态。这时要进一步测验 12 小时内的胎动数，即每天早、午、晚各自测胎动次数一小时，将测出的胎动数乘以 4，就是 12 小时内的胎动数，平均应在 30 次以上，如果在 10 次以下，则应立即到医院做详细的检查。

⊙胎心音

妊娠达到 8 周时就能用 B 型超声仪测出胎儿胎心搏动，这种方法可以用来诊断胎儿是否存活。如用产科的听筒在孕妇腹壁听胎心音，一般要到怀孕 20 周后才能听到。正常的胎心率为 120 ~ 160 次/分，强而有规则，几乎为成人心跳的一倍。这是因为胎儿在子宫内不能直接从空气中呼吸氧气，只能间接从胎盘吸收，而胎盘中的含氧量并不是很高的，胎儿只能得到少量的氧气，因此胎儿血液中的含氧量不足，只有通过增加心率来解决这个问题。仅一分钟胎儿体内的血液即通过胎盘全部更新一次，以保证胎儿对氧和营养物质的大量需求。胎儿轻度缺氧时，心率增快，每分钟达到 160 次；缺氧加重时，心率减慢，每分钟 120 次以下；缺氧严重时则缓慢而没有规律。

⊙呼吸

妊娠 13 ~ 14 周时胎儿开始呼吸，只是呼吸的不是空气而是羊水，羊水不进入肺泡而是进入支气管中。这些吸入支气管中的羊水，一部分分娩时被挤出，余下的部分被慢慢吸收。胎儿严重缺氧时，会进行类似于成人的深呼吸，同时伴有胎粪排出。胎儿因为吸入这些含有胎粪的羊水，由于胎粪的化学性刺激，出生后可引起吸入性肺炎。

⊙吞咽

妊娠 16 周时胎儿就有吞咽动作，可以吞咽羊水，以后吞咽的羊水量逐渐增多，足月时每天可吞咽羊水 500 毫升。吞咽羊水有利于胎儿肠胃道的发育。如果胎儿不能吞咽，可能是食道闭锁畸形，羊水的去路受阻，可引起孕妇羊水过多。

✲1 ~3 个月体重的增加与能量的需求

在孕期，蛋白质是最根本的，因为孕妇身体利用它为胎宝宝生成每一个新细胞。蛋白质帮助新的血细胞和肌肉组织的生成。最主要的是，蛋白质被用来合成在怀孕时被破坏掉了的激素。

在最初的三个月，孕妇对蛋白质的需求量不会太大。怀孕期间蛋白质的饮食参考摄取量比非怀孕期高出 10 克，即每天 60 克。有几个因素影响身体对蛋白质的需求。为了使身体利用蛋白质来构造组织和细胞，必须摄取足够的热量。这是因为身体首先需要的是能量的供应。如果食用了足够的蛋白质而不是足够的热量，身体会把蛋白质作为能量来使用，而不是用来建造组织和其他有赖于蛋白质的功能。

同样，孕妇不会有充足的葡萄糖（血糖）为大脑供应能量，因此其身体会把脂肪分解成甲酮。甲酮的出现标志着身体不能完成代谢过程。大量的甲酮对孕妇身体有害。通过在食物中摄取足够的热量和碳水化合物可以防止甲酮的产生。

消耗一定数量的蛋白质不是唯一的目的，蛋白质的数量会影响孕妇身体如何使用它。蛋白质的需要量是通过计算高生物价值，或高质量的蛋白质来决定的。高质量的蛋白质可变成人体的组织。这些蛋白质包括鸡蛋、肉、牛奶和鱼。鸡蛋的蛋白质的质量最高，它常是与其他蛋白质做比较的标准。

如果不食动物产品，孕妇身体会需要大量较低质量的植物蛋白质来满足

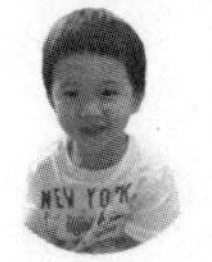

对蛋白质的需求。素食者不食肉也能满足对蛋白质的需求，但必须仔细检查对某种营养物的摄入情况。

大多数怀孕的妇女都存在不喜欢吃某种食物的状况。如果你最喜欢的高蛋白食品让你没有胃口，你可以多吃奶制品，它们也是好的蛋白质来源，或者你可以选择其他食品。例如很多不吃肉的妇女可以吃得下鸡蛋和奶酪，那就选择它们。你可能会喜欢素食蛋白质。

如果由于前3个月的晨吐你不想吃东西，而且这种状况持续并使你的体重在减轻，请咨询保健医生，他会为你提供有效的办法。

⊙其他营养需求

所有的维生素和矿物质在怀孕期间都起着特殊和基本的作用，因此在这9个月中要保证足够地摄取它们。

水在怀孕的前3个月起着重要的作用，特别是如果你有晨吐，脱水是很严重的事情。叶酸不仅对神经的发育很重要，而且在前3个月中对细胞的产生和分裂也是很关键的。听力器官的发育需要锰。组织的发育需要维生素A。在怀孕的早期摄取的锌不足会使早产的危险增加三成。磷、钙和维生素D共同作用构架成强壮的骨骼。

大多数人的纤维摄取量不足，尽管每天都有新的研究引证它的益处。纤维对人体的健康是非常重要的。以下是原因：

1. 高纤维含量的谷类食品可防止癌症，特别是乳腺癌和肠胃癌。

2. 可溶于水的纤维可以减少胆固醇，因而减少患心脏病的危险。全谷类中的矿物质和抗氧化剂也可减少患心脏病的危险。

3. 可溶于水的纤维可帮助控制血糖，对糖尿病患者特别有益。

4. 纤维可填满你的胃。

5. 纤维帮助肠蠕动，可预防便秘和痔疮。

如果每天吃5份水果和蔬菜，便会摄取足够的纤维。

如果你的饮食通常含纤维量较低，应逐渐在你的膳食中增加纤维的含量。一次性增加很多纤维会引起腹胀并产生气体。食用高纤维食品时要多饮流质。没有流质，高纤维食品可导致便秘。如果遵照以上的建议做，每天便会摄入医学专家推荐的20～35克的纤维。如果你真正想了解食物中纤维的

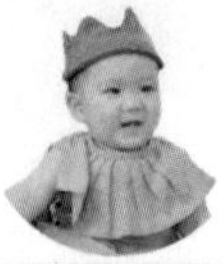

含量，请看下面的列表。

食物中纤维的含量

食　　物	每份大小	纤维含量（克）
水果		
无花果	5	9
苹果	1，中等	4
黑莓（生的）	1/2 杯	4
枣	5	4
梨	1	4
梅干	5	3
香蕉	1，中等	3
橘子	1	3
葡萄干	1/2 杯	2
菠萝	2 片	2
大多数其他水果含 1～3 克纤维（每份）		
蔬菜		
带皮土豆	1，中等	5
嫩豌豆	1/2 杯	4
菠菜（熟的，干的）	1/2 杯	3
椰菜（熟的，切过）	1/2 杯	3
红薯（烤的）	1，中等	3
玉米（罐头的）	1/2 杯	2
谷类和豆类		
黑豆	1/2 杯	8
烤豆（罐头的）	1/2 杯	7
麦芽或麦麸（未加工的）	1/2 杯	6
碾碎的干小麦	1/2 杯	5
玉米饼	2	3
爆玉米花	$3\frac{1}{2}$	2～3
全麦面包	1 片	2
糙米	1/2 杯	2

❋对付晨吐的诀窍

晨吐往往使孕妇难以忍受，下面的诀窍会帮助孕妇感觉好一些。

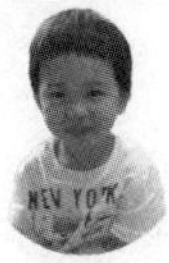

1. 注意事项：如果你经历着剧烈的恶心和呕吐，咨询保健医生。没有他的许可，不要私自服用药品、维生素或药草补充剂。

2. 检查你的环境。是否某种环境让你不舒服？你是否对气味、声音和光线变得更加敏感？在你疲劳或者饥饿的时候是否更恶心？是否有一些食物会使你感觉好一些？

3. 做一个嗅觉测试。因为孕妇可能对气味更加敏感，任何气味都会触发她们不舒服的感觉。令孕妇不舒服的气味可能来自邻居吸的香烟或公共汽车上坐在身旁的人散发的难闻的气味，或者是平常很喜欢的味道，比如大蒜味或其丈夫身上的淡淡的烟草味。尽量避免与令你不舒服时的气味接触。交替性地对每种味道做测试会令你舒服些。柠檬的味道令很多女性感到舒服。

4. 改变你的环境。如果气味让你烦心，试着摆脱它。这也许意味着一段时间内光吃凉的食物，在外用餐，或请别人为你做饭。如果烟酒混合的气味是个问题，可以请他一段时间内不要吸烟、喝酒。如果驾车上班使你恶心，可以步行或乘公共汽车上班。

5. 相信你的直觉。有的时候最重要的是放得下，无论事情多么重要。问你自己："什么食物会使我感觉好一些？甜的？咸的？脆的？酸的？软的？没有刺激性的？还是湿的？"能够对付这一天，并去吃更健康的食物。

6. 足够的流质。脱水可以致命，是晨吐最大的危险。有剧烈晨吐反应的孕妇常常住院进行静脉注水治疗。大多数孕妇每天需要 10 杯的流质。一些女性喜欢喝水，另一些女性喜欢从含水量多的水果中获取水分，像西瓜、哈密瓜和葡萄。冰棒和柠檬水也很有吸引力。

7. 避免空腹。少量的、两餐之间的零食可使你的胃不空。这意味着你将每过 30 分钟吃一点零食。一些孕妇总是随身携带着饼干以防止反胃。

8. 临睡前吃一定量的零食。临睡前食用蛋白质食品，比如半个三明治加牛奶或花生酱加薄脆饼干，可在夜间维持你的血糖并防止晨吐。

9. 避免食用油腻的、辛辣的和味道浓烈的食品。这些食品可使反胃加剧，并且产生胃灼热。但是，如果你确实喜欢这些食品，也值得一试！

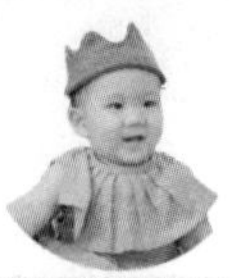

10. 早餐前吃零食。夜间将食物放在你身边或者早晨让你的先生拿些过来，以便你在下床前吃一些零食。

11. 吃的时候要放慢速度，在两餐之间吃流食（不与饭同时进食）。这个方法可以帮助你的食物下沉。记住，流质对你的健康至关重要，要想办法保证！

12. 吃凉的食物或者让你的先生烹饪。看见生的食物或者闻到烹调的味道会使你反胃，那就利用先生做饭的时间散步或购物。你会喜欢有时在外用餐。

13. 多想办法。一些治疗方法可帮助你减轻晨吐的症状。针灸按摩可缓解晨吐。姜、催眠术和维生素 B_6 对一些女性也有效果。大量摄入维生素 B_6 是有毒的。处方药也是一种安全有效的治疗方法。

✲从第 1 个月至第 3 个月遇到的其他难题

⊙尿频怎么办

小便次数的增加可能是女性怀孕的信号。因为胎宝宝正好坐在膀胱的上面。由于子宫充血，胎儿也在生长，孕妇膀胱承受的压力会加大，存储尿液的空间也减少了。

孕妇应当这样做：

1. 不要减少流质的摄取量。如果你夜间小便的次数频繁，晚上可稍微减少流质的摄取量。

2. 侧卧睡眠。孕妇侧卧睡眠可缓解对膀胱的压力。

3. 孕妇开始做腹部练习，并坚持到分娩后。这些练习可帮助你，使你的肌肉结实有力。你打喷嚏或咳嗽的时候是否感觉到你的膀胱好像空了一样？在怀孕期间这种感觉会更频繁。膀胱软弱无力起因于这部分肌肉的状况不佳和胎儿压力的增加。在怀孕期间保持肌肉结实可促进分娩后体态的恢复以及伤口的愈合。

4. 注意事项：如果小便疼痛，请与保健医生联络。

⊙疲劳怎样解除

你是否感觉好像一直想要睡觉？在怀孕的第 1 ~ 3 个月，你的激素在玩

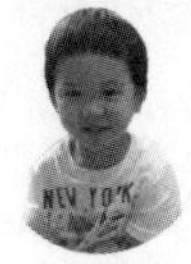

捉迷藏的游戏，疲劳是常见的。

你应当这样做：

1. 你需要充分的休息并放慢你的生活节奏。

2. 维持有基本营养的、正常的和平衡的膳食。

如果你摄取的热量或基本营养不足，你的饮食可能是致使你疲劳的原因。在怀孕的第 1 ~ 3 个月，保健医生会检查你血液中铁的含量。有时缺铁性贫血可导致疲劳。这在怀孕期间是常见的，起因于人体对矿物质需求量的增加。孕前和孕期摄取足量的铁可防止贫血。

3. 有规律地运动。

⊙喜食和厌食

我们都听到过这样的故事，丈夫在半夜为妻子买巧克力冰激凌吃。你可能正经历着类似的故事。没有人确切地知道喜食的原因。有时，喜食是饮食需要的标志。某些孕妇喜欢非食品类的东西，比如泥土、淀粉和冰。这种特殊类型的喜好叫作异食癖，通常起因于缺铁。

对糖果的喜好可以解释为血糖的下降。你如果吃得不多，就很容易发生这种情况。因此，你的身体一旦需要碳水化合物，你就会转向你喜爱的高碳水化合物食品，比如冰激凌。

你应当这样做：

1. 检查一下你不喜欢的食品，保证正常的膳食和零食，包括早餐。

2. 如果你特别渴望吃到某种食品，就试法拥有它吧！

3. 如果你特别想吃的食品营养不足，试着少吃一点。或者将你喜欢的食品朝着健康的方向转变，比如用全麦葡萄干麦片代替油炸面圈。

⊙乳房的变化

乳房增大和敏感性增强是怀孕早期常见的现象。在怀孕的第 1 ~ 3 个月，你的乳房的脂肪层变厚，乳腺的数量增多。皮肤下由于血液流动增加，静脉也扩张了。你的乳头和乳晕会增大，颜色会变深。

你应当这样做：

选用支撑性好的乳罩，带子最好有伸缩性。如果你计划自己喂养孩子，一个带护理性的乳罩是最好的选择。

孕妇如果乳房较大，可用重量轻的乳罩。

⊙牙齿和齿龈的变化

激素和血流量的增加影响身体的很多部分，包括齿龈。它们会变软，更容易受到感染。

你应当这样做：

食用含维生素C丰富的平衡膳食。好的营养是预防齿龈疾病的第一卫士。怀孕期间不要忽略你的牙齿和齿龈，继续常规的刷牙程序，去牙科检查你的牙齿。但是，去牙科检查前要告诉牙医你是孕妇。

注意事项：你如果计划怀孕，首先进行牙科检查是必要的。

⊙孕妇可能有的问题

问：如果我有时不吃饭，对胎儿是否无益？

答：是的，对你也同样无益。在怀孕期间，你的宝宝完全依赖于你来获得能量。如果不吃饭，你的宝宝将得不到所需的营养，就会使用你所储存的营养，使你衰弱下去。你如果漏掉一顿饭，下一顿会吃很多来补偿，多余的热量就会被当作脂肪储存起来。所以应避免过饥或过饱，要有规律地用餐和吃零食。

问：我每天中午通常吃快餐，怎样才能吃得有营养？

答：我在前面推荐过饮食计划并且提到过花一定的时间采购和烹饪。时间和精力要花得有价值。食用典型的快餐代价较高——你的金钱和健康。快餐提供了大量的热量，但是没有多少营养价值。为了有价值地利用典型的快餐，可在里面加进水果。快餐改进了，营养也就更容易吸收了。

问：如果我吃得不多怎么办？我的晨吐时时都会发生。

答：多余的热量在怀孕的第1～3个月不是首要的问题。重要的是使你的宝宝生存的周围环境安全，摄取充足的叶酸和水分。反胃时吃一点零食，保证摄入足够的流质。如果你吃得不多，婴儿会动用你储存的脂肪。当你能够吃得下食物时，吃有营养的食品。你的晨吐缓解后，吃得好一些，以增加体内营养的储存量。

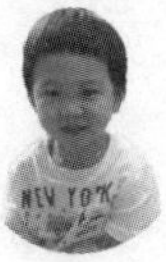

✲妊娠第三个月的食谱

1. 奶汤瓜片

原料：黄瓜200克，鲜牛奶80克，火腿15克，豌豆15克，精盐、花椒水、味精各适量，高汤500克，猪油少许。

做法：把黄瓜去籽切成片，火腿切成小片。勺内放高汤，加精盐、花椒水、味精、瓜片、牛奶、火腿、豌豆烧开，撇净浮沫出勺盛在碗内。

说明：妊娠三月，孕妇反应较严重，但身体又需营养，故应吃些易消化的食物，尤其是多喝些汤。本汤营养丰富，孕妇食欲不振、身体虚弱时应多喝一些。

2. 葱花蛋汤

原料：鸡蛋3个，葱3根，猪油、酱油、盐、胡椒粉、味精各少许。

做法：把鸡蛋打在碗内搅散，葱切成末；勺内放猪油烧至六成热，放汤，加盐，待汤开时，将搅散的鸡蛋倒入，用平勺抄底轻轻地推动，加酱油、味精烧开出锅，撒上胡椒粉即成。

说明：鸡蛋营养丰富，是妊娠时不可缺少的食品。

3. 家常蛋汤

原料：鲜鸡蛋2个，木耳25克，海米15克，青豌豆25克，熟猪油15克，面粉25克，精盐、味精、葱各适量。

做法：把鸡蛋磕打在碗里，用筷子搅散；把木耳用温水泡发好，洗净泥沙；把海米用开水泡发好，洗净泥沙。

勺内放油，烧热，下葱丝和海米略炸一下，加适量开水；把面粉倒在另一勺中，炒出面香味时，倒入汤勺内，随即加精盐、味精、豌豆，再把鸡蛋淋入勺内，撇去浮沫，即可出勺。

说明：此汤应作为孕妇的常喝汤。汤中的木耳补气耐饥，是不可多得的抗衰老、益寿食品。

4. 黄焖排骨

原料：排骨500克，食用油750克（约耗50克），鸡蛋1个，酱油20克，香醋15克，干淀粉8克，水淀粉10克，鲜汤400克，葱段15克，姜片

10 克，蒜瓣 5 克，花椒粒、大料各少许，精盐 3 克，味精 2 克。

做法：将排骨洗净剁成寸段，用少许精盐、味精腌片刻；取一个鸡蛋磕入碗内，加入适量干淀粉搅成全蛋糊，放入排骨抓匀待用。炒勺烧热擦净，放入食用油烧至六成热时，将排骨逐块下入油勺中；炸透后捞出放入碗内，加花椒粒、大料、葱段、姜片、蒜瓣、精盐、酱油、香醋及鲜汤，上屉蒸烂；取出后，将葱、姜、蒜、花椒、大料拣出弃之，然后把碗内的汤汁挖入炒勺内，再将排骨扣入盘内。将炒勺内的汤汁烧开，加味精，用水淀粉勾芡，淋入明油，浇在盘内的排骨上即可。

说明：色泽浅黄，酥烂醇香，汁浓厚，味鲜美。

5. 鱼肉水饺

原料：面粉 500 克，鲜鱼 500 克，猪肉 100 克，清汤 300 克，香油、酱油、精盐、味精、豆油各少许。

做法：将鱼洗净，去皮去骨，剔出鱼肉，把鱼肉同猪肉一起搅成细肉泥，加清汤搅拌（每斤鱼泥加 250 克清汤），边加边搅拌。待清汤全部打进鱼肉泥内成糊状时，加精盐、豆油、酱油、味精继续搅，待搅拌成稠糊状时，再加香油拌匀成馅。

面粉中加少许精盐，用凉水调成面团，揉匀，捏成小剂子，擀成圆皮，包上馅，将口捏紧，即成饺子。

待水烧开时，陆续将水饺下锅，边下边用勺子在锅内慢慢推转，待水饺浮起时，盖上锅盖煮饺子。

说明：鲜嫩可口，鱼肉蛋白营养价值高。

6. 猪肝菠菜汤

原料：猪肝 100 克，菠菜 150 克，酱油、精盐、味精、花椒水、肉汤、猪油。

做法：把猪肝切成小薄片，菠菜切成 6 厘米长的段。勺内放入肉汤，汤烧开后把肝、菠菜倒入勺内，加上酱油（少许）、精盐、花椒水、味精，待汤烧开时，把猪肝、菠菜捞在碗内，撇净汤内浮沫，加少许猪油，把汤浇在碗内即成。

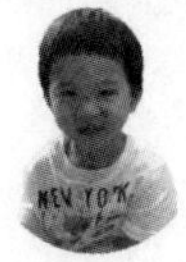

说明：本汤大补阴血，孕妇食之可增强体质。

7. 梅花枇杷

原料：罐头枇杷1听，豆沙馅125克，松子少许，白糖103克。

做法：将枇杷控净原汁，用豆沙裹住，再将松子按梅花图案摆在豆沙上，放入盘中蒸透，将罐头内的枇杷原汁倒在锅中加适量清水、白糖煮沸，用淀粉勾芡，浇在梅花枇杷上即可。

8. 酥炸苹果环

原料：苹果5个，脆皮糊250克。

做法：苹果切成薄片，用两个大小不等的铁环扣压苹果成圆环状。用面粉250克、油50克、面包糠60克、水350克、鸡蛋半个搅拌成糊制成脆皮糊。油烧至150℃左右将苹果环蘸上脆皮糊，放在油中炸呈金黄色，捞出去油，撒点白糖即可。

说明：色泽金黄，苹果松软。

9. 板栗烧鸽

原料：乳鸽两只（约750克），板栗250克，精盐、酱油、白糖、料酒、花生油、葱花、姜末各适量。

做法：将鸽褪毛，去内脏后洗净，剁成2.5厘米见方的块，开水烫后捞出；板栗去壳。在炒锅里放入花生油置中火上，油热放葱姜末炒出香味，投入鸽块煸炒片刻。加入料酒、酱油、白糖上色后放清水两勺，烧开调至小火烧30分钟，然后将板栗放入，加入精盐，再调至中火烧20分钟，见鸽肉酥烂时，盛入盘中即可。

说明：色红油亮，味美可口。

10. 山楂蛋白糕

原料：冻粉22克，白糖750克，清水750克，甘草粉300克，鸡蛋清180克，山楂糕625克。

做法：把冻粉放在盆内，用清水洗净，再换清水浸泡两小时，挤干水分，放在干净锅内，加清水740克，烧开。待冻粉化开后，加白糖。待白糖溶化后，离火，过滤，再倒入锅内保持烧开的温度，备用。把山楂糕切成八根长条（约长36厘米，宽、厚各1.5厘米），取约36厘米长、28厘米宽的铝制长方盘洗净消好毒。

把鸡蛋清放入干净的蛋糕桶内，抽打成泡沫状，再慢慢倒入冻粉糖液，边倒边搅匀，分成二份，一份要保持五六成的热度，另一份稍凉后倒入备好的长方盘内摊平，把八条山楂糕排好（距离约3厘米宽），再把另一份倒入摊子，待全凉后先切成八条，再把每条斜刀切成块即可。

说明：此食谱出自《滋补中药保健食谱》，软香滑酣，有山楂酸味。

怀孕第4个月（12～15周）

✲胎宝宝的成长

到15周末时，胎宝宝的身长约有16厘米，体重约有120克，此时，胎儿的骨头和肌肉发达，其胳膊、腿能稍微活动。尽管如此，母体还感觉不到胎儿的活动。

此时胎儿完全具备人的外形，心脏的搏动更加活跃，内脏几乎已形成。还有，胎盘也形成了，与母体的连接更加紧密，流产的可能性大大减少。皮肤开始长出胎毛，骨骼和肌肉日渐发达。由于胎盘长出改善了母体供给胎儿的营养，胎儿的成长速度加快。胎膜亦长结实，羊水的数量也从这个时期开始急速增加。

胎儿的皮肤颜色发红，光滑透明，可透过皮肤看到血管。在胎儿皮肤颜色加红的同时，皮肤也增厚了，有了一定的防御能力，有利于保护胎儿的内脏器官。

✲孕妇身体的变化

孕妇这阶段基础体温开始下降，稍能看出腹部的隆起，子宫明显增大，婴儿的头部在其下腹部很容易摸到。从这时起，每次产前检查都要测量子宫底，测量从耻骨中央到下腹部的隆起处上（这就是子宫底）的长度，以根据这个长度来判断子宫的大小。到15周末时，子宫的高度应是5～12厘米。

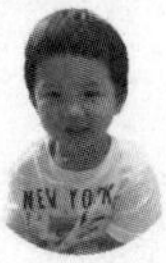

妊娠到第四个月月底，胎儿可有 10 厘米长，由胎盘供给营养，正在发展反射动作，如吸收和吞咽，躯干的成长速度胜过头部。此时的母体可有下列生理上的问题：

疲倦，尿频情形有所改善，恶心和呕吐的现象减轻或结束。

便秘，胃灼热和消化不良，胀气和浮肿。

乳房继续膨胀，但触痛和肿胀减轻。

偶尔头痛或晕眩，尤其是突然变换姿势时，会鼻塞或偶尔流鼻血。

刷牙时牙龈会出血。

食欲增加。

腿部静脉曲张。

疮痔。

有稍许的白带。

脚和足踝轻微浮肿，有时手和脸也有浮肿现象。

✲生活中应注意的事

⊙科学合理进食

孕妇饮食要多样化，不能偏食和挑嘴。每餐不可太饱，应少食多餐，少吃刺激性食品。要细嚼慢咽，这样既能增进食欲，又能促进营养素的吸收，还对胎宝宝的牙齿发育大有益处。科学研究证明，胎宝宝牙齿质量与孕妇咀嚼节奏及咀嚼练习密不可分。

食物宜低盐偏淡，避免引起孕妇水肿或发生妊娠中毒症。

⊙衣着宽松

由于孕妇乳房开始增大，胸径增宽，胸罩号码也应加大，避免过紧影响呼吸。

孕妇下腹部逐渐突出，腰围因此加大，因而裤子应选用宽松肥大的，否则会妨碍胎宝宝的生长。

⊙测自身体重

孕妇应该自这个月起每 15 天测试 1 次体重。每次测试时应空腹，并将身上所穿衣物重量去除。孕妇在妊娠中晚期每周增加 350 克则为正常，若增加过快或不增加都表明异常，应赶快去医院诊查。

⊙睡眠选择左侧卧位

孕妇从这个月起子宫会逐渐增大，从此时开始，睡眠宜采取左侧卧位。仰卧或右侧卧位时，增大的子宫会因压迫腹主动脉及扭转子宫韧带和系膜，使子宫血流量明显减少，直接影响胎宝宝的营养和发育。

⊙避免日光照射面部

孕妇妊娠性黄褐斑开始在面部显现，经日光照射会更明显。孕妇可多吃优质蛋白质和富含维生素C、维生素B的食物，外出尽量减少日光对面部的直接照射。

⊙骑单车的孕妇

适当调整车座坡度，使车座后边略高一些，同时坐垫要柔软。要骑女式单车，速度不宜太快，时间不可过长，预防下肢劳累引起盆腔过度充血而影响胎宝宝。

孕妇不要在太颠簸的路上长时间行驶，震动过大容易引起会阴损伤。

⊙进行胎教

此时期胎宝宝已能轻微活动，能够听到子宫外的各种声音，并对声音刺激有反应，若孕妇此时和胎宝宝进行“产前对话”，会使未来宝宝更聪明，更健康。方法为：

1. 孕妇躺在床上放松腹部，将双手放在腹部并用手指轻压，胎宝宝会出现蠕动以表示应答。孕妇可每天在同一时间（傍晚较为适宜）同胎宝宝这样进行沟通。

2. 爸爸经常用低沉、委婉的声音给胎宝宝唱歌，同他说话。胎宝宝喜欢接受这种声音，对孕妇尖细的声音并不喜欢。通过这种声音训练的胎宝宝出生后会很快适应新的生活环境。

⊙不要忘记去做产前检查的第一次复诊

适应做产前诊断的孕妇为：

1. 35岁以上高龄或配偶55岁以上。

2. 生育过先天畸形儿或遗传病儿。

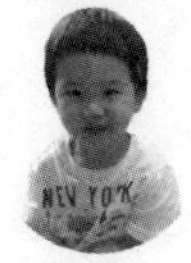

3. 家庭中有隐性遗传病史。

4. 有习惯流产、早产、胎死宫内史者。

5. 妊娠早期感染风疹或接触过致畸因素。

【提示】孕妇千万不要延误做产前诊断，以防失去对患病胎儿或先天畸形儿进行产前治疗或及时终止妊娠的机会。

⊙警惕宫外孕破裂

孕妇在进入妊娠第 4 个月时，若出现下腹疼痛和流血，且流血很难止住，则应立即去看医生，因输卵管妊娠一旦破裂会有生命危险。

⊙罕见的葡萄胎

在这个妊娠月里，孕妇若发现内裤上沾有黑色碎血块，应及时去医院诊治。

⊙用药仍要当心

孕妇在妊娠 4 个月后服用药物，虽然不会使宝宝畸形，但会使胎宝宝的脑神经形成受影响，因此所服的药必须经过医生的指示。

⊙预防接种要慎重

有可能造成胎宝宝受感染，造成死胎或是危险性流产，因此必须先与医生商量，听从医生的嘱咐。

✻孕妇不宜食用的食物

⊙不宜饮茶水

茶叶中含有 30% 以上的鞣酸，它在肠道中易同铁离子结合产生沉淀，妨碍铁离子的吸收而造成孕妇缺铁性贫血，此外茶叶中含有丰富的咖啡因，孕妇饮用后心跳速度加快，肾血流量增多，加重心、肾负担，不利于腹中胎儿的发育。特别是若处于临产期，饮茶可引起心悸、失眠，从而导致孕妇的精神疲惫，体力下降，发生难产的可能性增大。

但需提醒的是，孕妇虽然不宜饮茶，但往往在怀孕期容易缺钙，若用茶水漱口则能有效地防止龋齿发生。

⊙不宜吃龙眼果

龙眼也叫桂圆，果肉鲜嫩汁多，味道甘甜，而且还含有很多人体必需的

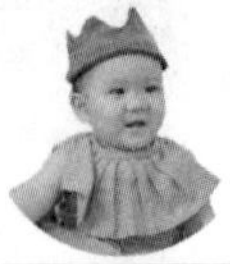

营养素，千百年来人们都认为它是滋养身体的最佳水果，但它对孕妇不适宜。女性在怀孕后，由于要养胎而阴血损耗，故大多表现出阴血偏虚。阴血虚常会使体内滋生内热，出现大便秘结，口苦舌干，心悸燥热等情况。而龙眼果性温味甘，这种特性容易加剧以上几种情况。若是孕妇吃了龙眼果，不仅增添胎热，而且易引起胃气上逆，呕吐，加重早孕反应、水肿和高血压，日久则会动胎血，引起腹痛、出血等症状，导致流产或早产。孕妇应该慎用龙眼果。

孕妇若是在临盆前喝一碗桂圆汤却有增强体力、安定情绪的作用，有利于胎儿分娩。

⊙不宜吃甲鱼、螃蟹

甲鱼又称鳖，具有滋阴益肾的功效，向来被人们作为高档补品而选用，并且又是味道鲜美的菜肴。螃蟹也因其味道鲜美而深受很多人的青睐。但孕妇在怀孕早期食用则会造成出血、流产。因为甲鱼和螃蟹都具有较强的活血祛瘀之功效，尤其是蟹爪、甲鱼壳，具有明显的堕胎作用。

⊙不宜吃薏米仁和马齿苋

由于这两种食品都属滑利食物，既能够作为食品食用，也能够入药，很多人在生活中很喜欢食用它们。二者均对子宫肌肉有兴奋作用，从而可使子宫收缩次数增多，强度增大，容易引发流产。

⊙不宜吃辛辣食物

诸如辣椒、胡椒、花椒等刺激性强的调味品，若是孕妇大量食用，会出现消化功能障碍，如便秘。

⊙不宜多吃糖、味精、油条及罐头

糖在体内代谢时会消耗掉大量的钙而导致孕妇缺钙，影响胎儿牙齿、骨骼的发育。进食过多的味精可使锌在肠道的吸收减少，不利于胎儿神经系统的发育。油条中的明矾是一种含铅的无机物，会影响胎儿的脑发育。罐头中的添加剂和防腐剂则是引起胎儿畸形和孕妇流产的危险因子。

✲孕妇巧装扮

怀孕到四五个月的时候，肚子已微微隆起，为了风度与美感，孕妇应该怎么装扮呢?

⊙衣

孕妇上衣应该选择T恤衫，胸部避免有扣子及坚硬的饰物。裤子应该选择腰部系带的，松紧可自由调节。胸腹部打褶的连衣裙也很漂亮。购买时注意裙身要足够长，通常前身要比后身长2.5厘米，孕妇穿起来才好看。对衣料的最佳选择是容易打理、不起皱、透气、吸湿、保暖。在颜色上适合选择互补的混合色，灰色调或低明度颜色，可遮蔽体型上的缺点。衣服上的花可以复杂些，以打乱人的视线。

⊙鞋

孕妇鞋子的选择很重要，对于流行的松糕鞋、高跟鞋连想都不用想，平跟鞋是最适宜的，完全无跟的鞋也宜穿。系带的鞋比较麻烦，应避免选择需别人帮你系鞋带的鞋。

⊙内衣

孕妇渐渐增大的乳房不要装在小号的文胸里，因为乳房对于孕妇很重要，对于宝宝更重要。

孕期不适宜穿露脐的三角内裤，应该选用前端能盖住肚脐，后边能兜住整个臀部的内裤。袜子适宜选择弹性好，筒高一点的，以减轻小腿的静脉曲张，高度以到膝盖为宜。

⊙头发

女性妊娠后外表发生了很大变化，内分泌也发生了很大变化，因此影响人的头发、皮肤。孕妇的头发可能会易掉、易断，适宜使用温和的洗发剂，避免烫发、染发。最好留短发，这样不但显得利落，而且也易于梳理。

⊙皮肤

孕妇的皮肤可能会更细嫩，但也有的孕妇皮肤变粗糙，有的孕妇面部，尤其鼻两侧会出现黄褐色改变，即人们通常所说的蝴蝶斑。蝴蝶斑不用治疗，一般会自然消退。

⊙化妆

孕妇平常化妆适宜选择以前常用的化妆品，淡妆即可。外出时应该涂抹防晒霜，避免阳光直射，以免面部色素加深。有的孕妇因贫血显得面色苍白，可略施胭脂。若是在医院里，应该不搽胭脂、口红之类，以免妨碍医生观察。

✲妊娠4个月健康宝宝与孕妇的五大营养素

⊙优质蛋白质——胎宝宝生命的基础物质

1. 何为优质蛋白质

优质蛋白质是建造胎儿器官组织的重要成分。蛋白质由多种氨基酸组成。人体所需氨基酸有20种，其中8种是人体自身不能合成的，必须从动物或植物性食物中摄取，这种氨基酸称为必需氨基酸。含有大量必需氨基酸的蛋白质则为优质蛋白质。

2. 优质蛋白质在哪些食物中最多

（1）野生动物及非养殖的鲜贝类，如野兔、野鸡、野鸭、野鹿、甲鱼、海龟、牡蛎、墨斗鱼、章鱼、带鱼及虾等，母乳中含量也很高，它们为优质蛋白的最佳品。

（2）家禽类，如牛肉、猪肉、羊肉、兔肉、鸭肉及蛋类等。

（3）果实类，如花生仁、南瓜子、西瓜子、杏仁、核桃仁、葵花子等。

（4）水产类，如鲫鱼、鳙鱼、鲤鱼、鳝鱼等。

（5）奶类，如牛奶、羊奶、大豆及豆制品。

3. 每天应该吃多少

孕妇平均每天摄入总量80～90克，应该比妊娠前多出20～30克。

【提示】孕妇在摄取蛋白质时，应动物性蛋白与植物性蛋白混合食用。这样能使两者中的氨基酸相互补充，更好地增加蛋白质的利用率。

⊙脂肪——胎宝宝大脑发育的必需营养

1. 脂肪有何功效

脂肪中的脑磷脂、卵磷脂及DHA是胎宝宝大脑细胞的主要原料，其中DHA能促进大脑细胞数量的增加和发育。研究显示：除了胎教及早教外，若孕妇在孕期摄入充足DHA，宝宝出生后则较聪慧。

2. 脑磷脂、卵磷脂及DHA在哪些食物中最多

脂肪分动物性脂肪和植物性脂肪。动物性脂肪主要存在于动物性食品

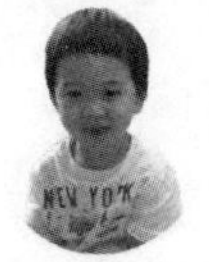

中，如全脂奶及制品、肥肉、黄油和猪油中，可可油和棕榈油中含量也很高。植物性脂肪主要存在于大豆油、芝麻油、玉米油、谷类食物中。DHA在海鱼、甲鱼鱼油中含量较高，核桃仁、葵花子等坚果摄入体内，经肝脏转化也可合成为DHA。孕妇从妊娠第4个月起可适当补充DHA制剂。

3. 每天应该吃多少

脂肪对孕妇每日所需量无明确规定，大约应占每日总热量的25%～30%。由于妊娠时动物性蛋白质摄入增多，自然动物性脂肪也随之增加，因而妊娠时应该使用植物油，日摄取量大约2～3大匙。

【提示】动物性脂肪胆固醇含量较高，孕妇过多摄取容易导致高胆固醇血症，带来不利影响。植物性脂肪能够降低动物性脂肪中的某些胆固醇，孕妇应该两种脂肪混合使用。但均要适量，切莫超过每日所需量，过多食入可引起肥胖。

⊙新陈代谢的必需物质

1. 碳水化合物

碳水化合物是人们每天所进的主食，通常称为糖类。它是人体热能的主要来源，是胎宝宝新陈代谢所必需的物质，用于胎宝宝呼吸。孕妇必须保持血糖正常水平，以免影响胎宝宝的代谢而影响其正常生长。

碳水化合物在哪些食物中最丰富？

谷类，如大米、小米、玉米，薯类及各种蔬菜和水果中均含有丰富的碳水合物。

2. 每天应该吃多少

孕妇每日所需的热量除了蛋白质和脂肪的热量，剩余热量就是由糖类来补充了，大约为每日所需热量的50%～60%。通常，孕妇每日主食应在孕前基础上增加50～100克为宜。

【提示】孕妇在妊娠中晚期，若每周体重增加350克，说明糖类摄入量合理。如果体重增加过多，应减少摄入并以蛋白质及脂肪来代替，同时多摄取维生素和矿物质。若摄入过多易怀上巨大胎儿造成日后难产。

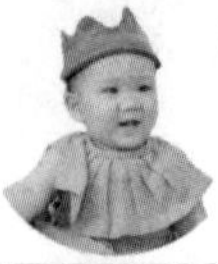

⊙钙、铁、锌——量小作用大的微量元素

1. 钙

（1）缺钙有何危害？钙是胎宝宝骨骼发育必需物质，自妊娠第4个月，胎宝宝开始长牙根，需要大量的钙元素。孕妇此时期若摄取不足，体内的钙就会向胎体转移，导致孕妇牙齿脱钙，小腿抽筋，甚至发生骨软化，胎宝宝容易牙齿发育不健全，出生后患佝偻病。

（2）怎样预防缺钙？食物中最理想的钙源是奶和奶制品，不但含量丰富，而且吸收率也高。虾皮、小鱼、海带、荠菜、豆腐等食物中含钙量也很高。孕妇每天摄取量应不少于1000～1200毫克。孕妇还应注意，不要忘记多去户外接受日光。日光可促进孕妇身体合成维生素D，维生素D则可促进食物中的钙在体内的吸收。

【提示】市场上强化钙的食品也是补充钙的有效来源之一，必要时孕妇还可补充钙片。

2. 铁

（1）缺铁有何危害？胎宝宝生长发育及胎盘等附属物的生长都需要铁，孕妇如果缺铁就会发生贫血，贫血会使未成熟儿、低体重儿、早产儿的发生概率明显增大。而且，孕妇妊毒症的发生率也明显高于正常孕妇，还会使得分娩时产程延长，出血量增加，产褥期抵抗力下降。

（2）怎样预防缺铁性贫血？孕妇多吃动物肝脏、瘦肉、禽类、鱼类等，其中肝脏含铁量最高。豆类食品，面食含铁也较多，且吸收率也高。每天铁的摄取量不少于28毫克。

【提示】孕妇患贫血应立即在医生的指导下吃含铁的强化食品，或口服铁剂。要多吃蔬菜和水果，它们所含的VC若与含铁食物同进，可增加肠道对铁的吸收。

3. 锌

（1）缺锌有何危害？锌在人体内的新陈代谢中有重要作用，并可促进脑细胞的增殖及蛋白质的合成。孕妇缺锌可导致胎宝宝畸形，发生脑积水，无脑儿。容易发生于以植物性食物为主或缺锌地区的孕妇。

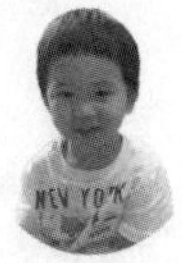

（2）怎样预防缺锌？高蛋白食物含锌均很高，如动物肝、瘦肉、蛋黄，鱼类、海螺、海蚌含量也较高，其次为奶。孕妇每天摄取量应不少于 20 毫克。

⊙维生素——维持生命的要素

与胎宝宝和孕妇密切相关的维生素有维生素 A、维生素 B_1、维生素 B_2、维生素 C、维生素 D、维生素 E。

1. 维生素 A

（1）缺维生素 A 有何危害？容易引起胎宝宝发育不全或生长迟缓及孕妇产褥感染发热。

（2）怎样预防缺维生素 A？应该多吃蛋黄、牛肉、肝、胡萝卜、南瓜、菠菜等黄绿色蔬菜。孕妇每日摄取量应为 1000 微克。

2. 维生素 B_1

（1）缺维生素 B_1 有何危害？能够引起流产、早产、胎宝宝死于宫内。

（2）怎样预防缺维生素 B_1？应该多吃花生、大豆、肝、白薯及不太精细的面粉。孕妇每天摄取量不少于 1.8 ~2.1 毫克。

3. 维生素 B_2

（1）缺维生素 B_2 有何危害？可以导致胎宝宝骨骼发育不良和早产。

（2）怎样预防缺维生素 B_2？应该多吃牛奶、干酪、大豆、蛋、有色蔬菜、肝。孕妇每天摄取量不少于 0.8 ~0.2 毫克。

4. 维生素 C

（1）缺维生素 C 有何危害？造成胎宝宝宫内发育不良，齿肉出血，孕妇分娩时出血。

（2）怎样预防缺维生素 C？应该多吃蔬菜，特别是绿色蔬菜、水果（柑橘）。孕妇每天摄取量不少于 80 毫克。

5. 维生素 D

（1）缺维生素 D 有何危害？可造成胎宝宝出生后患先天性佝偻病，并经常发生呼吸道和消化道感染。

（2）怎样预防缺维生素 D？应该多吃含脂肪高的海鱼、动物肝脏、蛋

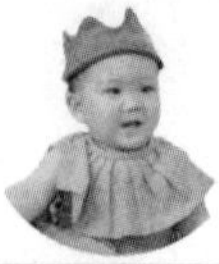

黄、牛油、香菇。孕妇每天摄取量不少于400国际单位。

6. 维生素E

（1）缺维生素E有何危害？容易导致胎宝宝死亡，是流产、早产的成因。

（2）怎样预防缺维生素E？应该多吃莴笋、油菜、花椰菜。

✲妊娠第4个月的食谱

1. 芙蓉鸡片

原料：鸡肉120克，精盐0.15克，湿淀粉9克，味精0.9克，鸡蛋清50克，料酒3克，猪油500克，奶汤150克，姜汁、白糖各少许。

做法：将鸡肉用刀背砸为细泥，分数次兑入鸡蛋清和少许淀粉，用筷子朝一个方向搅匀成糊。炒勺内放上猪油烧至五成热，之后放入鸡肉糊，用筷子搅开，倒入漏勺内，控掉油。将奶汤、精盐、料酒、姜汁、白糖、味精及余下的淀粉调成芡汁，倒入炒勺内，随后下入鸡块，片刻出锅。

说明：本菜为京菜中的佼佼者，早在元代，就已成为宫廷奇珍异馔之一。

2. 酥香橘鸭

原料：瘦型肉鸭1只，以1500克左右为宜，红橘250克，面粉80克，调味品适量。

做法：将红橘去皮，去络，去核，入碗，捣烂成糊状，再将80克面粉，少许鸭油、精油、味精拌匀炒熟，加入橘子糊，搅炒均匀，成橘酱。将鸭浸泡，洗净，用热油炸成金黄色。将炸熟的鸭，以鸭腹朝下放入瓷碗内，加橘酱、料酒、葱、姜片、洗净的橘皮、盐、味精，再放入盘子，入蒸锅蒸至酥烂。去掉橘皮、葱、姜片，扣入大瓷盘里即成。

说明：鸭子滋阴养血，胎儿极需母体阴血滋养，故孕妇需吃点鸭子为好，加上能健脾开胃的橘子，有利于刚刚消失胎孕反应的孕妇。

3. 豆浆粥

原料：鲜豆浆500毫升，大米50克，白糖少许。

做法：将洗净的大米用豆浆煮粥，加白糖调味，早晚食用。

说明：润肠，补虚，止咳，适用于体虚消瘦、咳嗽、便燥等症。

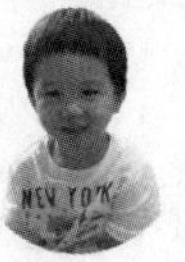

4. 金陵丸子

原料：瘦猪肉200克，肥膘100克，鸡蛋1个，骨头汤500克，小海米、酱油、精盐、葱花、姜末、味精、白糖、湿淀粉各适量，豆油50克。

做法：猪肉洗净剁成米粒状，小海米搓碎，与肉一起盛碗内，磕入鸡蛋，加精盐、味精、葱花、姜末、清水少许，用筷子搅匀，做成大小相同的肉丸10个，表面涂一层湿淀粉。

勺内放油50克，烧热，逐个放入肉丸，煎至两面为黄色时捞出待用。

勺内放25克余油，倒进骨头汤烧开，轻轻地放入煎过的丸子，加白糖、姜末、酱油，烧开改小火焖2分钟，最后放葱花、味精，盛汤碗中即成。

说明：本汤含有大量的钙质，非常适合胎宝宝的需要。

5. 家常火锅

原料：氽好的熟肉丸250克，瘦肉片100克，熟肚片100克，水粉丝250克，熟鸡肉100克，大白菜500克，水发海米25克，油、精盐、酱油、味精、胡椒粉、鸡汤或肉汤。

做法：水粉丝切约4寸长，白菜切3寸长的丝，粉丝、白菜、熟肉丸一同盛入火锅。

勺内放油烧热，下瘦肉炒几下，再放入熟肚片、酱油、精盐继续炒几下，加清水少许，焖几分钟，一齐倒入锅内，加鸡汤1000克。火锅用木炭煮开，加味精、胡椒粉即成。

6. 木耳肉片汤

原料：干木耳25克，瘦猪肉150克，水淀粉10克，韭菜25克，精盐4克，味精3克，清汤1000克。

做法：将干木耳用温水浸泡发好。瘦猪肉洗净切片放入碗内，加精盐1克、水淀粉少许抓匀。韭菜择洗干净，切成3.3厘米长的节。锅置旺火上，放入清汤、木耳，烧开，再下肉片煮一会儿。待肉片熟时，下精盐、味精、韭菜，起锅盛入碗即可。

说明：本汤阴阳两补，益气养血，尤宜于孕妇在疲劳、体力不佳时服用。

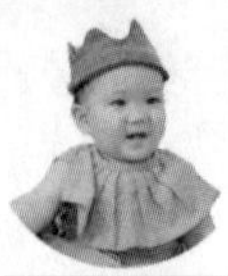

7. 铁季四色球

原料：干发菜15克，罐头鲜蘑20克，红根（胡萝卜）200克，罐头南荠200克，青笋200克，鸡汤750克，精盐7.5克，味精10克，料酒10克，葱姜油150克，鸡油15克。

做法：将发菜用温水泡发，洗去泥沙，放入鸡汤中，加入2.5克精盐，烧开煨透，捞出待用。把红根、青笋削去皮，洗净，都削成荸荠球状，分别在开水中煮熟，捞出放入深水中备用。

鲜蘑码入碗内，加入适量鸡汤，5克料酒，加入650克鸡汤，5克精盐和5克味精，把红根球、青笋球和南荠放入汤内，用小火煨5分钟，捞出控净汤待用。

将煨好的鲜蘑扣入盘中，围上一圈发菜，依次把红根球、南荠和青笋码入盘内（平面或大圆形）。将锅内原汤烧开，用调稀的湿淀粉勾成稀流汁，淋入鸡油，浇在盘内四色球上即成。

说明：此菜出自《民族饭店山东菜谱》，色彩艳丽，引人食欲。

8. 冰糖湘莲

原料：莲子（湘莲）120克，冰糖180克，鲜菠萝30克，罐头青豆15克，罐头樱桃15克，桂圆肉15克。

做法：先将莲子去皮、去心，放入碗内加温水90克，蒸至软烂，桂圆肉用温水洗净。鲜菠萝去皮，切成1厘米见方的丁。

锅置火上，放入清水500克，再放入冰糖烧沸，待冰糖完全溶化，端锅离火，过滤去渣。再将冰糖水倒回锅内，加青豆、樱桃、桂圆肉、菠萝，上火煮开。先蒸熟的莲子，滗去水，盛入大汤碗内，再将煮开的冰糖水及配料一齐倒入大汤碗，莲子浮在上面即成。

说明：香甜爽口，调和悦目。

9. 糖渍西瓜肉

原料：西瓜1只，约5000克；白糖500克。

做法：选成熟瓤红的西瓜，剖开后去籽，用刀切成条，晒一天后，加入白糖拌匀，腌渍半日，再散开晒至干，加入白糖拌匀即可。

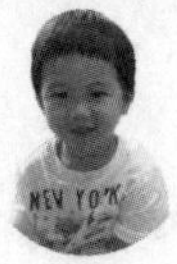

说明：香甜宜人。

10. 五色面

原料：挂面 800 克，熟鸡肉 150 克，黄瓜 100 克，鸡蛋 1 个，紫菜丝少许，酱油、醋、味精、香油各适量。

做法：先将挂面煮熟，捞出，用凉水冲凉，分五碗盛装。

把熟鸡肉切成细丝，将煎好的鸡蛋皮及黄瓜切成细丝，分别摆在面条上，然后再撒上紫菜丝，吃时浇上用酱油、醋、香油调配的三合油。

11. 扒奶汁白菜

原料：白菜心 250 克，牛奶 100 克，葱头丝 30 克，猪油、料酒、精盐、味精、淀粉、麻油少许。

做法：将白菜心洗净，挤干，切条，焯熟后捞出。再将少许猪油化开，放适量葱头丝煸炒，下料酒、精盐，烧开后放白菜条，再下牛奶、味精、淀粉、麻油，拌匀后出勺入盘。

说明：菜嫩味美，易于消化。

12. 蒜子牛蹄黄

原料：牛蹄黄 1000 克，鸡汤 1000 克，大蒜瓣 100 克，葱 75 克，姜块 50 克，花椒油 5 克，熟猪油 100 克，白糖 50 克，味精 5 克，精盐 1.5 克，酱油 25 克，料酒 15 克，胡椒面儿、糖色少许，湿淀粉 40 克。

做法：把牛蹄黄洗净放入锅内，加入清水，25 克葱，25 克姜（拍松），煮到八成烂时，捞出切成三角块，在开水中氽透，捞出待用。

将 50 克葱切成寸段，25 克姜切成片，大蒜瓣去头尾。起锅放入熟猪油、花椒油烧热，投入葱段、姜片、蒜瓣炒出香味，烹入料酒，加入鸡汤、白糖和味精，用糖色把汤调成金黄色，再加入精盐、胡椒面儿。把牛蹄黄块放入汤内，烧开撇去浮沫。小火煨至汤剩 1/3 时，用调稀的湿淀粉勾成流汁，盛入盘中即成。

说明：此菜出自《民族饭店山东菜谱》。牛蹄黄是牛蹄掌上的两瓣肉筋。本菜色泽金黄，软烂，具有蒜香味。

怀孕第5个月（16～19周）

✲胎宝宝的成长

此时胎儿的成长很惊人，身长18～27厘米，体重250～300克，头的大小为全身的1/3。全身长出细毛（毫毛），头发、眉毛、指甲等已齐备。皮肤渐渐呈现出美丽的红色，皮下脂肪开始沉着。耳朵的入口张开，牙床开始形成。

由于骨骼和肌肉的健壮，胳膊、腿的活动活跃起来，这时孕妇会感到明显的胎动，心脏的活动也活跃起来。神经组织已经比较发达，并且开始有了一些感觉。羊水达400毫升左右。胎儿已会吞咽羊水。

✲孕妇身体的变化

子宫像幼儿的头部，已经相当大了，腹部的隆起开始明显，这时子宫底的高度是15～18厘米。

早孕反应结束，身心皆进入安定期。鉴于食欲旺盛，体重增加，又由于心脏被子宫挤到上面去了，饭后有时感到胃里的东西不易消化。还有，此时胎儿最容易吸收母体的营养，也是母体最容易患贫血的时期。

✲生活中应注意的事

妊娠5个月，身体粗大较明显，这时不要再穿紧身的衣裙和粗毛绒衫，否则，将会像某些穿紧身衣的胖妇人那样，越发显出身体的肥胖；此外，穿过于紧身的衣裙，会感到很不舒服。

不要长时间站立，如果不可避免，可拿一张小凳子垫脚，让膝关节弯曲休息，这样可以预防后背向内弯曲。当站在坚硬的地板上时，如烹调或洗碗时，可以在脚下铺放一张防滑地毯，作为护垫。

由于下腹部的隆起开始渐渐地显眼了，为防止腹部发冷及松弛，传统有在5个月时缠腹带的习惯。使用了腹带，可改善和预防由姿势的失常而引起的腰痛，亦可支撑并固定膨胀起来的腹部，保持正确的姿势，以使动作轻快。

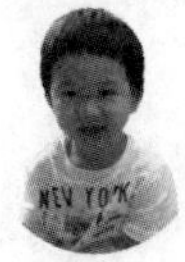

⊙合理运动有益

由于妊娠五月是胎儿和孕妇皆安定的时期，较适宜运动。如柔和的体操、缓慢的深呼吸有利于全身的血液循环，促进孕妇消化和营养的吸收，这对母体和胎儿都是十分有益的。实验表明，每天适当运动的母鼠所生的幼鼠体重较重，在提前断乳后全部存活；而不运动的母鼠所生的幼鼠体重轻10%～15%，提前断乳后存活率只有50%～60%。另一项研究显示，在妊娠期适当运动的孕妇，其新生儿心脏比一般婴儿的大些。此外，适当注意多运动的孕妇还能促进腰部及下肢血液循环，减轻腰腿酸痛及下肢浮肿，有助于促进身体对钙、磷的吸收。

在妊娠五月时，孕妇每天可到公园、绿地去散散步，以增加氧气吸入。

另外，对不少妇女来说，可以到一些风景美丽的地方去旅行一下，有利于妊娠中期的保健。因为这是摆脱烦恼、杂物、劳累的最佳时机。否则，在生孩子后很长时间里就再也没有只属于两个人的惬意时光。那时，尿布、奶瓶和婴儿食品等细小的事情会使两口子忙得团团转。外出旅行最好不要去空气稀薄的高海拔地区，因为这样对母体、胎儿的发育极为不利。若选择坐飞机旅游，需要提醒一点的是，一定不要坐在没有接近正常气压的机舱内。还要注意的是，在旅游的过程中，最好不要憋尿，因为这样易产生尿道感染。当有尿意时，最好即刻上厕所。为了避免腿部的血液循环障碍，在坐火车或飞机时一定要站起来走一走。在乘坐火车旅游时，一定要让怀孕的妇女过夜时睡卧铺。

⊙孕妇皮肤的保养

自怀孕的第五个月起，孕妇的皮肤会变得干燥、粗糙，可以使用日常用的乳液或面霜来适当保养皮肤。

但需要注意的是，在怀孕期间，由于体内的内分泌改变，黑色素沉淀增加，所以容易出现黄褐斑或雀斑，一些爱美的孕妇常用化妆品来掩饰这些斑迹。孕妇化妆应以清淡为宜，因为此时皮肤比较敏感，如果使用过多化妆品，反而刺激皮肤，可能引起过敏，会弄巧成拙。

还要指出的是，自妊娠5月后，有些孕妇会发生皮肤瘙痒。原因可能是因局部皮肤的弹力纤维断裂，出现了妊娠纹，此时皮肤可有异样感觉。另外，还可能出现不明原因的瘙痒，全身出现红色小豆疹。不能忽略的另一种原因是妊娠期肝内胆汁淤积症。此病一般是因为胆汁的排泄发生障碍，可出现皮肤瘙痒，继之出现黄疸，往往有家族史，分娩后自愈。皮肤瘙痒，可用温水洗澡，不要用肥皂，避免搔抓以防感染，或外用擦剂消除症状。

✲孕妇如何裹腹带

⊙保持姿势正确，易于活动

从医学的角度来讲，据说裹腹带没有必要。但腹带对于预防和缓解因姿势不好引起的腰痛有一定的作用。它可以固定支撑腹部，保持姿势正确，易于活动。

随着腹部的逐渐增大，裹腹带在某种程度上有一种舒服、安心的感觉。但是不喜欢腹部受压的人不要勉强使用。

过去只有漂白棉布腹带1种，而现在有多种材料和形状的腹带。夏天可以吸汗，冬天可以保暖。具有固定腹部、活动方便、利于洗刷等特点。可根据这些特点和需要选择腹带。腹带至少要准备2条，便于经常换洗。

⊙漂白布腹带

用5米漂白棉布叠成2幅使用。漂白棉布腹带具有夏天吸汗、冬天保暖的作用，还可根据腹部大小随便调节的优点。

缺点是缠裹时间长，因缠裹圈数多，腹部会显得更大，容易松脱。因此，不太适用于工作的人。但是也有解决的办法，即在腹带的最后加缝松紧带或用棉线将松紧带缝于腹带上，形成松紧式腹带。

⊙裹腹式腹带

主要材料为棉布。棉布上缝有松紧网带和固定腹部的辅助带。裹这种腹带感觉不明显，在检查或工作忙时，脱裹麻利、方便。

⊙腰带、紧腰衣式腹带

活动时不容易偏移或松脱。化纤做的闷热不透气，须勤洗。

如果从外观好看的角度讲，腰带最好。为了支撑腹部，有的腰带上带有辅助带。要避免松紧带过紧或腰带太瘦。

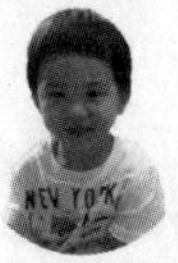

⊙腹带宽度要以包裹整个腹部为宜

使用漂白布腹带时，要注意以下事项：

1. 不要缠裹过紧，避免影响血液循环，缠好后的腹带与腹部之间要以手指能插入为宜。

2. 以一种从下面支撑腹部的感觉缠绕，下腹部稍紧，上腹部稍松。

3. 腹带的缠裹要随腹部的增大而加宽，要适应妊娠周数。腹带的宽度以始终包裹整个腹部为宜。

✲应该抓住胎教的“天赐良机”

孕妇腹中的胎宝宝并非一颗白菜。现代医学科学已证实，生活在妈妈子宫内的胎宝宝是个能听、能看，有各种感觉的小生命，对于外界的各种刺激十分敏感。孕妇此时身体已经历了早孕反应的洗练，身体和心理都处于一个很稳定的时期，有足够的精力与胎宝宝进行“产前谈话”——胎教。此时，胎宝宝的器官和组织正在迅速发育，并在功能上逐渐完善，能对各种外界刺激做出反应，具备了接受教育的基础，真可谓胎教的天赐良机。若孕妇能不误时机地通过一些方法给予胎宝宝良性刺激，不仅可促进胎宝宝的各种感觉器官和大脑的发育，还可有利于今后形成良好的性格。科学研究已表明，一个人的性格和气质特点很多都取决于胎儿期在母体里所获得的信息。以下的方法可供孕妇作为参考。

用音乐与胎宝宝进行沟通，这应该是孕妇首选的胎教。胎宝宝此时已具备了听音乐的生理条件，但必须要注意选择合适的音乐。科学研究发现，一般胎宝宝喜欢听与子宫内胎音合拍的音乐。中世纪文艺复兴的古典音乐，如巴赫、莫扎特的乐曲，蕴含着和人类生命节律相同的部分，与大脑中的阿尔法波和心跳波形相似，容易被胎宝宝和孕妇接受。孕妇每天可随意选择时间听这些音乐，以临睡之前最好，这样能够促进胎宝宝调节昼夜规律。如果孕妇自己能哼唱一些抒情歌曲，也可达到实践证明。受过音乐胎教的宝宝，出生后喜欢音乐，反应灵敏，性格开朗，智商较高。

【提示】孕妇在听音乐时音量不要过大，也不要听那些节奏强烈、有刺激性的躁动音乐，如迪斯科舞曲、霹雳舞曲，它们有可能造成细胞破裂

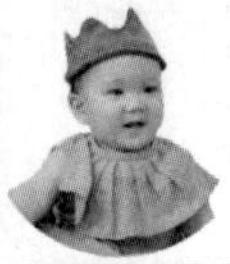

死亡。

每天同胎宝宝进行语言交流。孕妇可以对胎宝宝讲每天喜闻乐见的事，也可念诵一些诗歌、儿歌或讲故事。声音要亲切、柔和、明朗，特别是讲故事时应该绘声绘色些。如果提前为胎宝宝起一个名字，孕妇可随意随时地呼唤，与胎宝宝说一些日常的语言，如“明明，给妈妈伸一下腿”等。胎宝宝出生后，再听到妈妈的呼唤会感到熟悉和亲切，在新环境中不会感到紧张和不安，有利于从心理上尽快适应，并可促进胎宝宝出生后语言的发展。

同胎宝宝玩“踢肚游戏”，即胎宝宝开始踢孕妇肚子时，孕妇要轻轻拍打被踢的部位，然后待第二次踢肚。一般情况下，1 ~ 2 分钟后胎宝宝会再踢，孕妇再轻拍几下然后停下来。待胎宝宝再次踢肚的时候，孕妇可改换拍的部位，胎宝宝会向你改变的地方去踢。必须注意改变的位置不要离胎宝宝一开始踢的地方太远。这种游戏每天进行 2 次，每次可玩几分钟。据专家测定，经过这种胎教游戏玩耍的宝宝学站、走都会快些，手脚也较灵敏，而且不爱啼哭。

【提示】有习惯性流产、早产史及早期宫缩的孕妇不适合做此游戏。

✲未来宝宝的营养源泉——乳房

孕妇怀孕的第 4 ~ 5 月时，乳房就开始有稀薄的液体不断地分泌，加之乳晕的皮脂腺也开始分泌，很容易形成乳痂堵住乳腺管口。为了使今后为宝宝输送乳汁的乳腺管口通畅，使乳头的皮肤经得起宝宝的吸吮考验，从这个月起，孕妇必须对乳房进行养护。

有些专家主张从这时起最好不要穿胸罩。若担心乳房太大而下垂，一定要选带较宽、有大的杯形口、尺码不可太小的胸罩，否则会影响乳房的血循环，使促进乳腺组织发育的激素运送减少，因此影响乳腺的增殖和发育，引起乳头下陷，甚至还可能使一些纤毛进入乳腺管而致腺管被堵，导致日后哺乳时少奶或无奶。千万注意不要使用化纤及不透气的胸罩。

孕妇应该每天用温皂水和清水洗乳头和乳晕，特别是在产前的 3 个月，这样可除去乳痂。每次清洗后，在乳头和乳晕表面涂上一层油脂，或经常用水或干毛巾擦洗乳头，增加皮肤表皮的坚韧性，以便日后经得起宝宝的吸吮

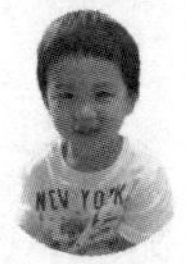

而不易破损和皲裂，使乳腺感染和哺乳困难的发生减少。

对于孕妇内陷的乳头，必须尽早纠正，因为纠正往往需要较长的时间。内陷的乳头使宝宝出生后不能用嘴裹住乳头而导致母乳喂养失败。纠正的方法应在每次睡前或洗浴后用一只手托住乳房使其耸起，另一只手的拇、食、中指拉住乳晕部，向外牵拉乳头，轻轻地向上下左右的方向牵拉几分钟；也可在乳头牵拉出来后，轻轻用手指捻转，然后用 70% 的酒精擦拭，每天 2～3 次，每次 20～30 分钟，待皮肤坚韧了乳头就不会下陷了。若采用以上方法效果不佳，可用乳头吸引器将乳头吸出，然后再采用以上方法按摩和揩擦乳头，一天数次。严重的乳头内陷可用小酒杯做拔火罐式的吸引，大约每次扣 20 分钟，然后取掉，每天做 2 次。若能坚持一定时间，乳头内陷可以得到纠正。

【提示】牵拉乳头会促使孕妇身体内催乳素的分泌，而且乳头皮肤的感觉神经非常敏感，从而能够引起子宫收缩。因此操作时手法一定要轻柔，不可时间过久，在子宫出现频繁收缩之前就要停止。特别是有习惯性流产、早产的孕妇不能在妊娠期间做乳头纠正，只能产后处理。

睡眠时最好侧卧，俯卧会挤压乳房。

✲饮食起居须注意

孕妇要避免每餐进食过多，特别是不要非常饥饿了才去吃东西。孕妇从妊娠的第 2 个月起，体内孕激素逐渐增多，它可使食道下段控制胃酸反流的肌肉松弛，加之日渐加大的子宫对胃的挤压，使得胃内的东西排空速度减慢，胃液很容易返流到食道下段，刺激损伤食道下段黏膜。因此在怀孕中后期的孕妇经常会有“烧心感”，在弯腰、咳嗽、用力时更容易发生。

孕妇应该避免：

（1）孕妇进餐时不要过于饱食，也不要一次喝大量的水或饮料，尤其是避免喝浓茶和含咖啡、巧克力的饮料，这些饮料可加重食道肌肉的松弛。辛辣性食物、过冷或过热的食物也会刺激食道黏膜，加重“烧心”感，应该少吃为宜。孕妇还应注意进食后不要立即躺下。

（2）避免腹压增压，如便秘。孕妇排便时不要过于屏气用力，衣带要宽

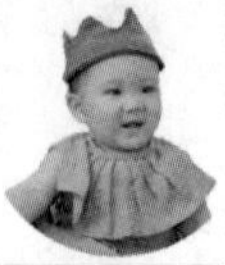

松，咳嗽时进行积极医治。

(3) 当有“烧心”感时，孕妇可在睡眠时将头部床脚垫高15~20厘米，使得上身抬高角度，即能有效减少胃液反流。采取垫高枕头的办法不可取，因为它不可能使孕妇整个上身抬高角度。

(4) 许多孕妇可能出现腰、腿部神经痛或膀胱刺激症，因而应该格外注意身体下身的保暖，尤其是寒冷时节，贴身的内裤应挑选覆盖式内裤，即裤腰能覆盖肚脐以下部分。

(5) 孕妇使用腹带不但便于腹部保暖，而且可使身体的稳定性增加，还能从下腹部轻轻托起增大的腹部，从而阻止子宫脱垂，保护胎位。孕妇必须选用可随腹部增大而能自行调节的腹带，不能有勒的感觉，以免影响胎宝宝的正常发育。

✲少吃损脑的食品

妊娠5个月后，胎儿的脑开始逐渐形成，孕妇应该在这阶段多吃些健脑食品，以利胎儿脑组织发育。当宝宝出生后，大脑的发育非常迅速，长到7~8岁时，脑重量已达到成人的90%左右。为使宝宝大脑得到良好的发育，妈妈从宝宝一出生就应该充分注意摄入对脑发育有促进作用的食品，提高宝宝的大脑功能。

在健脑的同时，营养学家们特别指出，妈妈还应注意有些食品避免让宝宝摄入过多，不然会对大脑有损。

⊙肉类

人体呈微碱性状态是最适宜的，若偏食肉类，则体内趋向酸性，致使大脑迟钝、不灵活。许多宝宝很爱吃肉，膳食中肉食的比例很高，长久下去会影响宝宝智力发展。

⊙精绵白糖和精白砂糖

精白砂糖能够直接进入血液中，使血液不能畅通。过多食入精绵砂糖等渍制的食物同样会产生这种不良后果。精白砂糖进入脑细胞可带进水分，使脑细胞呈“泥泞”状态，不仅有损大脑，还可导致脑溢血、脑血栓。若是宝宝长期大量食用精白砂糖，对大脑细胞的发育是不利的。

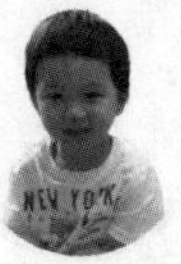

⊙精白米和精白面

米和面在精制过程中会使有益于大脑中的成分丧失很多，剩下的基本就是碳水化合物了。碳水化合物在体内只能起到“燃料”作用，而大脑需要的是多种营养。所以久吃精白米和精白面不益于宝宝的大脑发育。

⊙黄油

黄油又名奶油，其实就是脂肪块。脂肪容易滞留在血管壁上，妨碍血液流动。脑中有为数众多的毛细血管，通过这些毛细血管向脑细胞输送营养成分。若脂肪使毛细血管不畅通，则会引起大脑缺乏营养，导致大脑正常发育受阻。

✲妊娠第5个月的食谱

1. 丁香火锅

原料：蛤蜊肉200克，鱼丸100克，鲜墨鱼2只，虾仁100克，粉丝1束，味精适量，芹菜少许，肉汤4碗，葱少许，丁香6克。

做法：蛤蜊肉、虾仁洗净备用，鱼丸切片，墨鱼除去腹内杂物后洗净，在开水内速烫备用，粉丝用热水泡软，芹菜切成丁状，葱切末，再把丁香等材料分次放入火锅内，煮熟后即可食用。若加些黄酒，更是香气扑鼻。

说明：此火锅出自《四季养生要诀》，为药膳火锅，既具有火锅的特色，又具有滋补营养之功效，为冬季进补的好方式之一。

2. 虾子海参

原料：干海参150克，干虾子15克，肉汤1000克，葱、姜各15克，料酒30克，盐3克，味精3克，淀粉6克，猪油30克，酱油6克。

做法：将海参放入锅内，加入清水，加盖用小火烧开后，将锅端离火位，待其发胀至软时捞出，剖肚挖去内肠，刮净肚内和表面杂质，洗净。

再放入锅内，加清水，用小火烧开后，又将锅端离火位，待其发胀（按此方法多次反复进行），海参即可发透（但在发胀过程中，切忌沾上油和盐，因油对海参起溶化作用，盐对海参起收缩作用，会影响海参的胀发质量）。然后将发透的海参肚内先划十字花刀，入开水锅内氽一下，捞出，沥干水分备用。

虾子洗净盛入碗内，加入适量的水和酒，上笼蒸约10分钟取出。

锅烧热，放入猪油，投入姜、葱煸炒后捞出，烹入料酒，加入肉汤、盐、酱油，放入海参、虾子，煨透成浓汤汁，用淀粉勾芡，加味精，起锅，整齐地装入盆内即成。

说明：此菜呈牙黄色，鲜糯、味浓，可协调人体阴阳。孕妇食之，可强身健体。

3. 炒荤素丝

原料：胡萝卜100克，瘦猪肉50克，白萝卜100克，酱油15克，植物油10克，料酒3克，精盐3克，团粉5克，葱3克，姜2克，味精少许。

做法：先把两种萝卜都洗净，切成细丝。再把猪肉也切成丝，用团粉、酱油、料酒调汁拌好。把油锅熬热后先把葱、姜煸一下，接着把肉丝倒进锅里，旺火煸炒至七成熟，再把两种萝卜丝放进，旺火快炒，加入酱油、盐炒匀熟透即成。

4. 汤包

原料：精粉500克，酵面150克，碱7.5克，猪肉500克，肉皮清冻200克，芝麻20克，酱油150克，烧酒100克，葱、姜末少许。

做法：芝麻洗净炒熟，擀成细粉；猪肉剁成茸，加酱油、芝麻粉、肉皮冻、酒、葱和姜末拌匀成馅。

把面粉加入老肥、碱液，用温水和成酵面团，稍醒，把面团搓成细条，揪成每两4个的面剂，擀成6厘米的圆皮，抹上肉馅，包成圆形包子。

把包子摆入屉，水开后，用旺火蒸10分钟，包子皮色透明即熟。不可过火，否则馅汤汁被皮子吸干。

5. 椒麻酥饼

原料：面粉500克，猪油150克，白糖150克，芝麻100克，香油50克，花椒面儿、精盐少许。

做法：将芝麻洗净，炒熟，擀碎，加白糖、香油、花椒面儿、精盐拌匀成馅。

取面粉200克，加入猪油100克，擦成干油酥，把剩余300克面粉倒在

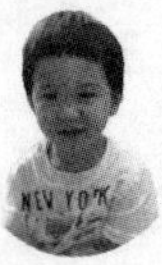

案板上，加入猪油 100 克，温水 150 克和成水油面。

将干油酥包入水油面团内，擀成长方形薄片，由上往下卷起，搓细，揪成 10 个剂，将剂按成锅底形，包入馅心，再擀成饼状。

将平锅烧热，把饼的两面刷一层油放锅内烙一会儿，见饼呈金黄虎皮色即熟。

6. 冬菇白菜

原料：冬菇 2.8 克，白菜 200 克，猪油 10 克，精盐 3 克，味精少许。

做法：将白菜洗净，切成寸段；冬菇用温水泡发，去根蒂，用手撕碎。

油锅熬热，放入白菜炒至半熟，再把冬菇、味精、精盐放进去，加些肉汤或水，烧烂即成。

7. 扒猴头蘑

原料：猴头蘑 150 克，冬笋 25 克，火腿 25 克，油菜心 28 克，鸡蛋清 3 个，淀粉 50 克，大油 100 克，鸡汤、鸡油、精盐、味精、料酒、葱末、姜末、蒜末各适量。

做法：将猴头蘑用开水泡一小时，洗净，再用开水煮一两小时。捞出，削去老根，挤干水分，顺丝片成薄片。放入用鸡蛋清和淀粉（25 克）调成的糊中抓匀，再放入滚开的鸡汤内氽过，捞出，整齐地码在盘内。

将冬笋切成一寸长片，油菜心剖两半，均用开水烫一下，控干，把火腿切一寸长片，与冬笋片和油菜心整齐地在盘中码成三行。

将勺放置火上，加入大油，烧至五成熟，放入葱末、姜末和蒜末炸一下。添鸡汤，加精盐、味精、料酒，下入冬笋、火腿、油菜心，倒入码好的猴头蘑。烧开后，移在慢火上，烧至汁浓时，用水淀粉勾芡，加鸡油，大翻勺即可装盘。

8. 西红柿焖牛肉

原料：牛肉 500 克，西红柿 250 克，湿淀粉 35 克，豆油 750 克（耗油 50 克），另酱油、白糖、料酒、味精、葱花、姜片、花椒、大料、高汤、花椒油各适量。

做法：把牛肉放入清水锅中，加入葱花、姜片、花椒放在微火上炖开

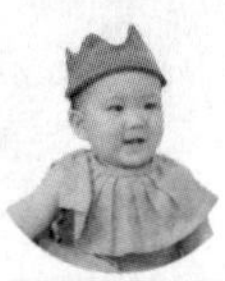

（汤水要多，不要中途添汤），炖至能用筷子戳透牛肉块为好。

捞出牛肉，晾凉，切成核桃样大小的方块备用。把西红柿用沸水烫一下，撕去皮，去掉籽，切成核桃大小的块，放在另一锅里，加白糖煮透，倒出备用。

勺内放油，烧热，下入牛肉块略炸，捞出。勺内留下少许油，下入大料，炸成金黄色，再放入葱花、姜片、料酒、高汤、酱油和少量白糖，拌匀。然后放入牛肉，用微火煮五六分钟，把西红柿下入，再煮一两分钟，将汤汁煮浓，用湿淀粉勾厚芡，淋上花椒油即可出勺。

9. 香酥鸡

原料：去毛嫩母鸡1只（约重1200克），绍酒50克，葱白段25克，姜片15克，花椒15克，桂皮15克，食盐10克，熟猪油1500克（约耗150克）。

做法：把鸡开膛，挖去内脏，抽掉气管、食管，洗净沥去水。桂皮（敲碎）、花椒、盐一起放入碗中拌和后，擦匀鸡身（脯肉和腿肉要反复擦几次），然后，放入钵内。把剩下的桂皮、花椒、盐撒在鸡身上，腌约两小时。取出，将盐抖去，再放入盘中，加料酒，放上葱段、姜片，上笼用旺火蒸至八成烂，取出，沥去汁水，挖去鸡眼。

炒锅放在旺火上烧热，加入熟猪油，烧至八成熟，将鸡放入炸至金黄色时，锅离火口，用漏勺捞出。斩下头，颈劈开，将颈放入盘中，鸡身放上面，鸡头平放在鸡身前端（成双片头）即成。食用时可蘸甜酱或番茄酱。

说明：本菜出自《中国八大菜谱选》。特点是菜色金黄，皮香脆，肉酥烂，蘸酱食之，其味鲜美。

怀孕第6个月（20～23周）

✲胎宝宝的成长

胎儿已长到身长28～34厘米，体重约有660克了，身体逐渐匀称。皮下脂肪的沉着进展不大，因此还很瘦，由于皮下脂肪的缘故皮肤呈黄色。从这时起，在皮肤的表面开始附着胎脂。胎脂是从皮脂腺分泌出的皮脂和剥落

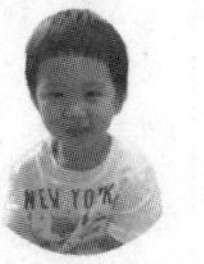

的皮肤上皮的混合物。它的用途是一直到分娩给胎儿皮肤提供营养、保护皮肤，同时在分娩时起润滑的作用，使胎儿能顺利地通过产道。

这时期骨骼已相当结实了，如照 X 光，能清楚地看到头盖骨、脊椎、肋骨、四肢的骨骼等。关节也在这个时期开始发达。胎儿如果这个时期产出，有浅浅的呼吸，能存活几个小时。

✻孕妇身体的变化

孕妇子宫底高 18～21 厘米，肚子越来越大，接近典型孕妇的体型。体重急剧增加，因此下半身容易疲劳，有时背肌、腰部疼痛。由于长大了的子宫压迫各个部位，使下半身的血液循环不畅，因而孕妇格外容易疲劳，而且疲劳很难解除。乳房也更大了，乳腺也发达了，有的人洗澡时或洗澡以后，会流出淡淡的初乳。还有，由于钙质等成分被胎儿大量摄取，孕妇有时牙痛或患口腔炎。

初产的人对胎动的感觉较迟缓，这个时期却已明显感觉到胎动。

✻生活中应注意的事

⊙居家自我监护

怀胎十月，腹中稚嫩的小生命随时都有可能发生各种异常变化，并且这些变化很多时候就发生在家中。特别到了怀孕 7 个月后，孕妇不可能随时去找医生。因此，孕妇若能在医生的指导下掌握一些有关知识，学会对胎宝宝的生长发育进行自我检查的方法，则能及时发现异常，从而保障母子健康，降低围产期的死亡率和致残率。主要有如下几种方法。

⊙推算胎宝宝的大小是否与胎龄相符

孕妇通过测量子宫高度能间接得知胎儿生长发育及羊水情况。正常妊娠 20～26 周内，子宫高度每周上升 1 厘米；36 周后，因胎头下降或入骨盆，所以子宫底高底上升缓慢甚至下降。方法为：孕妇排尿后取仰卧位，双腿蜷曲，左手摸清耻骨联合上缘，右手触摸子宫底部，然后由丈夫或其他亲属测量耻骨联合上缘到子宫底的距离。正常情况为：胎儿 5 个月末时，子宫底高度在脐下 1 横指，胎儿 6 个月末时，子宫底高度在脐上 1 横指；胎儿 7 个月末时，子宫底高度在脐上 3 横指；胎儿 8 个月末时，子宫底高度在脐与剑突

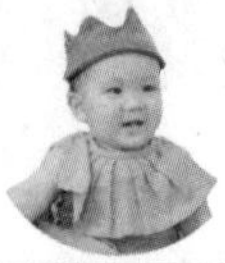

（胸骨下端）之间；胎儿9个月末时，子宫底高度在剑突下2横指；胎儿10个月末时，子宫底高度上升缓慢，在脐与剑突之间。

【提示】孕妇首先应该学会准确地计算胎龄。从末次月经的第1天为起点，7天为1个孕周，4个孕周为1个孕月。

孕妇在测查之前要排去尿液，以免影响宫底高度的准确性。

⊙听胎宝宝的心跳声音

胎心能够直接反映胎宝宝在子宫内的安危。孕妇怀孕6个月时，可在腹壁听胎宝宝心脏跳动的声音，就如同钟表“嘀嗒”的走动声，速度很快，一般每分钟120～160次。孕妇在去医院做产前检查时，可先让保健医生帮助确定胎心的位置，然后在腹部做一个标记。回到家后，由丈夫借用一个木制听筒，每天听1～3次。方法为：孕妇仰卧在床上，双腿平伸直，丈夫把木质听筒直接放在腹壁上即可。胎心每分钟超过160次或少于120次，或跳动不规则都属异常，说明胎儿在子宫有缺氧情况，应及时去就医。

【提示】胎动时可引起胎心加快，但在胎动后即恢复正常。有时听到子宫动脉跳动声，它与孕妇的脉搏次数一致，注意加以区别。

⊙数胎动次数

胎动次数也能够直接反映胎宝宝在子宫内的情况。孕妇怀孕18～20周后，胎宝宝在子宫内经常会做伸胳膊蹬腿、打嗝等动作，这就是胎动。一开始次数较少，以后逐渐增多，一般在怀孕的29～38周达到最高峰。数胎动的方法为：孕妇仰卧或左侧卧在床上，把两手掌放在腹壁上，每天早、午、晚各数1次，每次数1小时，然后把3个小时的胎动乘以4（等于12小时的胎动次数）。若少于20次或比以前减少一半，或者胎动频繁，结合胎心异常变化，就表明胎宝宝可能面临危险，孕妇要立即去看医生。如果12小时胎动次数在30次以上，则表明胎宝宝情况良好。

【提示】孕妇数胎动应该在安静及精神集中的状态下进行。

胎儿胎动最多是在晚上8～9点，上午8点到中午这一阶段活动一般，下午2～8点处于活动最低点。

若是胎动少于10次，说明胎宝宝在子宫内明显缺氧。有时可感觉到剧

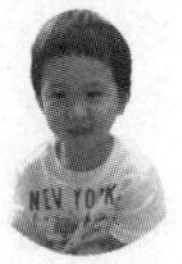

烈胎动，然后胎动消失。这表示胎宝宝在宫内急性严重缺氧，可能发生了胎盘早剥、脐带受压等，孕妇要立即去医院挽救胎宝宝生命。

⊙摸胎位是否正常

胎位是否正常一般通过检查胎头的位置来确定。胎头呈球状，相对较硬，是胎宝宝全身最容易摸清的地方。孕妇可先请保健医生教会自己检查方法。正常胎位时，胎头应该在下腹部中央，即在耻骨联合上方能摸到。孕妇可摸到圆圆的、较硬，有浮球感的东西。

孕妇若在上腹部摸到胎头而在下腹部摸到宽软的东西即为臀位，如果在侧腹部摸到呈横宽走向的东西则为横位，这两种都属正常胎位。

【提示】因为胎宝宝浮在羊水中并经常有胎动，所以胎位会经常发生变化。但怀孕 32 周后胎位基本上比较固定。

若胎位不正常，孕妇每天要采取胸膝卧位，每次 15～20 分钟，早晚各 1 次。胎位纠正过来后，还需坚持做自我检查，以防再发生胎位不正。

⊙监测体重

孕妇的体重变化能够间接反映胎宝宝的生长发育情况。孕妇整个孕期体重大约增加 10～15 千克，可每周测量 1 次。在怀孕 28 周后，一般每周增重 500 克。若孕妇体重连续数周不增，可能是胎宝宝的发育缓慢，一般是由于孕妇不良饮食习惯而造成营养不良，羊膜发生病变或羊水过少引起的。若孕妇体重增加过快，可能是合并了糖尿病、妊娠水肿或羊水急性增多。

【提示】孕妇无论体重增多还是减少，都应及时去看医生，以尽早确诊并采取相应措施。

✲乳头和乳房的保养

（1）乳房的变化。女性的身体从怀孕开始就在为分娩后做准备，也就是说，为了分泌母乳，乳腺发达，乳房变大。怀孕 20 周以后开始出现初乳。

（2）乳房的保护。由于怀孕，乳房变大，如放任不管的话，会造成乳房组织松弛，乳腺发育不正常。因此有必要使用乳罩保护乳房。但如过于压迫乳头和乳房，血液循环不畅，会影响运送促进乳腺发育的激素。从怀孕 14 周起要选用不压迫乳房的大号乳罩。乳罩使用肩带宽的，可以使人感觉不到

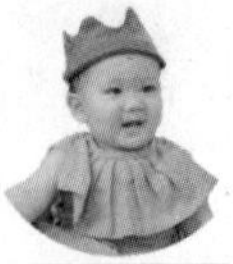

乳房的重量。大号乳罩可将乳房内侧上方托起，因此也是最适用的。

(3) 乳头的保养。进入怀孕中期，为准备授乳应开始保养乳头和乳房。凡授乳时乳头痛苦不堪的人，几乎都是懒于做这种保养的人。这种保养在锻炼乳房皮肤的同时，也是为提高乳头的动起力。

(4) 保养的方法。洗完澡后，在乳头上涂些冷霜膏或橄榄油，用拇指和食指轻轻摩擦乳间及周围。不洗澡时，应将乳头及其周围擦洗干净后再进行。这个办法应每日进行2次，每次做5分钟左右。

注意，事先检查一下指甲长短，再用肥皂将手洗干净。在乳头上长有疮痂样硬块取不掉时，或乳间的皮肤过硬时，要在晚上睡觉前，用一块长为10厘米的四方形纱布满满地涂上羊毛脂或油脂雪花膏，覆盖在乳头上，第二天早上起床后擦掉。

✲防止发生贫血

⊙为何发生贫血

孕妇在怀孕的第5或第6个月开始，很容易发生贫血。这是因为胎盘和胎儿的发育都需要增加血液量，以至铁的供给量要达到未怀孕前的2倍。孕妇本身胃酸减低影响膳食中铁的吸收，加之平时月经失血，使得体内铁贮存较少，若没能通过饮食摄取足够铁质就会使孕妇贫血。

⊙贫血对孕妇和胎宝宝的危害

贫血的孕妇妊娠中毒症的发生率明显高于正常孕妇。由于轻症时不易察觉，因而导致长期慢性贫血，使得胎宝宝的生长发育受到影响，如宫内生长迟缓，足月时体重不够2.5千克，胎儿出生后容易发生呼吸道及消化道的感染。分娩时，贫血的孕妇常会使胎宝宝不能耐受子宫阵阵收缩造成缺氧状态，易在子宫内发生窒息；孕妇还因贫血发生宫缩乏力、产程延长，产后出血多等情况；产褥期的抵抗力也比正常产妇低，易感冒和泌尿道感染；严重贫血的孕妇，未成熟儿及早产儿的发生率明显高于正常孕妇。

⊙预防方法

孕妇刚开始怀孕时就应该多吃瘦肉、动物肝及血（鸭血、猪血）、蛋类等含铁食物，并且多吃水果和蔬菜。水果和蔬菜不仅能补充铁质，而且所含

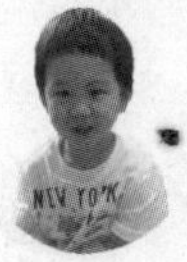

的维生素 C 有促进铁吸收利用的作用。豆制品含铁量相对较多，且肠道吸收率较高。孕妇在主食上适宜多吃面食，面食较大米含铁多，吸收率也比大米高。

【提示】孕妇应按时做孕前体检，至少要在妊娠的中期和后期检查 2 次血色素。

✲睡眠时不宜仰卧

孕妇在第 6 个月时子宫已明显增大，仰卧位时就会压脊柱，使位于脊柱侧的大血管受压，影响流向心脏的血液量。因此，心脏向全身各组织器官输出的血量就会减少。若是大脑供血减少，孕妇会感到头晕、心慌；若是子宫供血量减少，就会使胎宝宝缺氧。仰卧位还可压迫骨盆入口处的输尿管，影响尿液流入膀胱，致使尿量因此减少，不利于孕妇的代谢废物排出体外，还能够引起孕妇身体水肿。

【提示】孕妇适宜采取左侧卧位，可避免增大的子宫对大血管的压迫，有利于回心血量增加，使孕妇全身获得充足的供血量，还可缓解水肿发生。

✲预防腰背痛

⊙发生原因

孕妇日渐增大的子宫使得腰部负荷增加，加之腰部和腹部的肌肉松弛，不能像以往那样支撑内脏，致使腰椎负担加重，这些都使得脊柱的生理曲度后伸过度。孕妇此时只要稍微劳累或身体不平衡就会感到腰痛。这种疼痛还会放射到下肢，引起一侧或两侧腿痛。

⊙预防方法

孕妇应该注意充分休息。休息时，可将枕头、坐垫等柔软的东西垫在膝窝下；睡眠时应睡平坦结实的床，应该双腿屈曲；避免做经常弯腰的活动或长久站立；穿柔软轻便的低跟鞋或平跟鞋。多摄取钙质也会对减轻腰背痛有利。孕妇如果腰痛得厉害，可用热水袋进行热敷。

✲4～6 个月体重的增加和对能量的需求

在怀孕的前 6 个月，孕妇的身体与未怀孕时相比，每天还需要额外的 1255 千焦的热量。以这个比率进食，孕妇将最终达到增加 12～17 千克的体

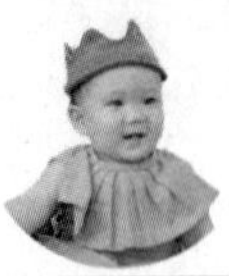

重——假设它是个健康的婴儿。但是，很多因素会影响孕妇的能量需要，包括未怀孕时的重量、活动水平和目前的体重。比如一些孕妇在怀孕的后半期活动量减少，另一些孕妇则坚持运动，燃烧掉更多的热量。

从现在开始，孕妇应当试着每周增加大约0.5千克的体重，直至宝宝出生。记住这些增加的热量和蛋白质是在为你的宝宝创造一个健康的生活环境。血量的增加、胎盘的发育、增加的脂肪储存量、增大的乳房组织和羊水的产生都需要额外的营养。另外，营养也为胎儿的发育提供原料。

在接下来的几个星期，通常在16～20周，孕妇应当感受到了子宫的抖动，那是胎儿在动！这是令人非常激动的感觉，也提醒孕妇在这特殊的日子里，要通过合理的饮食、适量的运动以及改善生活习惯照顾好自己。现在是检验孕妇的饮食和健康习惯的好时候。

⊙对蛋白质的需求

蛋白质在怀孕第4～6个月非常重要。胎儿组织和胎盘的发育、孕妇身体中血量的增加、乳房的增大都依靠蛋白质。所有的蛋白质不都是相同的。蛋白质由氨基酸组成，为了有效地利用蛋白质，所有基本的氨基酸必须以一定的数量和比例出现。完全蛋白质这个词汇描述了蛋白质包括所有生成它所需要的必需氨基酸（身体不能生成的）。不完全蛋白质指的是缺少一种或两种氨基酸，或者含有少量的氨基酸。这个区别对不吃动物蛋白质的人来说是重要的。过去，营养学家认为在同一膳食中我们也需要不完全蛋白质。现在我们知道一天中摄取多种不同种类的蛋白质就可以了。

包含不完全蛋白质的食物有牛肉、鱼、牛奶、鸡蛋和奶酪。包含完全蛋白质的食物有豆、大米、谷物、花生、大豆制品和某些蔬菜。（水果的蛋白质含量非常小。）不同种类的蛋白质提供不同种类的营养，因此要食用多种食物，既含有完全蛋白质，又含有不完全蛋白质。即使你不是素食者，也要摄取非动物蛋白质，特别是大豆。你可考虑每星期吃一顿至两顿素食。

如果你吃肉不多，可吃少量含高蛋白的肉类，或吃更多的植物蛋白。

⊙对其他营养的需求

铁在怀孕的第4～6个月非常重要，因为胎儿已经开始为了将来的需要

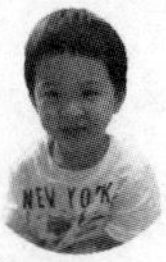

而储存铁了，并且孕妇为了身体中增加的血量也继续需要更多的铁。此外，孕妇的身体需要钾来完成神经脉冲传播。如果孕妇在怀孕的前几个月呕吐得厉害，其身体会缺钾。维生素 C 是产生胶原质所必需的。它是用于肌肉、血管和神经中的一种黏合物。铬是一种微量元素，用于血糖的调节。如果铬摄取量不足会产生妊娠糖尿病，经常发生在怀孕的第 4 ~6 个月。

⊙大豆的营养

大豆是公认的健康食品。它含有大豆蛋白、纤维和植物化学物质。它有诸多优点：

经常食用大豆食品可减少乳腺癌、直肠癌。

大豆蛋白质可大大降低血液胆固醇、低密度脂蛋白胆固醇和甘油三酸酯的含量。以大豆蛋白为基础的饮食可以大幅度降低儿童偏高的遗传性胆固醇。如果家族的胆固醇比较高，经常食用大豆食品可使胆固醇得到控制。

大豆中的异黄酮可影响骨骼中钙的流失程度。这对患有骨质疏松症的人来说是个值得考虑的因素。

如何才能从饮食中摄取到大豆制品？首先，抛弃对豆腐的偏见。豆腐就像无味的酸奶，本身没有什么味道。但是，豆腐组织会获得任何你给它的味道。植物组织蛋白是脱水豆腐，是汉堡包很好的替代物。开动脑筋，试着在膳食中加些大豆吧！

⊙将钙添入膳食中的方法

如果你不喝牛奶，下面的食物含钙量较高，并且味道与牛奶不同。如果你想办法，有很多办法可将钙加入食物中：

用牛奶或脱水牛奶做牛奶油汤。

用含有 2 倍钙的脱水牛奶做土豆泥、酸奶。

在土豆泥、蔬菜、优质面条、三明治和沙司中放入低脂或脱脂奶酪。

多吃玉米饼，12 个炸玉米饼大约含有 400 毫克的钙。

在面包、饼干和薄烤饼上涂上糖蜜。芝麻和芝麻酱的含钙量也较高，饼干和蔬菜可以蘸着它们吃。

将脱脂奶粉放入汤和奶油沙拉里。在准备松饼或薄饼面粉时加入脱脂奶粉。

吃带小刺的鱼。

做椰菜乳蛋饼或奶油蛋羹，两者都含牛奶。多吃含钙量高的蔬菜。

用柔软光滑的豆腐做布丁和色拉酱的底料。

✻妊娠第6个月的食谱

1. 三样汤

原料：咸雪里蕻100克，黄豆芽300克，豆腐两块，豆油20克，小海米（浸泡好的）少许，味精、精盐、葱丁各适量。

做法：把雪里蕻洗净（去掉些咸味），切成丁状；把黄豆芽去皮洗净；把豆腐切成1厘米见方的小丁。勺内放油，烧开，先放入黄豆芽，后放葱丁，炒出豆香味时，加适量的水。待豆芽酥烂后，放入雪里蕻、豆腐，改小火慢炖十分钟，加入精盐、味精，即可出勺。

说明：本汤营养丰富，孕妇常喝有益健康。

2. 蔗浆粥

原料：新鲜甘蔗适量，粳米100克。

做法：将新鲜甘蔗洗净后榨取蔗浆汁约100克，用粳米加水煮粥。

说明：补脾养胃，生津止渴，润燥止咳，解酒毒，可供夏秋季节早晚餐或点心服食，适用于口干舌燥、虚热咳嗽等症。

3. 烧卖

原料：面粉，肉菜馅，干淀粉。

做法：将烫面揉匀搓条，每50克面揪4个剂，按扁。将面剂擀成圆饼，再撒上干淀粉，用走锤（制烧卖的工具）将圆饼的外边压成麦穗形状，制成烧卖皮。抹上拌好的肉馅，放在屉上，上锅蒸熟即可。

说明：本食谱既含有一定的脂肪，又有一定的蔬菜，从而提供了孕妇所需的维生素。常吃带馅食品有益于孕妇。

4. 乌鱼冬瓜汤

原料：乌鱼500克，冬瓜250克，黄酒、葱、姜、盐、味精适量。

做法：乌鱼去内脏留鳞，油热爆姜片放入鱼块略煎，加黄酒、水煮20

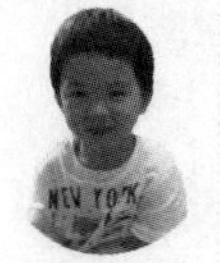

分钟，再加冬瓜片煮 5 分钟，调味撒上葱花即可。

说明：乌鱼，上肾气健肝胃，冬瓜健肝利湿，二者合用，有消除孕妇水肿之作用。

5. 鸭梨桃仁汤

原料：鸭梨 800 克，核桃仁 50 克，冰糖 25 克，湿淀粉 15 克。

做法：先将鸭梨切成薄片。锅里放清水 1000 克，锅开后放入洗净的核桃仁及冰糖，2 至 3 分钟后放入梨片，再煮 3 分钟后加入湿淀粉即成。

说明：本汤补气养阴，适用于患气阴两虚症的孕妇食用。

6. 水果泡菜

原料：苹果、白雪梨各 750 克，圆白菜 500 克，葱丝、蒜末、精盐、白糖、绍酒、山楂罐头汁少许。

做法：将苹果、梨洗净，去皮核，切成指甲片。圆白菜洗净后切成象眼片。把苹果、梨、圆白菜片放入盛器内，再放入调料拌匀。用食用油纸将盛器口封好，泡两天左右便可食用。

说明：此菜清火生津，消食化积。

7. 芝麻包

原料：面粉 1000 克，老肥 300 克，白糖 150 克，芝麻 150 克，熟面粉 50 克，果酱 50 克，青丝、红丝、碱各少许。

做法：把面粉放入盆中，加入老肥，用水 500 克和成发酵面团，稍醒，将白糖、果酱倒入盆内，搅拌均匀，加入芝麻、熟面粉，轻搓成馅。

将发酵好的面团加入适量碱水揉匀，搓成一寸粗细的长条，按每两一个揪剂，稍撒上补面，将剂用手按扁（按成中间稍厚，边缘稍薄的锅底状圆皮）。然后用左手捏皮，右手打馅，捏成月牙形。在剂口处锁上花边，再将两角捏合在一起，呈半圆形，并在顶部给少许青红丝。

将包好的包子摆入屉内，用旺火蒸约 15 分钟即熟。

说明：香甜、松软。

8. 红烧鳜鱼

原料：鳜鱼 1 条，约 500 克，素油 250 克，酱油 75 克，蒜瓣 5 个，黄酒、淀粉、味精、盐、姜、糖、葱适量。

做法：鳜鱼去鳞、内脏，洗净，鱼身直划三刀，抹上盐、黄酒、淀粉腌10分钟。

油锅烧开，降至七成，放进鱼炸至两面呈黄色，出锅待用。锅留底油，下入酱油、姜末、蒜泥、葱、糖，加点水烧开，把鱼放进，翻身勾芡，加味精即可。

9. 牛肉丸

原料：去筋牛腿肉1千克，湿生粉80克，精盐15克，味精15克，白糖3克，清水200克。

做法：把牛肉切成粗块，放在砧板上用刀切成肉泥。再将精盐、味精、白糖、湿生粉、清水放在盆中，把剁好的牛肉倒入拌挞至起胶。用左手抓牛肉浆在手掌心里，握掌把丸子从拇指和食指弯曲中间挤出来，右手用匙羹把丸子挖出，浸入锅内，用慢火滚，水要保持微沸，火候不宜过旺，至牛肉丸浮上水面便熟。

煮熟的牛肉丸可用汤泡，如加入胡椒粉、葱等成上汤牛丸，又可用来炒菜。

说明：此为广东名菜，本菜脆而有弹性，美味爽口。

10. 卤鸡

原料：鸡1只，1000～1500克，沸水10000克，酱油适量，绍酒500克，冰糖750克，盐75克，大料、甘草、桂皮、草果各25克，姜、花椒、丁香各5克。

做法：把整鸡煮至六成熟后，再投入卤汁锅内微火煨至熟烂捞出，擦去浮沫，于外皮上涂一层红浓卤汁即成。

11. 烤鸭拌三鲜

原料：烤鸭脯肉250克，冬笋100克，黄瓜100克，胡萝卜100克，味精2克，酱油10克，醋10克，香油10克。

做法：把烤鸭脯肉切成火柴棍粗细的条，再把冬笋、胡萝卜、黄瓜切成细丝，分别用开水焯后捞出晾凉，和匀装入盘内，然后将鸭脯肉码在上面。

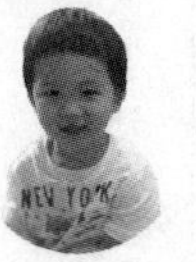

酱油、香油、醋、味精共同放入碗内，搅拌均匀，食用时浇在鸭脯肉上即成。

说明：本菜出自《营养菜肴》，营养丰富，清淡适口。

12. 烩豆腐

原料：豆腐 4 块，黄瓜、胡萝卜各 30 克，湿淀粉 15 克，香油 5 克，熟油 20 克，精盐、酱油、鲜汤、味精、葱末、姜末各适量。

做法：将豆腐切成 2 厘米见方的丁，投入沸水中焯一下，捞出控净水。将黄瓜、胡萝卜均切成方丁。

汤勺放置旺火上，加底油，油热后放葱、姜末炒一下，随即添入鲜汤，加入酱油、精盐和味精。烧开后投入豆腐丁、黄瓜丁和胡萝卜丁，再烧开。用湿淀粉勾芡，点明油，出勺即成。

13. 素拌土豆丝

原料：土豆 300 克，红辣椒 30 克，香菜 10 克，另有酱油、醋、味精、香油、料酒少许。

做法：将土豆去皮切成细丝，干辣椒用水泡过也切成细丝。再把土豆丝在开水锅中焯一下，取出投入凉水，然后控去水放在盘内。

锅内放少许香油，烧热后先放入辣椒丝煸炸，随后放入料酒、酱油、味精，点少许醋，做成烧汁浇在土豆丝上，撒点香菜即可。

怀孕第 7 个月（24 ~ 27 周）

✲胎宝宝的成长

到这个时期，胎宝宝身长约 35 ~ 38 厘米，体重约 1000 克。由于皱纹很多，胎宝宝相貌像老人。头发已长出 5 厘米左右，全身被毳毛覆盖着。眼睑的分界清楚地出现，眼睛能睁开了。看外生殖器，男孩子的睾丸还没有降下来，但女孩子的阴唇、阴核已清楚地突起。吸乳的力量还不充分，气管和肺部还没发达。因此，如在这个时期早产，尽管有浅浅的呼吸和哭泣，但很难存活。但是，现在随着未成熟儿医学的发达，存活的可能性越来越大。

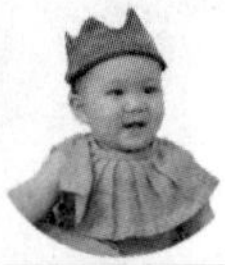

此外，这时胎儿脑的发育有进展。

✲孕妇身体的变化

子宫底的高度上升到肚脐以上，不仅下腹部，连上腹部也大起来，肚子感到相当沉重。

子宫底的高度是 21 ~ 24 厘米。子宫越来越大，压迫下半身的静脉，因此会出现静脉曲张。而且由于子宫压迫骨盆底部，便秘和长痔疮的人也多起来了。挺着大肚子走路，为取得重量的平衡，就要昂首挺胸，这就更容易引起后背和腰部的疼痛。因受激素的影响，髋关节松弛，有时会股部颤抖，步履艰难。也有的人会有腿肚子抽筋、眼花、神志昏迷等症状。

✲生活中应注意的事

过激的运动会造成早产，上下楼梯的次数要尽量减少，尽可能利用电梯。腿抽筋和静脉曲张的人不要长时间站立，下半身不要系带子。而且，睡觉时把脚稍微垫高一点是有好处的。静脉曲张如果破溃，会大量出血。最好在静脉曲张处，用紧筒短袜或紧身衣加以保护。拿重东西、向高处伸手、突然站起来等，都是应该避免的动作。为了不造成便秘，应在每天早上喝牛奶和水，并多吃水果和纤维素多的蔬菜。

产前检查时，一定要再做一次贫血检查。因为孕妇腹中的婴儿迅速生长，婴儿自身开始造血，从母体摄取构成血红蛋白的成分铁，加之怀孕后身体容易潴留水分，血液中的血红蛋白比例自然减少，因此，这一时期贫血的人增多。

贫血除容易患妊娠中毒症外，还容易在分娩时引起大出血。因而，如果经检查确诊为贫血，要服用造血药物，并应注意饮食，尽可能地预防贫血。

除了多吃含铁多的食品（肝类、瘦肉、海藻类、菠菜、豆制品）外，还要摄取蛋白质、维生素类。维生素 C 有利于铁和蛋白质的吸收。

✲怀孕期间要处理好人际关系

妊娠期懒于活动，体态也变得臃肿，往往给人一种邋遢的印象，并且比平时容易出汗。有条件的话，可每天洗澡，保持清洁，注意穿着。衣冠整齐不但自己心情好，而且也给周围的朋友、邻居、同事留下好的印象。

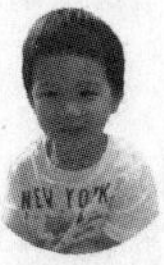

要注意发型，服装要得体，略施淡妆，待人接物要大方。

孕妇因腹中有胎儿，周围的人照顾、谦让是应当的。然而把自己是孕妇当作一种特权，随心所欲，持有这种态度必然会出问题，使人们对你敬而远之。要注意自己的态度，搞好人际关系。

与家人搞不好关系时，会造成孕妇精神不安，加重妊娠反应，引起内分泌功能障碍，此外，还会影响婴儿的健康和神经功能的发育。所以家人关系不和对婴儿影响很大。不管发生什么问题，希望以妊娠为转机，谋求问题的解决。这是建立家庭人员新的人际关系的一个良好机会，应互相关心，和睦相处。

✲预防皮肤出现妊娠纹

孕妇身体内的内分泌系统的改变不仅让各个器官发生变化，皮肤也有新的变化。大约有70%的孕妇在6、7月时，随着肚子的增大，在腹壁上出现一条条花纹。这些花纹弯弯曲曲、两端细、中间宽，一条条平行或相互融合。在妊娠期是粉红色或淡紫色，分娩后则变成灰白色，有光泽的疤痕样花纹。这是皮下弹性纤维支撑日渐增大的子宫而发生断裂的结果。妊娠纹不仅影响美观，而且使生产后的孕妇腹部弹性差，对子宫尽早复位不利，容易出现腰痛，尿失禁，从而给孕妇增添很大的烦恼。若能及早采取措施，则可预防或减轻妊娠纹。

⊙未雨绸缪

孕妇在孕前就应注意身体运动，特别是腹部的锻炼，如仰卧起坐、俯卧撑等。女性经常做这种锻炼，大多在孕期不出现妊娠纹，即使有也较轻微。

⊙饮食要合理

孕妇避免营养过剩，只要能满足胎宝宝的需要就可以。营养过多摄入会导致胎宝宝长得太大，从而使腹部过度膨胀，不仅引起皮下弹性纤维断裂，而且还会造成难产。

⊙及早发现异常情况

如果孕妇子宫内羊水过多，子宫可在短时间迅速增大，会使腹部膨隆明显，皮肤发亮，所以导致皮下纤维断裂。孕妇若出现以上情况，应赶快就医。轻者通过利尿，重者采用除去羊水的措施。

⊙使用护肤品

孕妇在刚出现妊娠纹时，可在妊娠纹部位涂抹妊娠纹美容护肤品，能帮助皮肤恢复弹性。这类产品的主要成分是油脂，不会对孕妇和胎宝宝有不好的影响。但要注意必须购买正规厂家专为孕妇设计的产品，只有这种产品才会充分考虑孕妇的安全。

✲衣着要适应体型变化

孕妇到了妊娠7个月后，子宫变大得越来越明显，腹部因此向前方扩张。为了配合这种变化，孕妇所穿着的衣、鞋、袜必须加以讲究，除了注意选择质地柔软、吸汗保温的纯棉制品外，还需考虑以下要点。

⊙避免过紧

孕妇不要穿紧身衣，不然会影响腹部的血液循环而使胎宝宝发育不良。孕妇易出现脚部水钟，因此袜口不要太紧，避免使水肿加剧，袜子要吸汗防滑。鞋帮和鞋底要松软和柔软，并有牢牢支撑身体的宽大后跟，有一点坡度反而会减轻孕妇身体沉重带来的腰部酸痛及脚跟痛。孕妇还需戴孕妇专用胸罩。

⊙身体保暖

如果孕妇身体受凉，特别是腰、腹部，会使腹部淤血导致流产或早产。覆盖式内裤不仅能保暖，而且还可自行调节松紧度。

【提示】1. 孕妇乳头经自己护理后仍有内陷，应与医生认真商谈，采取更为有效的措施。

2. 再查一次血色素，若含量低，应及时加紧纠正。

3. 夫妇需要测查双方的血型，血型不合者要定期做血清抗体效价测定。

血型Rh为阴性的孕妇，还需检查丈夫的血型。若丈夫为Rh抗阳性，孕妇需要测查自己血液中Rh抗体的效价。

4. 请医生给做空腹尿糖测定。

✲妇科外用洗剂对胎儿有无影响

苦参、茵陈是妇科外用洗剂的常见成分，具有清热、利湿、退黄疸、消

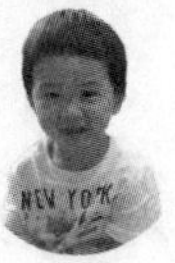

炎作用。妇洁洗剂稀释后浓度降低了几倍，短时间的坐浴被皮肤吸收的很少。

孕妇用药应该掌握以下原则：

胚胎着床前期（受精后2周之内），孕妇对周围环境因素有一定的防御能力。此时的细胞为多向性，能够分化成各种组织。除非药物伤害了受精卵的多数细胞而造成胚胎残废，此时用药相对安全。

器官形成期（受孕后13～56天）为各器官发育阶段，对各种致畸因素都非常敏感，孕妇此时用药必须特别慎重。

器官形成后期为胎儿期（受孕3个月），此时各器官均已形成，药物的致畸作用减弱。但胎儿的神经系统、生殖系统、牙齿仍然在继续成熟，一些药物能够产生副作用。据李时珍著的《本草纲目》，苦参性苦、无毒，茵陈性苦、微寒、无毒，二者均不是妊娠的禁用药，孕妇可以适当使用。

✲妊高症的不良后果

可使孕妇发生肺水肿而导致呼吸困难，通常在产后出现。

由于血压升高而引起脑出血，而且血压越高，出血概率越大，是妊高症最常见的死亡原因之一。

孕妇因肾脏功能受损而出现少尿，严重者发展为急性肾功能衰竭。

孕妇过去本无心脏病，现可在心脏部位出现异常心音。

因抽搐咬伤唇舌，或因昏迷坠地摔伤，还可能因昏迷时喉部的分泌物被吸入肺部而引起吸入性肺炎。

全身肌肉抽搐时，可引起子宫收缩而发生早产。

如果孕妇患上妊高症，会使胎盘功能恶化，胎宝宝因此发育不良。轻者发生宫内窘迫，重者致使胎宝宝死亡。

⊙预防要求

（1）定时去做产前检查。这是能及早发现妊高症的最佳方法。每一次检查，医生都会为孕妇测量血压，化验尿液以及称体重，同时检查孕妇是否有腿部水肿的现象。这些均是判别孕妇患上妊高症的最重要的指标，如有异常即会马上发现，医生可及早对孕妇施以对症治疗，因此使病情得到控制，不

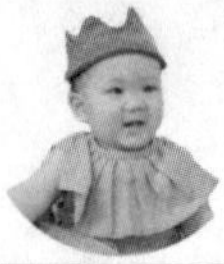

致发展得很严重。

（2）生活规律化。孕妇要避免过度劳累。从妊娠7个月起，不要做过于沉重和激烈的工作及运动，减少家务劳动，感到身体疲乏时即刻去休息。每天必须保证充足的睡眠和安静的歇息，至少在8小时以上，应该中午也休息半个到一个小时。孕妇心态要平稳，情绪不要大起大落。不要长久地看电视。

（3）饮食须均衡。孕妇要多吃新鲜鱼、肉、豆类及豆制品、乳类及乳制品、小鱼、蔬菜和水果，少吃咸和辛辣及有强烈刺激性的调味品，避免过多摄入动物性脂肪及碳水化合物，以免体重过重。

（4）适量做运动。孕妇经常以愉快的心情去散散步、游泳，或去接受森林浴，不但不会造成大的负担，反而能增强孕妇的抗病力。孕妇以运动后身体感到舒适为宜。

（5）避免体重过重。孕妇过胖也容易引起妊高症。一般怀孕几个月后每周体重的增加应在500克以内。若超过500克，身体内就有可能存在水肿，必须马上去看医生。

（6）睡眠取左侧卧位。左侧卧位可使子宫不压迫脊柱旁边的大血管，使得下肢大静脉血管正常回流到心脏，因而可以预防水肿。

✲妊娠第7个月的食谱

1. 珊瑚白菜

原料：圆白菜1000克，青红椒50克，冬笋50克，香菇100克，干辣椒25克，葱、姜各25克，盐15克，白糖400克，醋精25克，红油少许。

做法：将青红椒、干辣椒、冬笋、香菇切成细丝，开水汆透，冷水过凉。葱、姜丝和以上各种细丝下锅煸炒，加糖、醋精、盐后盛出。

圆白菜去老叶，一劈四瓣洗净，开水汆透过凉控干，放入盐、糖、醋精拌匀，浇上红油。将炒好的几种丝放在圆白菜上即成。

说明：本菜肴含有大量的维生素，有益于胎儿的生长需要，在怀孕中晚期应多食之。

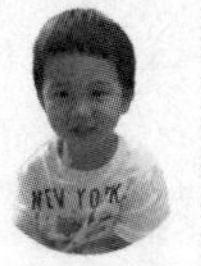

2. 糖醋海带

原料：浸发海带250克，白糖50克，醋50克，香油、酱油、盐、料酒、葱姜末少许。

做法：先将浸软泡发的海带洗净，然后卷成卷，在锅内放上素油加热，下葱姜末煸炒，当发出香味时就可以把调料和适量清水一并加入。最后把海带下锅煮20分钟，即改小火焖烧，直到汤汁浓稠时加香油，就可以出锅装盘。

说明：本菜含有丰富的碘、钙、磷、铁、锌、蛋白质、脂肪、胡萝卜素等多种营养素。

3. 清炖牛肉汤

原料：牛肉200克，香菇50克，熟豆油30克，干辣椒1个，精盐、味精、姜片、葱丝各适量。

做法：把牛肉洗净，切成3厘米见方的小块，放入砂锅。把香菇洗净，去蒂，一切四瓣。砂锅里放进干辣椒、姜片、葱丝、熟豆油、精盐和500克清水，用中火煨3个小时，加入香菇，继续煨1个小时，撒上味精，即可出勺。

说明：牛肉性味甘、温，能补中益气、健脾养胃、强健筋骨、消水肿。本汤尤宜于妊娠后身体虚弱之妇女食用。

4. 清汤百合花

原料：百合花50克，熟豌豆1000克，鸡蛋2个，胡萝卜50克，圆白菜心50克，奶油25克，白糖10克，菠菜50克，土豆50克，精盐、味精、猪肥膘等各适量。

做法：将鸡蛋打开，入碗，放少许精盐，用煎盘烧热，再用一小块猪肥膘把热煎盘擦一遍，把鸡蛋倒入摊成圆片，取出，切成6厘米长的丝。

把百合花用清水浸泡后，洗净，切细丝。圆白菜心洗净，切细丝。土豆、胡萝卜洗净，去皮，切细丝。菠菜去根、老梗，只需嫩叶，洗净，待用。

煮锅烧开水，放土豆丝、胡萝卜丝、百合花丝、圆白菜丝一起入锅，烧开后下菜叶，不等开锅即捞出，沥水，投入冷水中，捞出，沥干。

净锅后，化黄油，放鸡清汤、百合花、圆白菜、熟豌豆、鸡蛋丝、土豆丝、胡萝卜丝、味精、精盐、白糖，调好口味，见开即成。

说明：百合味微苦，性平，能润肺止咳、清心安神，适用于肺虚久咳、虚烦惊悸、神志恍惚、脚气浮肿之人，为常用的保健品。本汤营养价值极高，很适合于孕妇。温热服食，可清肝热，降血压。

5. 山药汤圆

原料：生山药150克，糖150克，水磨糯米粉250克，胡椒面儿适量。

做法：将生山药蒸熟，剥去皮，放入大碗中加白糖、胡椒面儿，拌匀成馅泥。糯米粉揉成软料，将山药馅泥包成汤圆，煮熟即可。

说明：香、甜、糯，补益肾气，适用于身体虚弱的孕妇。

6. 核桃酪

原料：核桃仁180克，大米60克，小枣45克，白糖240克。

做法：核桃仁用开水稍泡片刻，剥去外皮，用刀切碎，用500克清水泡上。大米淘洗干净，和核桃仁泡在一起。小枣洗净，上蒸笼蒸熟，取出，去掉皮核，也和核桃仁泡在一起。将核桃仁、大米、小枣一同用石磨磨成细浆，用洁布过滤去渣。

锅洗净，上火，注入清水500克，把核桃仁浆倒入锅内，搅动，在即将烧开时加入白糖（锅不能大开），待煮熟后，装碗即成。

说明：本食谱出自《滋补中药保健菜谱》，稠浓适口，香甜味美。

7. 黄花肉片汤

原料：黄花菜25克，瘦猪肉100克，猪油、精盐、葱、味精、香油各适量。

做法：将黄花菜用冷水泡发，择去蒂，洗净，挤去水，切成寸段。猪肉洗净切成薄片，抓上水淀粉。葱切成寸段放入盛汤碗内。

勺放猪油烧热，将肉片倒入勺内，迅速划开，炒至肉变色即出勺。

勺洗净放回火上，加猪油烧至六成热，放入清汤，加精盐，将黄花菜下勺煮。待汤开后放肉片，并放味精，淋香油少许，盛入汤碗内。

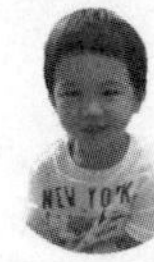

说明：本汤不仅营养丰富，而且可降低血中胆固醇，尤宜于有血管动脉硬化的孕妇食用。

8. 拔丝苹果

原料：苹果 750 克，鸡蛋 3 只，淀粉 100 克，面粉少许，适量白糖、生菜油、香油。

做法：苹果洗净，去皮、核，切成滚刀块，用干面粉拌匀。取一小碗，磕入鸡蛋打散，放入淀粉调成稀糊。油锅置火上，添入生油，烧至六七成热时，将沾匀干面粉的苹果块裹上调好的糊下入炸透，至熟透呈金黄色时捞出，放在碗中待用。

油倒出锅，擦净锅底，加少许清水，再倒入白糖，溶化后，用小火慢慢地炒至糖泡减少、颜色发黄时，将炸过的苹果块放入，迅速翻炒均匀，倒在抹好香油的盘子内即可。

9. 核桃栗子糖羹

原料：核桃仁 50 克，栗子 50 克，白糖适量。

做法：炒熟栗子，去皮，与核桃仁同捣烂，加白糖拌匀，装瓶备用，不限时食用。

10. 姜醋煎茄子

原料：茄子 400 克，姜末、醋、蒜、猪油、精盐、酱油、味精各适量。

做法：把茄子去蒂洗净，从中剖开，刮去籽，在表面横竖划上刀纹，再切成菱角块。蒜切成米粒大小。

勺内放猪油烧热，放进茄子煎 3 分钟左右，待茄子软后，加精盐、蒜、姜末、酱油、醋、清水少许，焖两分钟后加味精炒匀，出勺即可。

11. 白菜烩蘑菇

原料：大白菜 500 克，蘑菇 200 克，豆油少许，精盐、酱油、味精、葱、姜、蒜、香油、料酒各适量。

做法：将白菜洗净片成小片。将蘑菇洗净掰成四瓣。把葱切成葱花，姜、蒜切成末。

将勺放在旺火上，加入少许豆油烧热，放入葱花、姜末和盐炒，马上将

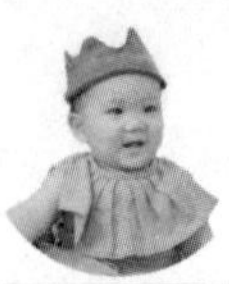

白菜片倒入爆炒，七成熟出勺。

勺内放少许豆油，油热倒入掰好的蘑菇瓣爆炒几下，加入酱油、料酒再翻炒几下，倒入炒过的白菜片，至八成熟时加入葱花、蒜末、味精，淋入少许香油，即成。

说明：鲜嫩，滑脆爽口。

怀孕第8个月（28～31周）

✲胎宝宝的成长

此时胎宝宝的身长为40～44厘米，体重达1500克左右。从这时起，羊水量不再像以前那样增加了。迅速成长的胎儿身体紧靠着子宫。一直自由转动的胎儿，到了这个时期，位置也固定了。由于头重，一般头部自然朝下。

胎宝宝的主要器官已初步发育完毕。男孩的睾丸开始由腹内向阴囊下降。皮下脂开始丰满起来，但皮肤仍有皱纹。听觉神经已经发育完成，对声音开始有所反应。肌肉也更发达，胎宝宝的活动更为激烈，有时会用脚踢蹬子宫壁。此阶段，胎宝宝的心肺等内脏器官和脑、神经系统都发育到一定的程度。

✲孕妇身体的变化

子宫底高28～30厘米，上升到心窝部的下面一点，因此向后压迫心脏和胃，引起气喘，或者感觉胃胀，没有食欲。孕妇还会感到身体沉重，行走不便，经常感到腰背及下肢酸痛；在仰卧时，会因子宫的压迫而感到不舒服。

妊娠纹明显多了。一些人脸上开始出现妊娠斑。有的人还可出现皮肤褐斑或雀斑，多在颜面部位，如耳朵、孕妇额头等处的皮肤。

在思想情绪上，孕妇对妊娠期将结束感到兴奋。

✲生活中应注意的事

（1）孕妇此阶段行动要小心。孕妇身体变得沉重，特别懒得活动，但缓

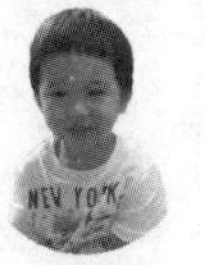

慢的动手并不要紧，主要的麻烦是不易看清脚下。因此，步行和上、下楼梯时要格外注意，一定要踩实了再走。孕妇如果感到子宫收缩腹痛或发胀，就要赶紧休息。孕妇睡眠要充分，平常抓紧一切时间休息，以保证自己的精力。

（2）孕妇注意预防便秘和腹泻，持续性的排便会刺激子宫收缩而引起早产。

（3）孕妇应该注意按时起居，改正不良的生活习惯，节制性生活，不要让身体过于疲劳，不做过于激烈的活动，特别是有流产或早产史的孕妇。

（4）孕妇要注意居家和在外的安全。越来越沉重的身体很容易使孕妇失去平衡感，反应也会变得迟钝，一不小心就会摔倒。所以家里的地板不要上蜡，尽量减少家具的突出部，以防撞击腹部。孕妇不要长久做弯腰或压迫腹部的家务活，将常用物品放在容易取的地方。丈夫要经常检查家里的扶手是否有断裂和损坏。孕妇不要骑自行车去购物，避免因下肢活动剧烈而使小腹充血导致早产。孕妇独自驾驶机动车，可由于肚子太大而操作不灵活，容易发生事故，应尽量避免开车。怀孕 8 个月后要避免乘机出行，或搭乘震动较大的交通工具。

（5）孕妇应及时治疗各种能引发早产的疾病，积极纠正不正的胎位。怀双胞胎的孕妇更要小心。

【提示】孕妇必须注意，要在刚一出现早产症状时就立即去医院，不可延误时机。入院后，一定要保持精神安定，尽可能使妊娠继续下去，以使胎宝宝更易存活。孕妇若早产已在所难免，听从医生对早产儿保暖、吸氧，合理喂养，预防感染等方面的指导，精心照料早产的宝宝。

❇预防妊高症

本月妊娠保健的重点是预防妊娠高血压综合征。本病在孕妇三大死亡原因中居第一位，是孕妇特有的疾病。妊娠高血压综合征对刚出生的新生儿也有影响，严重者会出现发育迟缓、假死、死亡或产生未成熟儿等。妊娠高血压综合征是孕妇的大敌。

⊙妊娠高血压综合征的预防

要预防本病，首先要了解引起本病发生的原因，针对病因进行预防。

（1）妊娠新陈代谢的原因。主要与饮食有关，如盐分、水分的代谢异常引起氨基酸、矿物质、维生素缺乏等。

（2）胎儿、胎盘的原因。如胎盘组织坏死引起功能丧失、血液缺乏等；另外，从胎盘产生的某种特别毒性物质也影响胎儿的新陈代谢。

（3）不能适应由于妊娠使体内发生的异常状态，加上妊娠带来的体内激素失调、肚子太大、增加腹压而引起血流异常等。

（4）某些诱因亦不能忽视。如从前患高血压、肾病、肝病、糖尿病、猩红热等，以及在上一次妊娠中患高血压综合征的孕妇；又如本次妊娠中有多胎、羊水过多的情况，或患有糖尿病、贫血的孕妇；与气温、气压有关，或冬长夏短的环境影响等；年轻的初产妇和高龄的初产妇；妊娠前体重在60千克以上的肥胖型孕妇；有高血压家族病史的孕妇发病率占50%；另外，夫妻不和，对妊娠和分娩有嫌恶感、不安感，以及喜怒不定性格的孕妇。

了解上述导致妊娠高血压综合征产生的原因后，应有针对性地采取下述预防性措施：

孕妇必须定期到妇产科门诊进行产检，在病症轻微时就彻底治疗和控制。

平时要注意饮食调配，少进盐分，多吃含高蛋白质食物，并控制水分的摄入；盐量要视病情的轻重严格控制；辣物、咖啡、米饭等不能过量，以吃到八成饱为宜；要注意保暖和保证睡眠，保持心身安宁，不要操劳过度。

✲预防早产

早产是指孕妇怀孕不到足月就分娩了，确切地说，就是在28～37周之间终止妊娠。早产是新生儿死亡的重要原因。

孕妇早产的原因主要有母婴两方面。胎儿方面的原因主要有：双胎、多胎，胎儿畸形，胎盘位置不正常（如前置胎盘），胎盘早期剥离，胎盘功能不全等。孕妇方面的原因主要有：急性传染病，慢性病（如心、肝、肾等疾病），严重贫血，孕期合并妊高症，子宫畸形，胎膜早破，阴道内上行感染，产前出血，孕期性生活，活动过多，震荡性工作，持重物，外伤，腹泻，咳嗽等。

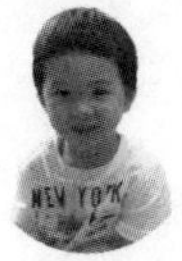

早产不仅使婴儿死亡的可能性增大，而且还会影响到小儿神经系统的发育。因此，孕妇必须重视。

✲妊娠期要谨慎用药

孕妇所服的所有药物都对胎儿有影响。药物引起胎儿异常的情况亦不在少数，尤其是妊娠初期，胎儿的各个器官正在形成，很容易受到外部影响，出现药物所致的畸形。

妊娠早期，往往因未发觉怀孕，孕妇对药物的服用没有引起注意。有的孕妇将妊娠早期出现的发冷、身体倦怠、发烧等误认为感冒症状，而服用从药店买来的药物，之后才发觉怀孕。除月经刚过的很短时间外，其他时间服用药物一定要慎重。

此外，注意药的种类。

（1）感冒药。阿司匹林等水杨酸药物也可引发畸形。抗组胺药和非那西汀对胎儿也有不良影响。

（2）止吐剂。用于晕车和止吐的抗组胺类药有的也可引起畸形。妊娠反应严重时，不要随便服用止吐剂，务必遵医嘱使用。

（3）腹泻剂。服用强力腹泻剂可引起流产、早产。要注意日常膳食和运动，以避免便秘。便秘严重时，要去请教医生。

【提示】预防接种前，要告诉医生已怀孕。

原则上，孕期最好不接受预防接种。因为预防接种是给机体注射少量经人工培育并处理过的病毒或细菌，使之轻微发病，所以对胎儿影响很大。尤其是种牛痘和风疹若使用活疫苗，病原体可进入胎儿，非常危险。但根据不同的疾病，有时需要接受预防接种。预防接种有时还会出现强烈反应。在接受预防接种时，要把怀孕这事告诉医生，请医生给予判断。

✲避免胎宝宝长得太大

孕妇在妊娠 8 ~ 10 个月时，胎宝宝的身体长得特别快，胎宝宝的体重通常都是在这个时期增加的。大脑、骨架、筋脉、肌肉都在此时完全形成，各个脏器官发育成熟，皮肤逐渐坚韧，皮下脂肪增多。若孕妇营养摄入不合理，或者是摄入得过多，就会使胎宝宝长得太大，出生时造成难产。

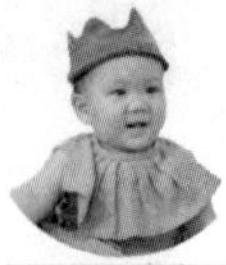

⊙饮食安排

（1）孕妇体重的增长每周不应超过500克。

（2）孕妇要少吃过咸的食物，每天饮食中的盐应控制在7克以下，不宜大量饮水。

（3）孕妇应适当限制糖、甜食、油炸食品及肥肉摄入，油脂要适量。

（4）孕妇应选体积小，营养价值高的食物，如动物性食品，避免吃体积大、营养价值低的食物，如土豆、红薯，以减轻胃部被增大的子宫顶得胀满感。

⊙每天食物品种

主食（大米、面粉、小米、玉米和杂粮）370～420克，蛋类（鸡蛋、鸭蛋、鹌鹑蛋）50克，牛奶500克，肉类、鱼类150克，动物肝脏50克（每周一次），豆类60克，蔬菜500克，水果100克，烹调用油20克。

✲妊娠第8个月的食谱

1. 炒姜丝肉

原料：猪瘦肉150克，姜25克，青椒25克，油、酱油、精盐、味精各适量，绿豆芽150克。

做法：将猪瘦肉洗净，切成6厘米长、3毫米宽的细丝，用酱油拌匀。青椒洗净去蒂去籽，切成丝。姜去皮切成丝。绿豆芽摘去根洗净。

勺内放油，烧热后下肉丝翻炒，八成熟时出勺盛碗中待用。勺内再放油少许，烧热后加入青椒丝和绿豆芽，炒几下后加精盐，再加姜丝合炒几下，倒入肉丝，炒匀后加味精，再翻炒后出勺。

说明：本菜肴中的主料之一是姜，中医认为，姜能温胃散寒，故常吃本菜可健胃，既增加了食欲，又能促进孕妇对营养物质的吸收。

2. 麻辣羊肚丝

原料：生羊肚子1500克，冬笋100克，鲜红辣椒50克，青蒜50克，猪油150克，料酒25克，盐10克，味精1.5克，花椒粉0.5克，香醋15克，汤100克，香油15克，湿淀粉25克。

做法：把羊肚切成5厘米长的丝。冬笋、红辣椒洗净后亦切成5厘米长

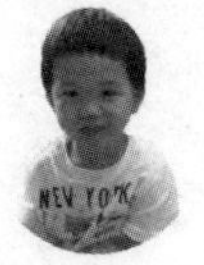

的丝。青蒜同样切丝。将猪油烧沸，下入羊肚丝煸炒出香味，烹料酒，加入冬笋丝、红辣椒丝、花椒粉和盐，炒一下再放入汤、味精、大蒜丝，用湿淀粉调稀勾芡，滴几滴香醋，淋香油，装入盘内即成。

说明：麻辣鲜香，适于做下酒菜。孕妇食之，能开胃健脾，增加食欲和促进对营养物质的吸收。

3. 荠菜粥

原料：新鲜荠菜 250 克，粳米 100 克。

做法：将荠菜洗净、切碎，同粳米煮粥。

说明：补虚、健脾、明目，可供早晚餐温热服食，宜于孕妇食用。

4. 小窝头

原料：细玉米面 400 克，黄豆粉 100 克，白糖 250 克，小苏打 0.2 克，桂花 5 克。

做法：将细玉米面、黄豆粉、白糖、小苏打掺在一起，再逐渐加温水，慢慢揉和，做的与饺子面相仿即可。将和好的面揪成剂，每两做 10 个。再蘸着桂花水团成小窝头，上屉蒸熟即可。

说明：本食谱含有丰富的蛋白质、糖及其他微量元素，非常适合于孕妇食用。

5. 双味鸡球

原料：鸡腿肉 250 克，鸡脯肉 250 克，山楂、梨各 100 克，番茄酱 25 克，白糖 50 克，高汤 150 克，鸡蛋 1 个，红葡萄酒 15 克，素油 750 克（实耗 75 克），精盐、味精、料酒、面包渣、白醋、葱、姜、咖喱粉各适量。

做法：将鸡脯肉洗净切块剁成茸，做成丸子入锅汆熟捞出。山楂洗净，去籽。梨洗净去核，切成滚刀块。鸡腿肉拍松，切菱形块，用精盐、味精、料酒抓匀，腌渍入味，然后裹匀蛋液，滚上面包渣待用。

炒勺上火，放素油烧至七成熟时，将裹匀面包渣的鸡腿肉入勺，炸至八成熟后捞出。待油再烧至八成熟时，复下鸡腿肉，炸成金黄色，捞出，沥油，盛入盘的一边，撒上少许精盐和咖喱粉。

勺内留约 50 克油，投入葱姜炒出香味，放红葡萄酒、白糖、精盐、味

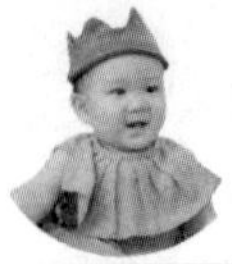

精、高汤、醋、番茄酱烧开，倒入煮熟的鸡肉丸、山楂、梨块，用文火煨至入味，然后捞出盛入盘的另一边，再将原汁旺火熬稠，浇在上面。盘中间放梨块或其他时鲜绿叶菜将两味隔开即成。

说明：红黄双色，甜咸味美。

6. 菊花火锅

原料：鲜鱼肉400克，鸡肫3个，猪腰200克，生鸡脯肉150克，鲜白菊花数朵，油条两根，油炸粉条25克，油炸花生米150克，油炸馓子两把，菠菜心150克，豌豆苗150克，香菜100克，白菜心150克，姜末12.5克，胡椒粉1.5克，精盐10克，酱油5克，味精1.5克，绍酒10克，清汤125克。

做法：将鱼肉片成长6厘米、厚3毫米的片。鸡肫洗净、去肋，切成薄片。猪腰去腰臊，与鸡肉同片成长3厘米、宽2.4厘米的薄片。以上四种片称为“四生片”，分别摆于4个七寸盘内成风车形。取碗1只，放入精盐（2.5克）、绍酒、酱油调匀，洒在各生片上，再撒上姜末（2.5克）待用。

将油炸粉条、馓子掰断，油炸花生米去衣。油条切段。以上四种原料分别放入4个五寸盘内（临上桌时，分别再用油炸一次，保持酥脆，称为“四油酥”）。

白菜心抽去筋，与豌豆苗、菠菜、香菜洗净后分别盛入4个五寸盘，称为“四鲜菜”。

将大的鲜白菊花数朵（忌用药菊）切去花蒂，抽去蕊，仍以菊花原形摆在盘内。姜末（10克）、葱花、胡椒粉、味精、精盐（7.5克）分别摆在5个二寸碟内。

炒锅放在旺火上，加入清汤，放入鱼骨（取鱼肉的骨），烧沸约5分钟，用漏勺捞尽鱼骨，将汤加入酒精火锅内，为“鱼羹汤”。

餐桌上放一托盘，盛入适量清水，将酒精火锅放在上面，分别摆好“四生片”“四油酥”“四鲜菜”、菊花及5个味碟，并按食者人数配以蘸味的汤杯。吃时将酒精点燃，锅内汤沸，食者取料自调味自烫而食。

说明：此菜出自《中国八大菜系菜谱选》，口味丰富，脆嫩清香，汤鲜

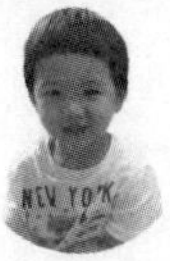

醇浓，别具风味。

7. 二冬芹菜

原料：嫩芹菜500克，水发冬菇50克，冬笋100克，精盐7克，姜末5克，白糖3克，味精1克，芝麻油15克，植物油10克。

做法：将芹菜去根，摘去老叶洗净，放入开水锅内焯烫，用筷子搅几下便捞出，控干水分，切成3厘米长的段，用5克精盐相拌。将冬菇、冬笋切成丝。

锅置旺火上烧热，加植物油，下姜末、冬笋丝及2克精盐炒至九成熟时，下冬菇丝、白糖和味精，翻炒后即盛出，待凉透后与芹菜、芝麻油相拌即可。

说明：本菜出自《普通菜的高级烹饪法》，三色调和，清香爽口，为佐餐佳肴。

8. 奶油水果

原料：苹果、菠萝、樱桃等各色水果，糖25克，奶油30克，葡萄酒1瓶。

做法：先将奶油、糖放入食品加工机中搅匀，备用。苹果、菠萝用食品加工机切成片。将一勺糖加葡萄酒放入切好的水果片中拌匀。水果装盘后浇上搅好的奶油，樱桃点缀其上。

说明：色泽鲜艳、果味醇香、清爽酸甜。

9. 糖醋萝卜

原料：萝卜250克，白糖100克，醋50克。

做法：把萝卜洗净切成细丝放在盘内，把白糖放入碗内，加上醋，溶化浇到萝卜丝上即成。

10. 鲜蘑烩鸭腰

原料：鲜蘑菇50克，豆腐150克，豌豆苗25克，净笋25克，盐适量，味精2克，姜汁10克，湿粉芡25克，鲜汤250克，香油10克，花生油15克。

做法：将豆腐捺成泥，加盐、味精调匀，取调羹勺2个，里边抹入少许

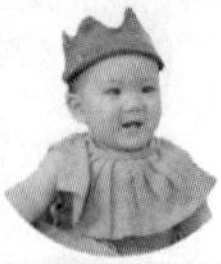

油，将调好的豆腐放在勺内，上笼蒸 5 分钟。冷凉后取出用刀直剖为二，成鸭腰形状。鲜蘑菇、笋切成 2.6 厘米长的薄片，放在汤碗内。

锅放火上倒入花生油，烧热后投入鲜蘑、笋片煸炒，加入鲜汤、盐、姜汁，烧开后放入“鸭腰”，以小火煨 3 分钟，加入味精、豌豆苗，勾入稀薄芡，淋入香油出锅盛入碗内即可。

说明：此菜中蘑菇鲜软、豆苗色绿清香、汤浓味鲜。

怀孕第 9 个月（32～35 周）

✲胎宝宝的成长

胎宝宝身长 45～48 厘米，体重在这 4 周里增加了 1000 克左右，大约有 2500 克了。全身开始长皮下脂肪，身体变成圆形，皱纹也少了，皮肤有光泽。长满全身的细毛（毳毛）开始逐渐消退，脸上和肚子上的细毛已经消失。指甲很快长出，直达指尖，但是不会超过指尖。男孩子的睾丸下降至阴囊中，女孩子大阴唇隆起，左右紧贴在一起，也就是说，生殖器几乎已完备。到这时，肺和胃肠也都很发达。胎儿已具备呼吸能力，喝进羊水能分泌少量的消化液。尿也排泄在羊水中。因此，胎宝宝若在这个时期娩出，有在暖箱中生长的能力。

✲孕妇身体的变化

该月末，孕妇子宫底高 28～39 厘米，上升到心脏和胃，引起气喘，或者感觉胃胀，没有食欲。分泌物更加多，排尿次数也更加频繁。

体重继续增加，全身倦怠，腰腿容易疲劳。阴道和子宫下部逐渐变软，白带增多。乳头有时泌出稀薄的乳汁。

✲生活中应注意的事

⊙充分休息

这一时期由于腹部迅速增大，睡眠不好，身体易疲劳。白天可以躺一下或做些轻微的活动，得到充分休息。另外，还要避免活动不足，可以适当散步和做些家务，尽量注意使生活有节奏。

仍在上班的孕妇应当从这个月中旬开始休产假。即使身体健壮，也须做分娩前的准备。如果过于勉强而导致早产，会给同事添麻烦。

⊙容易水肿

由于支撑沉重的腹部，腿、脚易出现水肿。严重者，脸、手也会水肿，戒指可能会戴不上。出现蛋白尿时，要考虑有可能是妊娠中毒症，须请教医生。注意控制盐的摄取量，安心静养。

⊙每天进行分娩练习

为减轻分娩时的痛苦，使分娩顺利，每天坚持练习分娩配合动作和呼吸法，直到练熟为止。

⊙走路注意脚下

由于腹部膨大，有时会看不清脚下而跌倒。如果有扶手时，一定要抓住扶手。弯腰穿鞋会很费劲，但绝对不能拖拉着鞋走路。要穿包脚后跟的鞋，不要穿凉鞋。

⊙每天洗澡

由于分泌物增多，要勤换内裤，每天洗澡，保持清洁。一旦突然出现临产征兆而须住院时，不可能再洗头，所以，如有条件要每天洗头。

另外，乳腺发达，开始有少量乳汁分泌。泌出的乳汁干结在乳头表面，堵塞乳腺管出口。可以清除干净后涂上润肤膏或小儿润肤油。乳头的保护对于产后哺乳非常重要。

⊙做好随时住院的准备

除准备好住院所需的物品外，还要与家人商量好突然阵痛时怎么办，向丈夫交代住院期间家中的一些事。

✲助产呼吸技巧练习

孕妇分娩到来之际，真正的宫缩开始时，一阵紧似一阵的疼痛常使孕妇不知所措，不知道应该怎样帮助自己渡过这一难关。孕妇若能在分娩之前经常“操练”有助于分娩轻松进行的呼吸技巧，一旦临产，就会心中有数，镇定自若。进行呼吸技巧训练，不但能够减轻宫缩疼痛，还可使孕妇积极与助产医生配合，使宝宝尽快顺利生下来。

第一产程呼吸练习：

当宫缩疼痛开始时，深深地吸一口气，然后慢慢地呼出。孕妇练习时可以5秒钟作为标准，心中默默地数1、2、3、4、5，让自己有一种将气体储存在腹中的感觉，然后将气一点一点慢慢地呼出，从嘴里或鼻里都可以，呼气时间是吸气时间的2倍。

孕妇按照这样的方法反复做4～5次后，呼吸要逐渐变得短而浅一些，直到呼吸恢复自然状态。接着，孕妇继续微呼吸，待感到宫缩减弱为止。再连续做4～5次深吸气、慢呼气的练习，每次逐渐加深，直至宫缩停止。

【提示】在临产第一产程结束时，孕妇宫缩加强，可能会出现呼吸被抑制，甚至挤压的感觉，若按上述方法去做，就会得到缓解。还有，往外呼气时不要用嘴吹气，一定要向外送气。

第二产程呼吸练习：

1. 屏气呼吸。当宫口开全后，才需要这种呼吸技巧，因为产妇会有急迫向下推挤的感觉。孕妇在每次宫缩开始时，深深吸气，并用力向下屏气，以推挤胎儿前进；当宫缩结束时，吸气应缓慢并且加重，然后慢慢呼气，直到下次宫缩开始。

【提示】通过反复练习来巩固这一技巧。孕妇在做这个练习时，应采取仰卧、双膝弯曲、两腿分开、头和双肩抬高的姿势。

2. 哈气呼吸。孕妇采用张嘴短促的哈气呼吸，即“哈”“哈”，不可发出声音，身体也不可用力。

【提示】孕妇练习深呼吸时，以30秒为一次宫缩时间，逐渐增加训练，直到能达到以60秒为一次宫缩为止。

✲防治静脉曲张

孕妇在妊娠晚期，在小腿、脚背及外阴部经常能够见到蚯蚓般曲张的条状物，呈现出青色，形状突出，于腿上蜿蜒而行，这就是静脉曲张。它通常使孕妇感到有些发胀、酸痛、麻木和乏力。由于日渐增大的子宫压迫大血管，使下半身回到大血管内和心脏的血液受阻挡，从而淤积在下半身的静脉中，使得静脉发生扩张。有时，血液积聚呈球状，血管壁非常薄，极易破

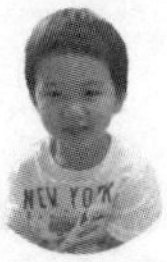

裂。倘若破裂，将会血流如注，对孕妇和胎宝宝都非常危险。孕妇若形成了静脉曲张，在生活中必须多加防护：

（1）孕妇在刚有静脉曲张的时候，既不要长久站立，也不要久坐不动，应该经常变换体位休息。孕妇久坐，要经常活动脚部，每次蹲厕不要时间太长。如果条件允许，把两腿抬起以利静脉血回流。当外阴静脉怒张时，适当卧床休息。

（2）孕妇每天起床后，趁静脉曲张和下肢水肿较轻时，穿上高弹力的尼龙袜，或在小腿缠上有弹力的绷带，外阴部可用弹力月经带，待到晚上取下，内衣不要过紧地勒在腹部。这样不仅能减轻静脉曲张的症状，还可避免磕碰等外伤造成的出血及感染。

（3）孕妇睡眠时，用枕头垫高双腿，以促使静脉血回流。避免用过冷或过热的水洗澡，与体温相同的水温适宜。

（4）孕妇要注意防止便秘，若有慢性咳嗽或气喘，应彻底治愈，以此减轻静脉压。少吃高脂肪食物、甜食及糖。

（5）孕妇若有外阴静脉曲张，应及时就医，因为外阴静脉曲张的同时通常伴有外阴道和子宫颈的静脉曲张。如果不采取措施，临产时，胎宝宝的头经过时可发生静脉破裂出血。禁止孕妇骑脚踏车，禁止性交。

✲痔疮的烦扰

痔疮在孕妇当中发病率高达66%。主要是因为孕妇妊娠晚期，膨大的子宫直接压迫在直肠上，妨碍了直肠内的痔静脉丛血液回液，造成此处血液淤积，从而形成痔疮。早期的症状是便的外表带有血迹，或便后肛门滴血，严重时血液可喷射而出。一般内痔有坠胀感，外痔有痒及发胀感。形成血栓性外痔时，疼痛剧烈，行走困难，甚至还会引起头昏、气短、乏力、精神不佳等贫血症状。孕妇非常烦恼，若是采取科学的防治方法，孕妇痔疮的烦恼一定会减少。

（1）防止和积极治疗便秘，保持排便通畅，以减轻直肠静脉丛的淤血情况。孕妇应该养成每天早上定时排便的习惯，如先喝一杯凉开水，再吃早餐，加强直立反射和胃结肠反射，有利于促进排便。孕妇有排便感时不要忍着。若大便郁结难以排出，可以喝些蜂蜜、麻油以及液状石蜡等，由此避免血管破裂出血而导致的剧痛和便血发生以及形成痔。孕妇在便秘时，不能使用番泻叶、大黄等泻药，以防引发流产。

（2）少吃辛辣刺激性食物。除了保证丰富的营养外，孕妇要多吃含纤维素的蔬菜、水果和粗粮，并注意少量多次喝水。

（3）形成痔疮，孕妇要多卧床休息，不要久坐、久站，适当出去散散步，做力所能及的运动。

（4）每天用温热的1：5000的高锰酸钾粉溶液进行热水坐浴，也可每天用温水或野艾煎水熏洗肛门。熏洗后外涂痔疮膏，或在肛门内塞入痔疮锭，可以消炎、止痛、止血。

（5）经常做“提肛运动”，能够改善盆腔血液循环，增加痔静脉丛血液的回流，因此减轻淤血，而使痔疮自愈。方法为做忍便的动作，将肛门括约肌往上提，同时吸气内收肚脐；然后放松肛门括约肌，呼气，一切复原。如此反复，每次做15～30次，每天早晚做一次。早上适宜在起床前躺着开始做，这样容易促使便意产生。

✲产前诊断

在妊娠第9个月，孕妇应该重视产前诊断。

1. 高龄初产妇，即35岁以上的第一胎孕妇。高龄初产妇的染色体变异较多，应及早做产前诊断。

2. 有死胎、死产、多次早产或习惯性流产历史者。

3. 曾生过畸形儿、痴呆儿或代谢性疾病婴儿的孕妇。

4. 妊娠早期接受过大量放射线照射，感染过病毒，接触过大量化学药物，使用过影响胎儿发育的药物的孕妇。

5. 羊水过多的孕妇。

6. 本人或配偶一方有遗传病家族史，有过染色体病或携带染色体病的孕妇。

7. 亲属中有先天性疾病或染色体异常的孕妇。

✲孕妇子痫的预防与监护

子痫是威胁孕产妇健康甚至生命的四大疾病之一，一般发生在妊娠晚期

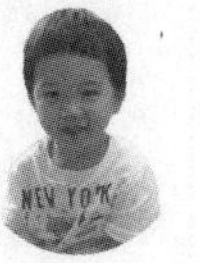

或产后不久，发生在产前最为常见，被称为产前子痫。主要症状是水肿、高血压和尿中有大量蛋白质，同时伴随头痛、眩晕、眼冒金星、视力模糊、上腹部不适、呕吐等，如得不到及时处理，甚至可能发生抽搐、昏迷。先是眼球突然固定不动、瞳孔放大，几秒钟后全身抽搐、身体僵直，15～20 秒钟后，抽搐更为剧烈，牙关上下咬动，口吐白沫或鲜血，面色发紫，呼吸暂停。此后约 1 分钟，呼吸恢复，进入昏迷状态，通常在半小时后清醒过来。轻者抽搐几次后不再发作；重者则重复发作，昏迷不醒，甚至死亡。

饮食、睡眠、休息的合理调节是预防子痫的重要措施。孕妇应该多吃些蛋白质丰富的食物，多吃蔬菜，并补充铁剂和钙剂，可口服安尔康，少吃或不吃盐腌食品。孕妇注意多休息，适当增加睡眠时间，使用左侧卧位有利于改善胎盘的血液循环。

预防子痫的最重要的措施是做好产前检查。孕妇若有头痛、头昏、眼花等症状应及时住院治疗。体型矮胖，营养不良，特别又伴有严重贫血或原发性高血压、慢性肾炎、糖尿病的产妇，更容易发生子痫。应该格外注意，冬季和初春寒冷季和气压升高的情况下，子痫发病率较高。孕产妇在这些季节，更应加强产前检查，以防不测。

孕妇一旦发生子痫怎么办呢？要把病人置入安静的暗室里，避免声光刺激。为了防止病人牙齿咬动时伤及唇舌，可用压舌板或筷子隔在病人上下臼齿之间，并且把病人的脸部偏向一侧，以便白沫或鲜血流失。禁止饮食。为了防止病人在抽搐时从床上跌落，应有专人看护并在床上绑上护栏。同时，要密切注意病人的体温、脉搏、呼吸及血压的变化。若发现病人阴道流血或流羊水，应及时就医。

产前子痫病人若能得到积极的治疗和护理，则可转危为安。

✲妊娠第 9 个月的食谱

1. 木耳粥

原料：黑木耳 30 克，粳米 100 克，大枣 3～5 枚，冰糖少许。

做法：先将木耳浸泡半天。再用粳米、大枣煮粥，待煮沸后，加入木耳、冰糖适量，同煮为粥。

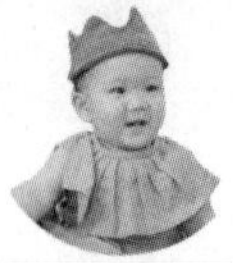

说明：润肺生津，滋阴养胃，补脑强心，适用于体质衰弱，虚劳咳嗽，以及慢性便血者食用。孕妇食之，对胎儿发育有利。

2. 羊肉氽丸子

原料：羊红肉100克，蛋清1个，酱油、绍酒、黄瓜片、葱花、姜末、味精、湿粉面各少许。

做法：将羊肉剁成肉泥放在盘内，加入蛋清、酱油、绍酒、粉面、葱、姜拌起，分三次放5克水搅起。锅置火上，加水。水沸后，把肉挤成小丸子放在锅内氽透，撇去浮沫，放入酱油、黄瓜片、味精、绍酒，倒在碗里即成。

说明：此菜香嫩利口。

3. 山楂香橙露

原料：山楂肉50克，橙子两个，荸荠粉25克，糖100克。

做法：山楂肉加水用砂锅煮烂，用洁净纱布隔渣留汁。橙子捣烂用纱布滤取橙汁。两汁混合，放锅中煮沸，加入白糖、荸荠粉勾薄芡即可。凉后食用。

4. 五丁鲜贝

原料：鲜贝300克，竹笋25克，冬菇25克，鲜红辣椒25克，芹菜25克，鸡蛋（蛋清）2颗，精盐4克，黄酒10克，猪油250克，淀粉5克。

做法：鲜贝用蛋清上浆。竹笋、冬菇、鲜红椒、芹菜切成小丁。

锅上火烧热，放猪油烧至100℃时，下浆好的鲜贝，划散至炒熟，倒出沥油。

锅中留少许油，倒入切好的配料，炒至九成熟时，加水半勺，放盐，烧开后用湿淀粉勾芡，迅速倒入鲜贝，翻炒几下，同时淋上黄酒，起锅装盘。

说明：本菜五色纷呈，口味鲜美，鲜贝滑嫩。

5. 八宝薯蓣糕

原料：鲜山药250克，赤小豆150克，芡实米30克，白扁豆、白茯苓各20克，乌梅4枚，果料及白糖适量。

做法：将赤小豆制成豆沙，加白糖待用。将茯苓、白扁豆、芡实研成细

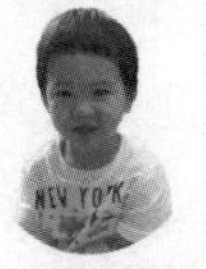

末，加少量水蒸熟，鲜山药蒸熟去皮，一起拌匀成泥状。

将泥状物在盘中薄薄铺一层，再将豆沙铺一层，如此铺6～7层，成千层糕状，最外一层及表面点缀上适当果料，上锅再蒸，熟后取出。将乌梅、白糖熬成汁浇在糕上即可。

6. 冰糖银耳

原料：白木耳10克，冰糖30克。

做法：将白木耳用清水浸泡2小时左右，然后拣去杂质，放在盆内，倒入沸水，加盖焖泡30分钟，使之泡发膨胀，剪去蒂部末梢，用清水洗净，分成片状，与冰糖一同放入锅内，加清水1000毫升，先用武火煮沸，再用文火煎熬60分钟，以白木耳熟烂为度。

7. 雪花母鸡

原料：母鸡300克，熟鸡油15克，鸡蛋白5克，味精0.5克，猪油0.4克，干团粉5克，料酒5克，上等糯米10克，精盐0.15克。

做法：把糯米洗净浸着备用（约浸2小时）。将鸡剔骨，切成4大块，再切成2.5厘米见方的块状，先放精盐、味精、料酒等浸泡半小时，使之入味。蛋清与干团粉调和成蛋糊状。把预先浸泡好的糯米平铺在盘上，把腌好的鸡块蘸上蛋糊，放在盛糯米的盘里滚上米粒，应注意滚抹均匀。滚好后把鸡块逐一放涂有一层猪油的盘子里上屉旺火蒸3～4小时，取出，然后把滤出的鸡汁和鸡油再淋在鸡块上即成。

8. 豆渣鸭子

原料：填鸭一只，约重2000克，豆腐渣500克，豆油、猪油各适量，葱段、姜块、精盐、酱油、料酒、胡椒面儿、辣豆瓣酱各适量。

做法：将鸭子开膛，去五脏和舌、足、臊以及翅尖的一段，洗净，控去水分。将葱段、姜块拍破。用盐揉鸭身，抹上一点料酒和酱油腌两小时，然后用油炸成黄色，捞出放入容器内（肚向下），加入葱、姜、料酒，上屉用旺火蒸烂。

同时，把豆腐渣放在另一容器内，上屉蒸约一小时，取出用净布挤去水分。将锅烧热，加入猪油，油热时放入辣豆瓣酱，炒干水分，淋入鸭的汁烧一会儿。再把豆腐渣倒入，调好味，炒成糊状。这时，把鸭翻扣盘中，撒豆腐渣即可。

说明：本菜味浓酥烂。

9. 猪肾粥

原料：猪肾100克，大米120克。

做法：将猪肾除去腰臊洗净，放入锅内，加入适量水，烧开煮成汤。将大米淘洗干净，放入猪肾汤内，用慢火煮熟，即可食之。

说明：色白味美，补益肾气。

10. 素烧土豆

原料：土豆200克，植物油10克，酱油10克，精盐3克，姜3克，葱3克，味精少许。

做法：将土豆去皮洗净，切成薄片。油锅先煸葱、姜，再下土豆片翻炒，加入酱油和盐，略加点水，炒熟即成。

11. 苦瓜猪瘦肉汤

原料：鲜苦瓜200克，猪瘦肉100克，食盐少许。

做法：将苦瓜去核切块，猪肉切片，加清水适量煲汤，用食盐少许调味。

说明：清暑除热，为夏季保健之佳品。

12. 冰糖冬瓜盅

原料：小冬瓜（未脱蒂的）一个，冰糖适量。

做法：将冬瓜洗净，刷去毛刺，切去冬瓜的上端当盖。挖出瓜瓤不用，在瓜中填入适量冰糖，盖上瓜盖，放锅内蒸，取水饮服。

13. 油煎青椒

原料：青椒400克，油50克，精盐、酱油、醋、蒜各适量。

做法：把柿椒去蒂洗净，蒜瓣捣成泥状。锅内放油烧热，放入青椒煎约3分钟，待表面起泡时，用勺将辣椒压扁，放入精盐、蒜泥、酱油、醋和清水少许，焖两分钟出勺即可。

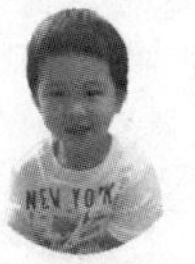

14. 熏鱼

原料：青鱼（中段）500 克，肉汤 200 克，素油 500 克（耗 70 克），黄酒 25 克，酱油 50 克，姜、香葱、盐、花椒、八角、桂皮、味精适量。

做法：先在锅内放底油，把肉汤、酱油、姜（拍碎）、香葱（打成结）、八角、花椒、盐、桂皮一起下到锅里，旺火烧出香味，下进味精制成卤汁备用。

将鱼洗净，从背部开刀分两半，斜刀切成 1 厘米厚的片，加酱油、黄酒拌匀腌 10 分钟。再滑好锅，将素油倒进烧到七成，把切好的鱼片分批下锅炸，炸到金黄色捞出，立即放到烧好的卤汁中熏，边炸边熏即可。

15. 什锦五香黄豆

原料：黄豆 1000 克，水发海带 200 克，胡萝卜 200 克，大料、花椒、精盐、味精、酱油、葱花、姜末、桂皮各适量。

做法：将黄豆提前 12 小时用温水泡上，泡开后，用温水淘洗干净。将发的海带洗好，去掉泥沙，切成菱形 3 厘米块。胡萝卜洗净，切成菱形块。

把黄豆放入锅内，加入水（水要没过黄豆 1.5 厘米），置旺火上烧开，撇去浮沫，加入大料、花椒、桂皮、精盐、酱油，用小火煮开，煮至七成熟时，加入海带、胡萝卜、葱花、姜末，继续用小火煮，待胡萝卜、海带、黄豆熟烂时，加入味精翻拌，即可出锅。

说明：此菜咸香熟烂，冷热均可食用。

怀孕第 10 个月（36 ~ 39 周）

✲胎宝宝的成长

这阶段胎宝宝身长 48 ~ 50 厘米，体重达 3000 克左右，皱纹已消失，变成了淡红色的胖乎乎的胎儿了。头盖骨变硬，指甲也长到超出手指尖。头发有 2 ~ 3 厘米长。细毛几乎看不见了。胎脂在后背、屁股、关节等处已达稍许可以看到的程度。

胎宝宝在这个月末就要出生了。呼吸、消化、泌尿系统等器官已全部形

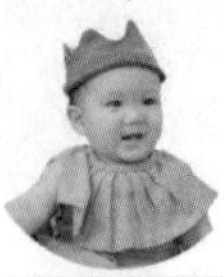

成，胎儿的脑和内脏更加健全。胎儿已经可以作为一个人在体外独立生活了。

还有，胎宝宝的头已进入母体的骨盆之中，身体的位置稍有下降，胎动比以前更加频繁。

❉孕妇身体的变化

孕妇子宫底高已达到30～35厘米。由于胎儿下降，感到腹部的隆起多少有些靠下了。因为下降的子宫压迫膀胱，尿频更为明显，而且阴道分泌物增多起来。由于肚皮胀得鼓鼓的，肚脐眼也消失了，成了平平的一片。胎儿压迫胃的程度渐小，胃舒服了，食欲也增加了。而且，孕妇常感到肚子发胀，子宫出现收缩的情况。这种情况如果每日反复出现数次，就是临产的前兆。子宫收缩时，把手放在肚子上，会感到肚子发硬。

❉生活中应注意的事

此阶段，孕妇应尽量抛开不安与担心，用轻松的心情考虑产后的事情。一过36周，产前检查要每周进行一次。面临分娩，为了尽早捕捉到异常，必须去接受检查。

准备住院，要注意以下事项：

（1）清洁身体。尽可能每天洗澡，清洁身体。淋浴或只擦擦身体也可以。特别要注意外阴部的清洁。头发也要整理好。

（2）保持正确姿势。绝对不要做对母体不利的动作，避免向高处伸手或压迫腹部。

（3）注意休息。充分摄取营养，充分睡觉、休息，以积蓄体力。初产妇从宫缩加剧到分娩结束需要12～16小时。

（4）严禁性生活。性生活可能造成胎膜早破和早产。

（5）不要一个人外出。不知道什么时候在哪儿开始宫缩，因此要避免一个人在外边走太远，最多买买菜或短途散散步。

❉临产前的征兆

到了临产的月份，不知什么时候开始分娩，心里没个底，出门也安不下心来。但是，一般来说，分娩不是突然开始的。母体和胎宝宝在一步一步地

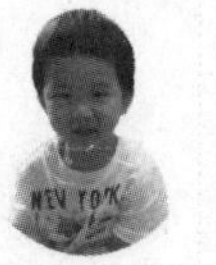

做好分娩的准备以后，才送来信号。

以下状况是临产的代表性征兆。这些征兆不见得所有的人都有表现，而且表现的程度也不同。即使出现这些征兆，也不是说马上就分娩，只是感到“快了”，不必住院。

⊙胃部的压迫感消失

怀孕中随着胎儿的成长而变大的子宫的子宫底，在怀孕 35～36 周时最高，以后渐渐地降下来。这是因为随着分娩的临近，子宫口和产道变软，胎头下降到骨盆里。由于一直压迫胃部和胸部的子宫下降，胃部的不舒畅感消除，消化不良、胃难受等现象消失，所以吃饭吃得痛快了，呼吸也舒畅了。

⊙下腹部疼痛，腹胀

到了怀孕晚期，会感到一日数次肚子发硬、发胀。有的人还会感到疼痛。这是因为子宫在不规则地收缩，要跟临产的宫缩区别开，这叫作假临产，是临产先兆之一。这种子宫收缩如以 15 分钟左右的间隔有规律地进行的话，就是临产信号——真正的宫缩了。

有的孕产妇没有感觉到假临产，就开始了真正的宫缩。

⊙尿频

胎头由于下降，压迫膀胱，引起尿意增多。有一点尿就想去厕所，有时到了厕所又尿不出，或尿完后又马上想去。

⊙腰痛、大腿根发胀

大腿抽筋、腰痛也是临产征兆。有时步履艰难，耻骨部分疼痛。这是因为胎儿的头部下降，压迫骨盆内神经而表现出的症状。

⊙分泌物增多

为准备生产，子宫颈管张开，所以阴道分泌物增多，是透明的或是白色有黏性的分泌物。如果出现茶色带血的分泌物，就该住院了。

因此，在怀孕晚期，必须经常注意分泌物的性状。

⊙胎动次数减少

一直活跃的胎动渐渐变得迟缓了。这是由于子宫一再收缩使得婴儿难以活动，也由于胎儿临近分娩，胎头的位置已固定。在胎动的感觉方面，每个人都不一样，但是没有突然停止的。

⊙肾脏有沉重感

因子宫神经支配的关系，肾脏附近（腰部稍靠上一带）有不舒畅的沉重感。

✲孕妇怎样掌握住院的时间

（1）见红（带血的分泌物）。流出带血的颈管黏液分泌物叫作产兆或见红。这是由于胎儿位置下降，包着胎宝宝的卵膜从子宫剥落流出的血液掺在颈管黏液中。

（2）宫缩（有规律的子宫收缩）。如果感到有规律的子宫收缩，就是真正的分娩开始的信号。最初宫缩的间隔为1小时或30分钟，不久间隔就缩短，而子宫收缩的时间延长，收缩和疼痛也更厉害。如果宫缩的间隔每10分钟1次，就要联系住院。若是经产妇的话，因为分娩的速度快，宫缩间隔是15～20分钟时，就应住院。宫缩开始后，要看着表计算一下间隔和持续时间。

（3）胎膜早破（异常）。胎膜早破是指包着胎宝宝的膜过早破裂，流出羊水。这在正常情况下是子宫开到胎儿的头部可以通过的程度时才发生的。但偶尔也有在子宫口开全以前就破膜，或在宫缩开始前就破膜的。如果破膜了，不管子宫有无收缩，也别管是深夜还是凌晨，应马上去住院。

要立刻做应急处置，给孕妇垫上干净的脱脂棉，尽量抬高其臀部，严禁洗澡，快速送孕妇去医院。破膜有时同尿不好区别。吸到脱脂棉上看看，破膜所流出的羊水的颜色比尿的颜色浅，呈淡黄色，是滑溜的液体，有一股甜酸的味道，能够与尿区别开。

（4）其他异常。除了破膜以外，腹痛剧烈，有月经样出血时，可怀疑是胎盘早期剥离或前置胎盘，应立即去医院。

（5）避免过胖。为了分娩，增加营养、积蓄体力是必要的，但这一时期，体重如以每周500克以上的速度增加，应引起注意。过多的脂肪蓄积会增加母体的负担，造成难产。

最令人担心的是妊娠中毒症。该病的特征之一便是妊娠后期体重急剧增加。

（6）做好分娩的思想准备。随着临产日期的迫近，心中不免产生能不能生个健康的宝宝、分娩能否平安等不安情绪。尤其是初产妇，由于对分娩的恐惧，易神经紧张，失眠。然而，漫长的妊娠期都已平安无事地过来了，要相信自然力，树立“一定能顺产”的信心。总之，分娩最终既要靠自己的力量，也要依靠婴儿的力量。只要母子都很健康，就一定会自然顺产的，不必过于担心。

（7）不要过分拘泥于预产期。婴儿并不只限于预产期那一天出生。只要在预产期前 3 周、后 2 周（包括预产期当天）这一段时间出生，都为足月产。所谓预产期是估计的一个时间范围。

初产妇往往分娩推迟。但只要接受产前检查，按医生指导去做，就不必担心。

如果超过预产期 2 周以上仍不分娩，则由医生来决定是人工催产还是再耐心等待几天。

✲如何应对可能出现的症状

⊙子宫外孕也会出现剧烈腹痛

孕期有时感到轻微的腹痛。妊娠末期，有时一天会出现几次轻微腹胀。这些都是生理现象，不必担心。但出现剧烈腹痛或腹痛不止时，有可能是异常，应立即去医院检查。

异常包括流产、子宫外孕、卵巢囊肿，有时并发阑尾炎、输尿管结石等，以上是妊娠初期异常。妊娠末期异常除流产、早产外，还有子宫肌瘤、阑尾炎、结石并发症、子宫破裂等严重的异常。

⊙水肿是妊娠中毒症的症状之一

妊娠期间，脚容易出现水肿。用手指按压脚背或小腿，会出现凹陷。这是因为随着子宫的不断增大，静脉受压，体液循环受阻，组织细胞间体液蓄积造成的。如果将脚垫高，经过一夜睡眠，水肿减轻的话，就完全不必担心。但是，水肿是妊娠中毒症症状之一，对母子都有危险，因此，若出现下

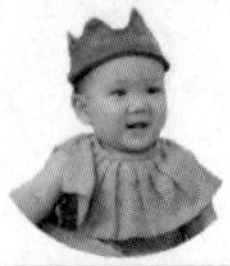

述症状时，要请医生检查。

（1）面部和手、脚经常水肿。

（2）用手指按压小腿和脚背有凹陷，并且容易恢复。

（3）尿量急剧减少。

（4）体重1周增加500克以上。

⊙羊水过多症，腹部急剧增大

腹部急剧增大时，应考虑羊水过多症或双胞胎。

从妊娠16周开始，腹部迅速增大，当20孕周的腹部约相当于36孕周大小时，应考虑是急性羊水过多症。当20孕周的腹部比同孕周孕妇大，并随着时间的推移继续增大，应考虑是慢性羊水过多症。不管是急性还是慢性，都要请医生检查。医生可用超声波检查来判断究竟是什么原因引起的腹部急剧增大。

⊙腹内胎儿胎动停止

正常情况下，胎动从孕16~19周开始，到产前1~2天因腹胀、腹痛停止。因此，在应当胎动的期间内感觉不到胎动时，有可能是胎儿死亡的先兆。以往胎动正常，突然一天或更长时间感觉不到胎动，或腹部不再增大时，必须去医院检查。

⊙视物不清

眼睛发花，看东西模糊不清，主要由疲劳、贫血引起，或因维生素、钙缺乏所致。

但妊娠后期与头疼、呕吐、小便不正常等症状同时出现，则要考虑为妊娠中毒症，应及早进行检查。此症还是妊娠中毒症中一种叫作子痫的特殊疾病的先兆。视物模糊或视力下降时，要立即进行检查。

这种子痫叫作先兆子痫，孕产妇会突然抽搐失去知觉。即使在医学发达的今天，这种病仍在孕产妇死亡率中占第一位，应引起注意。

⊙突然破水时，不要惊慌

有时会在出现阵痛、流血之前破水。这是由于一部分羊膜破裂而使羊水流出。因为是突然流出，所以感到害怕。

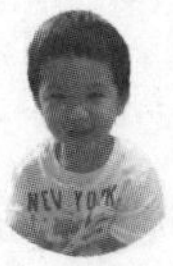

正常情况下是先开始阵痛，子宫口开放，然后破水。孕妇这种未出现阵痛，宫口便开放、破水的情况称为前期破膜。顺便说一下，宫口未开而破水称为早期破膜。

大部分情况下可以不做任何处理，只要胎心无异常，很快会开始阵痛，进入正常产程。也可以把破水视为分娩开始的一个先兆，所以不必惊慌。只是考虑到羊膜破裂处容易细菌感染，需要加以注意。破水后时间较长时，有可能引起子宫内感染。子宫感染又会引起胎儿死亡或新生儿肺炎，母体也会因感染导致产褥热。

妊娠末期，有时会出现遗尿或洗澡时进入阴道内的水流出，所以，从阴道流出的水有时并不一定都是羊水。但不管是什么情况，只要自己感觉像是破水，就要请医生或助产士检查。怀疑破水时，要避免洗澡。即使是自家室内浴盆，细菌也容易进入，所以要敷上干净的脱脂棉，不要使身体活动。

✲妊娠第10个月的营养食谱

1. 猪脑鹌鹑羹

原料：鹌鹑3只，猪脑两副，猪瘦肉50克，湿冬菇粒25克，韭黄粒25克，鹌鹑蛋4个，湿淀粉、盐、糖、味精、胡椒粉、花生油各适量。

做法：先将鹌鹑宰杀去毛及内脏，洗净，去头、爪、骨。取其肉与瘦猪肉一起剁烂成茸。猪脑剔去血筋洗净，蒸熟切粒。鹌鹑蛋去壳拌成蛋液。

烧热锅，下汤适量，煮开后放入鹌鹑猪肉茸，煮至将熟，放入冬菇粒、韭菜粒、猪脑粒，煮片刻加入各调味料，用湿淀粉及蛋液勾芡成羹，再倒入生油，搅匀即成。

说明：鹌鹑味甘、性平，功能益气、健胃，适用于久病体虚之人。其肉的营养比鸡肉好，其味鲜美，且易消化吸收，适合于孕妇、产妇食用。

2. 赤小豆炖鲫鱼

原料：赤小豆90克，鲫鱼250克。

做法：将赤小豆洗净，鲫鱼去鱼鳞、内脏洗净，同赤小豆一起放陶瓷罐里，加水500～600毫升，用旺火隔水炖烂即可服食。一般服5～7次。

说明：赤小豆健脾利水，鲫鱼亦能利水除湿，二者合用，对妊娠末期孕妇之水肿有较好疗效。

3. 果馅丸子

原料：羊肉200克，鸡蛋1个，豆油500克，枣泥100克，淀粉少许，白糖、味精、精盐、葱末、姜末各适量。

做法：将羊肉剁成肉馅，加入精盐、味精、葱末和姜末。把鸡蛋打入，加入淀粉，搅拌均匀，分成24份。把枣泥分开，包入其内，攥成小丸子。

将勺内留少许底油，放入50克白糖，炒至适度，把丸子倒入，颠翻几下，出勺撒上白糖，拌匀即成。

说明：酥脆香甜。

4. 木犀汤

原料：猪肉、菠菜、水发木耳各50克，酱油、花椒水、精盐、味精、肉汤、香油少许。

做法：把猪肉切成丝，鸡蛋打在碗内搅匀，菠菜洗净切成小段，木耳切成片块。

勺内放肉汤烧开，把肉丝、木耳放入勺内，加酱油、花椒水、精盐、味精。汤开时撇去浮沫，加入菠菜，把鸡蛋甩入汤内，再撇一下浮沫，淋点香油出勺装碗即成。

说明：产前服此汤，可增加孕妇产力，有利于孕妇正常分娩。

5. 冬瓜汤

原料：冬瓜500克，肉片50克，高汤500克，酱油、味精、精盐、香油、猪油、葱花各适量。

做法：冬瓜去皮洗净，切成6毫米厚、2厘米宽、3厘米长的片。

勺内放猪油烧开，葱花炸锅，立即加入冬瓜片、肉片、高汤、酱油、盐烧开。冬瓜烂时，撇去浮沫，加味精，淋香油，盛入碗内即成。

说明：本汤利水祛湿，有助于孕妇消除体内水肿。

6. 糖醋三丝

原料：鸭梨两个，山楂糕一两，嫩黄瓜一条，精盐半汤匙，白糖二汤匙，醋二汤匙，香油一汤匙，味精少许。

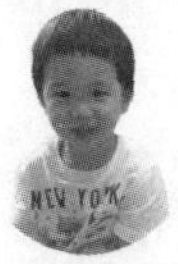

做法：将嫩黄瓜洗净控干，切成细丝，放盘内，放点盐腌一下。鸭梨洗净切去梨核，切成细丝，放凉开水中焯一下，捞出沥干水，放入黄瓜丝盘内。加入精盐、白糖、醋和味精，拌匀。将山楂糕切成丝，放入黄瓜丝盘内，淋上香油，拌匀即可食用。

说明：此菜鲜艳美观，甜酸适口。

7. 栗子糕

原料：栗子 1000 克，白糖 500 克。

做法：将栗子切口，放入水中煮一小时左右，置凉后去皮。在去皮的栗子中加入白糖一同捣成泥状，再用酒瓶盖为模制成糕。

说明：甘甜可口。

8. 马齿苋韭菜包子

原料：马齿苋、韭菜各等量，面、葱、姜、猪油、酱油、盐、味精、鸡蛋适量。

做法：将马齿苋、韭菜分开洗净，阴干 2 小时，切碎末。将鸡蛋炒熟弄碎，然后将马齿苋、韭菜、鸡蛋拌在一起，加上精盐、酱油、猪油、味精、葱、姜末为馅，和面制成包子，放在蒸笼里蒸熟食用。

9. 银耳素烩

原料：银耳 25 克，鲜蘑罐头 1 桶（约 500 克），发菜 15 克，胡萝卜 250 克，青笋 500 克，清汤 500 克，盐、糖适量。

做法：将银耳用温水泡 1.5 小时，洗净削去黄根，加工为均匀的朵，置碗内，加入清汤上笼蒸 1 小时左右。发菜用温水泡上，洗净泥沙挑净杂物，然后用手指卷成一个个珠球大小的球，放在盘内，加入清汤上笼蒸 10 分钟左右。胡萝卜、青笋均去皮削成鲜蘑形状，用开水煮透，过凉，鲜蘑罐头打开后，原汁泡上。

做菜时，用清汤将萝卜、青笋、鲜蘑分别调味、煮熟。银耳、发菜从蒸笼里取出，将银耳扣在盘中央，胡萝卜、青笋、鲜蘑、发菜围在四边，清汤下锅，加适量的盐，用团粉勾二道芡，淋以鸡油，最后浇于盘中即可。

说明：口味清淡鲜美。

10. 红烧蹄筋

原料：鲜牛蹄筋250克，酱油5克，料酒10克，盐3克，味精2克，白糖5克，鸡汤200克，淀粉2克，葱30克，油50克。

做法：把蹄筋切成长5厘米、宽厚约1厘米的条，葱切段。把蹄筋放入开水中略焯一下再取出。

炒锅上火，加油50克，将葱段放入煸炒，炒出香味且葱略变为金黄色时，加入蹄筋，翻炒，使蹄筋均匀受热，加入酱油、料酒、盐、味精、鸡汤，开锅后，转用小火烧约10分钟，再用大火加热，放入溶于水的淀粉，将汤汁收浓即可装盘。

说明：咸香味浓，色泽金红。

11. 东安子鸡

原料：小母鸡1000克，红柿椒100克，绿柿椒100克，干辣椒5克，葱15克，姜15克，大蒜5克，花椒2克，料酒10克，淀粉10克，鸡汤150毫升，味精3克，醋50克，精盐3克，酱油10克，香油5克，花生油75克。

做法：将活小母鸡宰杀去毛、开膛、去内脏后，洗净放开水锅中煮至七成熟，捞出后稍凉，剁成4.5厘米长、2厘米宽的肉块。葱、姜、红绿柿椒切丝待用。

炒锅内入油烧至六成热时，下花椒，炸出香味后捞出，放入蒜片、生姜、干辣椒，煸炒几下，再放入鸡肉煸炒，加精盐、醋、味精、鸡汤稍焖，待鸡汤快收干时，放淀粉勾芡，淋入香油，出锅盛盘。

说明：此为湖南有名的营养风味菜，颜色红绿黄相间，味酸、咸、麻、辣。

第四章　妊娠期的调适与护理

受孕知识

✲确定是否怀孕的方法

怀孕对于女性是较敏感的事，确定是否怀孕是个较简单的事。但也要细心留意以下几方面：

（1）月经过期10天以上。如果月经来的日期一直都是很准确的，这个月突然过了十几天还没来，就要想到怀孕的可能。

（2）基础体温持续在偏高的水平。细心的女性在坚持测基础体温过程中，可以从图表上发现，体温到了该来月经时而月经并没来，但基础体温仍然保持在较高的水平，如果此现象持续15～20天，再加上自己身体变化的感觉，基本可以确定怀孕了。

（3）怀孕反应。大多数妇女在怀孕后，一般在月经过期10天左右就开始出现反应了，如恶心、呕吐、吃东西不觉得香、想吃酸的、行动有气无力等现象。这些症状多在晨起后几小时内明显。这就是早孕反应。

（4）化验检查。除了以上的感觉，还必须加上科学的尿化验的结果，才可以确定怀孕。

由于胚胎的绒毛膜细胞能够产生一种内分泌素，叫作绒毛膜促性腺激素。它会进入孕妇的血液中，并随小便排出。因此在怀孕的早期孕妇的尿液中测到一定含量水平的绒毛膜促性腺激素，就可以确定是怀孕了。这种方法简便，较准确。

具体方法：只用小量尿液加在相关反应试剂上，3分钟内就可以做出检测，准确性在95%以上。一般在月经过期11～15天就可采用上述检查法。

✲孩子应该哪天降生

妇女怀孕以后，要测预产期。人类的妊娠期，即从受精到分娩，需要

266天左右。但人们往往不能判定受精的准确日期，因此难以从受精之日开始计算。于是人们另辟蹊径，以末次月经之日开始计算妊娠期。实际上这时精、卵尚未结合，真正的受精时间要晚14天左右。266天加上14天，一共280天。因此医生都按280天计算预产期。妊娠40周，胎儿从母体娩出。

我们知道，阳历每月的天数都不相同，如果从末次月经开始一个月一个月地相加太麻烦，于是人们制定出一个公式，即从末次月经的第一天算起，月份加9（适用于末次月经在1、2、3月者）或减3（适用于末次月经在4月及4月以后的月份者），天数加7。

怎样用这个公式算出预产期呢？举例来说，如果末次月经第一天为1999年2月4日，将月份加9，便是11月，天数加7，便是11日，预产期是同年11月11日。如果末次月经第一天是1999年10月15日，那么就是月份减3，是7月，天数加7，是22，预产期便是2000年7月22日。如果末次月经第一天是1999年1月30日，月份加9是10，天数加7是37，怎么办呢？10月是31天，37减去31得6，那么预产期便是同年11月6日。

在农村，仍然习惯使用阴历。阴历没有31天的月份，用阴历计算预产期，月份仍加9或减3，天数要加15。

计算出的预产期并不一定是个十分准确的分娩日期，仅仅是估算，实际分娩日期可以与预产期相差1～2周。这是因为妇女的月经周期不完全相同，而推算预产期的公式是按月经周期为28天的妇女制定的。月经周期非28天的孕妇，可按自己月经周期长短进行相应加减。

有的妇女记不清自己末次月经的日期，可以在医生的帮助下，根据早孕反应开始出现的日期，胎动开始出现的日期，以及子宫底高度来估计预产期。

✲妊娠怎样划分阶段

整个妊娠期从末次月经的第一天算起，到分娩一共280天，共40周，28天算1个妊娠月，即孕月。

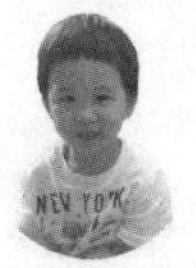

根据妊娠各阶段的不同特点，一般将妊娠分为三个阶段：妊娠前期是1～12周，称为妊娠早期；妊娠中期是13～27周；妊娠后期是28～40周，称为妊娠晚期。

✲怀孕后孕妇应留意的主要事项

孕妇在怀孕初期就要留意自己的身体变化，必要时，可做一下记录。

（1）末次月经日期。用于计算预产期，并依此判断胎儿生长发育的情况。

（2）早孕的反应情况。出现早孕反应的日期、程度、进食的数量、种类、方法。

（3）第一次胎动日期。通常胎动是在妊娠后18～20周。以后可记录每日次数、强度和位置，用于监测胎儿的发育。

（4）阴道分泌物情况。有无血性分泌、量的多少、出血情况是否正常，常见于妊娠异位、先兆流产、胎盘剥离等症。一定要注意分泌物流量、颜色及是否有其他组织细胞排出，发现上述情况应及时到医院请教医生。

（5）妊娠期间有什么不适，用过什么药物。最好将患病的症状，有无发热，诊断情况，以及用了什么药品均记录下来。

（6）注意避免放射线及有害化学品的接触。各种射线，尤其是X射线对胎儿的发育不利，如不慎接触过，请记录下照射的部位、时间、剂量等。接触农药、化工产品较多的人也要做必要的记录。

（7）性交情况。在妊娠早期和晚期都是性交禁止期，即使在妊娠中期性交次数也不要过频，以免造成流产、早产情况的发生。每次性生活最好记录下来。

（8）体重。孕妇的体重变化最明显。对体重进行记录一方面可以监测宝宝的成长情况；另一方面可以观察自身的变化。根据体重的变化，调节饮食等。

（9）每次产前检查后，最好记录下日期、血压、蛋白质、血红蛋白、水肿等情况。

（10）如有兴趣，还可以把日常生活中有趣和不高兴的事都写在日记中，这是调节和疏导情绪的有效方法。

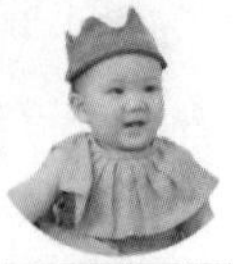

产前检查和产前诊断

❈什么是产前检查

产前检查从月经停止及发生早孕反应时开始。在妊娠3个月左右时，要做一次较全面的检查。检查包括以下内容：

1. 询问病史：①了解孕妇一般情况，如年龄、职业、住址；②既往史，如有无心、肝、肾等病史；③家族史，如夫妇双方家族中有无传染病、遗传病史；④月经史，如初潮年龄、月经周期、来潮天数、末次月经等；⑤婚姻史，如结婚年龄、配偶年龄、配偶健康情况等；⑥妊娠及分娩史，如过去有无流产、早产、死产等情况，过去妊娠、分娩的情况；⑦本次妊娠经过，如早孕反应、病毒感染或服药情况等。

2. 全身检查：检查孕妇全身状况、营养情况，测量身高、体重、血压，检查乳房发育情况，并检查各脏器情况。

3. 产科检查：①腹部检查，检查子宫底高度、腹围、胎位、胎心等；②阴道检查，了解阴道有无霉菌或滴虫，产道、子宫及附件有无异常；③骨盆测量，测量骨盆内外径。

4. 化验检查：必要的化验有血常规、血型，尿常规，肝、肾功产前检查不是只做一次就行了，而是要定期进行检查，观察胎儿的发育，及早发现异常，及早纠正和处理；同时了解孕妇的健康情况，及早治疗各种并发症，并且综合母胎情况，制定分娩方案。

一般整个孕期的产前检查应为9～13次。在妊娠6个月内应每月1次；妊娠28周后每2周1次；妊娠36周后为每周1次。如发现异常，应随时就诊。

❈哪些人需要做产前诊断

产前诊断是运用诊断预防先天性疾病及遗传性疾病的技术，对宫内的胎儿进行特殊检查，以避免一些遗传病儿及畸形儿出生。这种检查不是每个孕妇都需要做的。如孕妇有下列情况，应做产前诊断：

1. 年龄大于35岁的孕妇。她们生先天愚型儿的危险性较高。据统计，

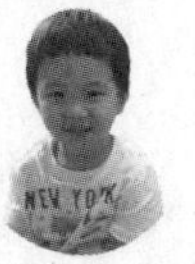

25～35 岁母亲生先天愚型儿的概率为 0.15%；35 岁以上为 1%～2%；40 岁以上可达 3%～4%。

2. 生育染色体疾病患儿的母亲，再次生育同样患儿的机会增高。

3. 夫妇一方为染色体易位携带者，其子代患染色体疾病的危险性较大。人群中大约每 500 人就有一个染色体易位携带者，他们外表正常，但可能导致子代染色体异常。怎样才能发现染色体易位携带者呢？凡有下列情况之一可进行遗传咨询，必要时做产前诊断。

（1）有习惯性流产史，经检查未能确定流产原因者。

（2）有多次死胎、死产史的孕妇。

（3）妊娠早期接触过明显的致畸因子者。

（4）家族中有严重危害或影响身体健康的遗传病者。

4. 怀孕早期曾患过风疹或其他会影响胎儿发育的病毒感染者。

5. 有羊水过多史以及本次妊娠羊水过多者。

6. 医生认为有必要进行产前诊断的其他情况。

✲产前诊断有哪些方法

产前检查的手段主要有以下几种。

（1）B 型超声波。B 超不仅能对早期妊娠、异位和异常妊娠做出诊断，而且对胎儿生长情况及生长速度、胎儿存活、胎儿大小、胎盘位置、胎盘成熟度、羊水多少等均可进行探查。对胎儿神经管畸形（如无脑儿、脊椎裂等）及胎儿体内结构异常（如心脏、肾脏异常等）均可做出较准确的诊断。进行 B 超诊断的条件是：①曾经生过一胎畸形儿；②羊水过多的孕妇；③羊水过少的孕妇；④怀疑双胎者；⑤胎儿生长迟缓者；⑥需探查胎盘供血情况者；⑦胎位不清楚者。虽然 B 超是产前诊断的重要手段，但是现在不能肯定 B 超对母胎完全无害，因此不能滥用。

（2）羊水检查。胎儿生活在母体子宫内，漂浮于羊水之中。这样，胎儿皮肤、消化道、呼吸道和泌尿生殖系统的脱屑细胞均悬浮在羊水内。把羊水细胞进行体外培养，使其生长繁殖，可供分析诊断。羊水穿刺一般在妊娠 16～20周进行。这是由于此期的子宫内羊水量较多，在胎儿周围形成较宽的

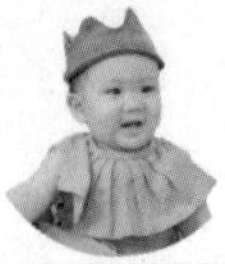

羊水带，易于穿刺又不容易伤及胎儿。此外，这时期的羊水有活力的细胞较多，易在体外培养。此时如发现胎儿异常，可及时进行引产。

（3）绒毛细胞检查。羊水检查要到妊娠16～20周才能进行。科学家们经过苦心钻研，发明了绒毛细胞检查，这就可把检查的时间提前到妊娠6～8周。绒毛是胚胎组织的一部分，绒毛中心有微细血管与胎儿血管相通。绒毛像楔子一样伸入母亲子宫壁和血窦，通过薄薄的绒毛间质及表面绒毛细胞层，进行母胎体液内营养物质的交换。正因为绒毛细胞是胚胎组织的一部分，因此分裂旺盛，繁殖迅速，经过特殊处理，即可制作出绒毛的染色体核型。绒毛的染色体核型亦即胎儿的染色体核型，如发现核型异常，可诊断为严重的染色体疾病，一般来说，有以下情况的孕妇可以做绒毛细胞检查：①35岁以上的高龄孕妇；②以前生过染色体异常孩子的孕妇；③有某些遗传病家族史的孕妇；④夫妇一方有染色体平衡易位者；⑤有多次流产、死胎史的孕妇。

（4）胎儿镜检查。这种检查的方法是将内窥镜从腹壁上开的小口子插入孕妇腹中，在宫腔内直接观察胎儿情况，并可取出胎儿血和皮肤，做进一步检查。这种检查方法技术难度大，在我国没有推广使用。

孕期日常生活调适

✲妊娠后生活有哪些变化

（1）睡眠。恬静又轻松的睡眠对孕妇是十分重要的。如果过去每日习惯睡8个小时，怀孕后应再多睡一些时间。特别是在午后要舒舒服服地睡个午觉，把鞋脱下来，把双脚垫高些，全身放松。在孕早期，孕妇往往嗜睡，甚至白天总是昏昏沉沉的，但到后期则可能半夜醒来失眠，胎动和宫缩使孕妇不能安静睡觉。

（2）房事。妇女怀孕后，往往性欲降低。一般来说，在妊娠早期（前三个月）和妊娠晚期（最后三个月）禁止性交，以免引起流产或产后感染。

（3）洗浴。在妊娠期，妇女排汗明显增加，因此要经常清洗，保持皮肤

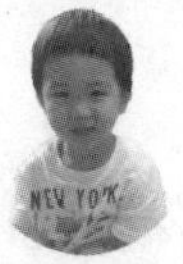

清洁，如果有条件，应每日洗澡。洗澡的水过热会使人疲惫，过冷会引起子宫收缩，因而水温以 37℃ 为宜。洗澡的时间不宜过长，5～10 分钟就足够了。在妊娠晚期不要洗盆浴，以免造成感染。

妊娠期阴道分泌物增多，要注意保持会阴部清洁。每天应用清水洗外阴部，但不要冲洗阴道内。大便后应清洗肛门，但不要先洗肛门再洗外阴。

（4）运动。在妊娠期步行是最好的运动。每天走半小时可促进血液循环。因此，孕妇如果上班路程不远，最好不乘公共汽车，而改为步行。孕妇骑自行车不会引起流产，但在市区人多拥挤的地方容易失去平衡而跌倒，在妊娠中后期应小心。

✲怎样防止便秘

孕妇的胃酸减少，体力活动也减少，胃肠蠕动缓慢，加上胎儿挤压胃肠，使肠蠕动乏力，常出现肠胀气及便秘。便秘后粪块压迫肠壁静脉，使血液回流不畅。在排便时过于用力，腹压增高，导致静脉扩张而形成痔疮。为防止便秘与形成痔疮，孕妇应养成每日定时大便的好习惯，要有适当的活动，要多喝水，还要多吃粗纤维较多的蔬菜，如芹菜、萝卜、韭菜、圆白菜、粗粮，有条件的可吃些蜂蜜和水果。

✲孕妇应避免哪些家务劳动

家务劳动是较轻的体力劳动。在妊娠期，孕妇做一些家务活对身体有益，但要适可而止。另外，因身体的变化，有些家务劳动应避免。

1. 孕早期如妊娠反应较重，孕妇不要炒菜做饭，以免引起恶心、呕吐。

2. 妊娠期最好不用搓衣板洗衣服，洗衣时不要用冷水，一次洗衣不能过多。

3. 不要登高、抬重物，不要干弯腰下蹲的劳动。

4. 不要站立过久，过劳过累。

✲妊娠期运动应注意什么

在妊娠期，适当的体育运动可以调节孕妇神经系统功能，促进血液循环，减轻身体的不适感。在室外活动，可以呼吸新鲜空气，接受阳光的照射，这对母胎都是有益的。体育运动还可以增强孕妇腹肌的力量，有助于分

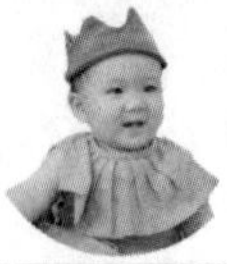

娩。但是在妊娠期，母体为适应胎儿生长发育，各系统均发生了一定的变化。因此，妊娠期的运动与平常的运动不同，应注意以下内容。

1. 妊娠期的早期和晚期应避免剧烈运动，注意选择轻稳的动作，如散步、走上下较平缓的扶梯等。

2. 在妊娠期，要避免挤压和震动腹部的运动。

3. 要避免仰卧运动，以防子宫压迫下腔静脉，使血流受阻。

4. 避免迅速改变体位的运动和动作。

5. 避免做平衡难度大的动作，如走较窄的桥或小路等，以防因体态改变，影响平衡而跌倒。

6. 妊娠期韧带松弛，应避免做关节紧张的动作，特别要防止损伤腰部。

7. 运动时要戴合适的乳罩，不要空腹运动。

✲孕妇怎样过夏天

孕妇身体的新陈代谢加快，汗腺分泌增多，很易出汗。特别是夏天，孕妇很怕热，易出痱子。因此孕妇在夏季应注意清洁卫生和防暑。

1. 炎热的夏天常使人食欲减退，孕妇应多吃清凉爽口的食物，多吃蔬菜和水果，但要注意避免过冷伤胃，可多饮开水，不要贪吃冷饮。孕妇应注意饮食的清洁，不吃变质食物及剩饭，以防患痢疾和肠炎。

2. 夏季要勤洗澡、换衣，保持身体清洁卫生。最好每日洗澡，水温不要过冷或过热。最好勤换洗内衣裤，选择肥大、透气性强的棉织品衣裤，保持身体凉爽。

3. 避免中午天气热时外出，以免中暑。

4. 注意室内通风，用电扇时不要直吹身体。

5. 尽量增加睡眠时间，坚持每日午睡。

✲怎样测试基础体温

基础体温又叫静息体温，是指人在睡眠 6 ~ 8 小时后，醒来尚未起床、进食、谈话之前所测定的体温。一般月经过后，体温维持在较低水平（低温期）；至月经间隔中期，排卵后，体温开始上升，维持 14 ~ 16 天，上升的幅度在 0.4℃ ~ 0.5℃（高温期）。月经来潮前一日，或来潮日，体温骤然下

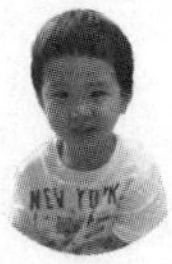

降，开始了下一周期。如果将每日测量的基础体温记录在表格上，然后将所标的点连在一起，可发现正常的成年女性基础体温曲线呈一低一高，称为双向体温，这表明有正常排卵。

但当卵子受精后，即妊娠后，基础体温则无经期的下降，而是继续维持在较高的水平，可在 36.8℃ ~37.1℃。因此，测试基础体温是判断妊娠的一种方法。

测试基础体温的方法：①早晨醒来不起床、不说话、不饮食，先测试体温（以口表为宜）；②每天早晨测试时间最好相同；③将测出的体温数标在体温图表上；④将每日所标出的点用线段连接起来，形成曲线；⑤要每日测试记录，不得中断。

在测试基础体温期间，如有感冒、饮酒、迟睡、失眠、服药等，应记录下来，供医生参考。如有性交，也要注明。

用口表测量体温的方法是，先将温度计甩到 35℃以下，用酒精消毒体温计（最好买一支专用），将其放在舌下，5 分钟后取出，看水银柱处刻度。

✲孕妇怎样添美感

孕妇是“双身”之人，随着妊娠月份的增加，在生理形态等方面会出现许多特殊的变化，如肤色改变、腹部膨起、下肢水肿等，心情也会因此趋于不安宁。这些变化在客观上影响了妇女自己原有的审美观。因而，对不少孕妇来说，美感往往被暂时遗忘了。医学研究结果表明，孕妇调节好心情，不但有利于心身健康，同时还能起到胎教的作用。所以，孕妇经常注意给自己的生活增添美是非常必要的。

（1）摄取足够的营养。妊娠期间，孕妇由于体重不断增加且担负着孕育胎儿的使命，要摄取足够的营养，不但能够保证胎儿正常的生长发育，同时还有利于孕妇保持自然的健康美。孕妇应尽可能在条件允许的情况下，选择适宜的、营养丰富的食物，如经常吃些瘦肉、动物肝脏、鸡蛋、木耳及新鲜的蔬菜、水果等，以满足孕期体重增加对蛋白质、维生素以及铁等矿物质的需求。

（2）注意颜面皮肤的保护。孕妇白天外出工作或散步时，应避免强烈的

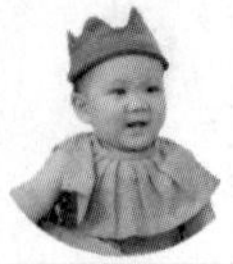

阳光照射，并戴草帽防止阳光直晒。每次洗脸后，要擦些滋润和有营养作用的护肤霜。此外，每晚睡觉前，还可做做脸部的按摩。按摩时，用中指或无名指从脸中部向外侧做螺旋按揉，每次 3 分钟，结束时用热毛巾把脸拭净即可。这样既能加快皮肤的血液供应，保持面部皮肤的细嫩健美，又有利于产后皮肤机能的早日恢复。

（3）勤梳洗头发。妊娠期间，孕妇勤梳洗自己的头发，可促进头皮的血液供应，保持头发整洁，使头发显得娟秀而有光泽。人的发型选择恰当，可使容貌“锦上添花”。为了梳洗方便，孕妇最好选择舒适、方便的短式发型，给人一种精神饱满的美感。

（4）进行适量的活动。孕妇在身体状况许可的情况下，应经常注意进行一些小量的活动。如散步和轻松的徒手体操。通过进行小量的活动，能有效地消除疲劳，显得精神振奋，给人以健康的美感，同时，又可防止孕期身体发胖。

（5）选择适体的衣着。妊娠期间，孕妇的形体变化是孕育胎儿所必需的。但在衣着宽大、舒适的前提下，注意在布料和服装款式上要有所讲究，也能增添美感。如为了使体形显得均匀有线条，可选用竖条纹的布料。上装的设计可用稍加宽肩部的办法从而使腹部不显得突出，亦可在领口装上花边或佩戴上胸花。这样便能明显地转移别人对自己腹部的注意力，使自己显得雅致、漂亮。

✻孕妇外出旅行注意什么

孕妇因就医、探亲、旅游等原因外出，要做好充分准备，以保护母胎安全、健康。

（1）在出发前应在进行产前检查的医院就诊一次，向医生介绍整个行程计划，然后征求医生的意见，看是否能够出行。如果医生认为健康状况许可旅行，应请医生帮助准备必须携带的药品。

（2）如果计划外出旅行，那么就把外出的时间放在怀孕 4 ~ 6 个月时。这段时间怀孕初期的不适已渐消失，而孕晚期的身体沉重等还未开始。另外，这段时间也不易流产。

（3）孕妇外出旅行要选择有现代医疗条件的地区，而不要去医疗水平落后的地区。

（4）孕妇外出前要对将去的地区进行了解，避免前往传染病流行地区。孕妇患传染病，往往对胎儿发育影响极大。

（5）孕妇外出，要多带宽松的衣物，常洗常换，讲究个人卫生。

（6）在旅途中，孕妇不可过劳。行程不要安排得太紧凑，要多安排停留的时间，使孕妇有充分的休息时间。

（7）长途旅行，孕妇最好乘飞机，可减少长时间的颠簸。

（8）不论在汽车、火车，还是在飞机上，孕妇最好能每 15 分钟站起来走动走动。这样做可以促进血液循环。

（9）孕妇外出要注意饮食营养及饮食卫生。在旅途中，营养不易平衡，特别是饮水、蔬菜往往无保障。因此，孕妇外出前应做好充分准备。痢疾、肠炎而导致的高热、腹泻脱水对孕妇来说危害很大。孕妇外出要处处注意饮食卫生，不吃包装不严格或过期食品，不随便饮用无厂家名称和无商标的饮料。

✲孕妇要科学选用乳罩

从孕早期开始，乳腺即开始增大，孕妇常常感到乳房发胀，同时乳头也逐渐增大，并有勃起感。因为乳腺腺体及脂肪组织增大，可摸到乳房中有一些硬结节。在孕期，孕妇要注意保护好乳房，科学地选用合适的乳罩。

戴乳罩并不单是为了美观，主要是因为乳罩有支托、稳定、保护乳房的作用。孕期乳房大、下垂，必须戴乳罩，以防止乳房过度摆动和继续下垂。要选择大小合适的乳罩，既不要松松垮垮过于宽大，也不要像个紧背心，使乳房像两个“受气包”被紧压在胸壁上，导致乳房血液循环发生障碍，影响乳房的增大。过紧的乳罩不给乳头留容身之地，可造成乳头内陷。这不但影响哺乳，还特别容易发生乳腺导管炎。有人了解乳腺专科门诊患者戴乳罩的情况，发现有 2/3 以上的人戴着不合适的乳罩。

妊娠期乳房不断增大，所以要按乳房大小更换乳罩。选购乳罩前要量好

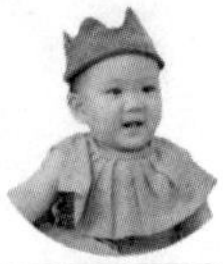

尺寸。可先用皮尺通过两个乳头处量最大胸围，然后再量两侧乳房下面反折线处的最小胸围。市售的乳罩号码是最小胸围数，还要用最大胸围数减去最小胸围数，除以二，求出乳房的高度。挑选乳罩时，不仅要号码合适，还要量一下乳罩锥形隆起的高度是否与自己乳房的近似高度相适应，圆锥能否容纳乳房。不是所有市售乳罩的设计都是科学的，也不是按号购买的乳罩都能够合适，很多乳罩起不到向上托起、稳定和保护乳房的作用。

孕期、哺乳期所戴的乳罩应该是纯棉的，不要选用化纤制品。一则是孕期易出汗，化纤制品透气性以及吸湿性均差；二则是化学纤维可进入乳腺导管，在哺乳时又会被孩子吸吮进体内。

✲孕妇的脸色与皮肤

孕妇的脸色一般都红润有光泽，这是因为她们的营养较好，有充足的睡眠，生活规律。但在妊娠4~6月时，有些孕妇面部会出现黄褐斑，严重的形成蝴蝶斑。一般来说，这些斑点在分娩后会自行消失。但仍要注意尽量不在阳光下暴晒，多吃蔬菜，适量服一些维生素C。

有些孕妇皮肤较干燥，可经常涂些香脂，使用中性洗涤剂，不要使用粉底，尽量不要化妆，或只化淡妆。有的孕妇乳房、腹部和臀部可出现妊娠纹，从脐到耻骨会有色素沉着，这些在分娩后会渐渐消失。

妊娠期指甲很脆，非常易断，因此最好是剪短指甲，并停止使用指甲油。

✲孕妇穿鞋应注意什么

孕妇的腹部增大以后，身体重心前移，为了平衡，孕妇的肩向后仰，腰部后缩。因此，孕妇最好穿平底布鞋，这样的鞋有牢固、宽大的后跟支撑身体。因为妊娠后期孕妇的脚部会有轻微肿胀，所以孕妇的鞋子还要宽大一些。另外鞋子的底部最好有较深的防滑纹，以免滑倒。

✲孕妇可以染发或烫发吗

怀孕早期头发发生变化，比较脆，缺乏弹性，这时期烫发，对头发损伤较大。烫一次发要2~3小时，在妊娠后期，孕妇很难在理发店里坚持这么长时间，因此最好不要烫发，剪一剪头发就可以了。

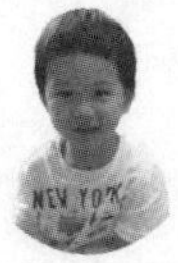

如果妊娠前没有染过发，在妊娠期最好不染发，因为染色的化学药品可以引起一些人过敏。

✲妊娠期应如何穿戴

随着妊娠月份增加，孕妇体重逐渐增加，因而在妊娠中后期不要再穿紧身的衣裙，尽量不穿衣料质地较厚的衣服或厚毛衫，否则会显得胖重。

在夏季，最好穿无袖无领的衣裙，把脖子露出来可显得苗条些。可以穿颜色一致的衣服，使身体显得修长。但要避免颜色灰暗的衣服。衣服的款式不要选择裥褶过多的。

孕妇的衣着以宽大、舒适为原则，式样要简单，易于穿脱，要防暑保暖。紧身衣裤或腰带会限制胎儿的生长，影响胎儿的发育。过紧的长袜影响下肢血液流通，也不宜穿。

✲妊娠与头发健康

妊娠期如何护理头发关系到产后头发的健美。

在妊娠期影响头发的因素主要有两个：激素水平的变化和妊娠有关的精神紧张。无论男性还是女性，体内都产生雄激素。雄激素常常与油发和多发垢有关。而雌激素对头发的健康有一些好的作用。当体内激素处于不平衡状态时，就会发生异常情况。例如，女性体内雄激素太多时，就会脱发，甚至长出胡须来。而在妊娠期间，雌激素的增多则会使头发更丰厚、更健康。许多平时头油极多的妇女在怀孕 4～5 月时，不再多油了。妇女从怀孕 4 个月开始，头发处于最佳状态。这时的头发光洁、浓密、服贴，并且很少有头垢、头屑。但是如果因此忽视了头发的护理，便会造成产后脱发的后果。所以，孕妇要认真护理好自己的头发，主要注意事项如下：

（1）饮食。孕妇的饮食应多样化，不应偏食，特别要注意较多地食用维生素，包括各种 B 族维生素。还应遵照医嘱合理地服用铁剂，纠正贫血。

（2）洗头。孕期应经常洗头。头发在刚洗过时最美，洗后不要用强风吹干，最好不用卷发器卷发。头发洗后尽量不要过多地梳理和用过热的吹风机来吹。

（3）护发。妊娠期的头发常比一般情况下干燥些，所以，孕妇要按干发型来梳理护养。为了防止头发断裂，可换用干性头发的洗发剂和护发剂，这样能减少头发的损伤。

除激素水平外，影响头发健美的一个重要原因是妊娠期间的心理紧张。如果孕妇缺乏妊娠知识，怕这怕那，忧心忡忡，头发的健康也会受到影响。

危害胎儿生长发育的因素

✲养宠物对胎儿的影响

近年来，养猫养狗的人越来越多。这些宠物给人带来了乐趣，但是如不注意卫生，会造成人畜共患的传染病。许多动物是一些疾病的重要传染源。如含有弓形体原虫的水或食物通过肠黏膜时会致病。猫是弓形体病的主要传染源。弓形体寄生虫的卵存在于猫的粪便中，一只受感染的猫一天内可排卵约 1000 万只。这些虫卵在适宜的环境中，经 2～4 天孕育后，即有感染性。如果孕妇被弓形虫卵感染，虫卵会在孕妇体内增殖，通过胎盘传染给胎儿，就会致胎儿患先天性弓形体病，导致孕妇流产、早产、死胎或畸胎，在临床上可见到脑积水、小脑畸形、小眼球畸形、失明或影响智力发育等可能。可见弓形体病对胎儿的危害性是很大的。最好的预防办法是孕妇避免与猫接触，最好不要养猫。

✲病毒感染对胎儿的影响

常见的病毒感染以流感为主，但像风疹病毒、巨细胞病毒和疱麻疹病毒也时有发生。对一般人来说没有什么关系，10 天左右就会痊愈。可对于孕妇来说就要特别小心。因为病毒感染可致胎儿患先天畸形。尤其是在怀孕的前三个月内要倍加注意，要避开流感人群，加强营养，适当活动，提高自身的免疫力。

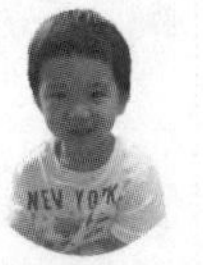

✲高热对胎儿的影响

有关专家提出，胎儿虽在母亲子宫内发育成长，有子宫的保护，但也不是安然无恙的，也常受到来自外界的干扰。如常遇见的孕妇感染高热就直接危害胎儿的正常发育，也是致胎儿畸形的原因之一。

过去认为胎儿畸形是因为孕妇受病毒直接感染或在治疗中用药不当引起的。然而通过科学家实际观察研究证明，孕妇发高热也是致胎儿畸形的不可忽视的重要原因。而且高热发生在妊娠的早期，发热的程度越高，持续的时间越长，重复的次数越多，畸形的发生率就越高。

胎儿神经细胞发育生长的关键期在妊娠早期，此时极易受损伤。孕妇一次高热可使胎儿 8% ~10% 的脑细胞受到伤害。损伤后的脑细胞就会失去功能，由胶质细胞来取代，结果就会造成胎儿发育迟缓、智力低下。高热同样可以损伤胎儿其他器官的发育，造成千奇百怪的畸形儿。所以，如果在孕期有什么不适，要及时到医院找医生处理。

✲感染风疹对胎儿的影响

前面我们已提到风疹也是病毒感染性疾病，多见 1 ~5 岁儿童发病，成人少见。风疹对孕妇的危险性是极大的，一定要重视。

风疹的特点是全身可分布粟粒样的丘疹，有轻度上呼吸道炎症的症状并伴有低热，耳后与枕部淋巴结肿大。一次患病后可获得持久免疫。

风疹病毒侵入人体后，在上呼吸道黏膜及颈淋巴结内生长繁殖，再随血液扩散至全身造成感染，所以，要警惕合并脑炎的可能。一般情况下，抗病毒治疗、适当休息后都能顺利痊愈，无任何后遗症。

但是，如果孕妇感染了风疹，病毒则会通过血液感染胎盘与胎儿。孕妇在抵抗力低的情况下，无清除病毒的能力，病毒随胎儿细胞进行分裂增长，就会影响胎儿的正常发育，有引起先天性风疹综合征的危险。先天性风疹综合征患儿出生后可见身长、体重都低于正常值，也可出现先天性白内障、视网膜病、青光眼、小头畸形、智力障碍和先天性心脏病等。所以，孕妇一定要避免与风疹病人接触。

✽饮酒对胎儿的影响

酒精对胎儿的影响是很大的。曾有过这样一件事，某孕妇生下一个浑身带着酒味的孩子，这是由于父母过量饮酒，使孩子患了胎儿酒精综合征。

当某个孕妇饮下一杯酒后，酒精就会通过母亲的血液循环到达胎盘进入胎儿的血液。胎儿的血液循环代谢比母亲的循环代谢慢50%，而且胎儿具有吞咽功能，如果一直处于含酒精的羊水中，就会饮入大量酒精，久而久之就导致患胎儿酒精综合征。

酒精会影响胎儿的智力发育。胎儿酒精综合征患儿表现为身高、体重都低于正常人，脏器畸形、面部或其他身体畸形，如小头、腭裂、扁平脸、鼻短上翘、听力缺损等。还有临床上常见的儿童注意力缺陷多动障碍综合征也与饮酒有关。

研究发现，妊娠3月内饮酒容易影响胎儿的内脏与大脑的发育；4～6月时饮酒可造成孕妇流产；7～9月时饮酒仍然会影响胎儿的智力发育。

父亲饮酒可以在第二代身上产生持续影响，长期饮酒的父亲的后代比偶尔饮酒的父亲的后代体重平均低181克，有的还会影响以后孩子的情绪，造成人格障碍等。

✽添加剂对胎儿的影响

随着生活节奏的加快，人们食用熟食的机会越来越多。这些成品快餐既方便又好吃。但是对孕妇来说，最好少食用或不食用。尤其是水果罐头含人工合成添加剂相对较高，如长期食用，化学成分将通过胎盘到达胎儿体内，有致胎儿畸形、早产的可能。

✽饮浓茶对胎儿的影响

饮茶固然对身体有许多好处，但要适量，不要太浓。因为浓茶中含有咖啡碱及鞣酸物质，鞣酸与铁元素结合后可能导致孕妇的妊娠贫血和胎儿的先天性缺铁性贫血。另外，浓茶咖啡碱有刺激子宫收缩作用，有引起流产的可能。

✽电热毯对胎儿的影响

有关专家对2000名孕妇进行流产原因回顾性的调查，结果发现怀孕早

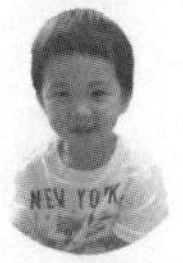

期使用电热毯是造成流产的危险因素之一。在美国加州，沙根博士也做过有关方面的研究。

研究表明，电热毯通电后便产生一种磁场，胎儿的骨骼细胞发育对磁场很敏感。孕妇如在怀孕初期受磁场的干扰，就会造成胎儿脑细胞死亡，影响其大脑的发育，胎儿出生后会出现智力低下的情况。电热毯温度越高对胎儿的危害越大。

另外，电热毯不但影响孕妇，对男性精子的形成也有影响，会使精子变异或形成量降低，从而成为不孕的原因之一。请新婚夫妇特别予以注意。

✲孕妇打预防针要有选择

遇到集体打预防针的情况孕妇到底打不打呢？难免有些顾虑。虽然预防针的作用是使人产生对传染病的抵抗力，达到预防传染病的目的。一般情况下是不打为好，但是有些预防针是非打不可的。例如，孕妇被疯狗咬伤后就必须注射狂犬疫苗，否则发生狂犬病后生存的概率是极少的。又如，孕妇与白喉病人有密切接触后，也得做白喉疫苗的接种，这样是比较安全的。还有破伤风疫苗的预防针也最好打。给孕妇打这种预防针是世界卫生组织大力推荐的最有效的预防新生儿破伤风的方法。孕妇注射的时间以在临产前 1 个月内进行较好。其他疫苗最好避开孕期注射。孕妇打预防针时，一定要到防疫站咨询医生后再决定是否进行预防注射。

✲接吻与流产

接吻对孕妇是一种情绪上的刺激，可导致其子宫收缩加强，尤其是孕期在 3 个月内或 8 个月后的时候，接吻容易导致流产和早产，所以在此期间避免接吻。

✲吸烟对胎儿危害大

我们都知道吸烟与被动吸烟对身体危害都很大，对孕妇和胎儿的损害更大。烟雾中含有使胎儿畸形的物质，如尼古丁、焦油、辐射物和多环烙类。这些代谢物可改变妇女的催乳素和黄体酮的分泌，可破坏受精卵的着床过程。尼古丁还可以促进妊娠子宫的收缩，造成自发流产的可能。

另外烟雾中一氧化碳含量很高，孕妇吸入后致血中碳氧血红蛋白含量增加，减少了红细胞的携氧能力和氧释放作用，使胎盘蜕膜基部坏死、细胞滋层增生、胎盘毛细血管血流减少，导致胎儿氧需量缺乏，影响胎儿的生长发育，进而会引起心脏先天性机能和形态的损害。

如果孕妇本身吸烟，生下的新生儿容易呼吸困难和发育不正常，甚至死亡。有人统计，孕妇每日吸烟 20 支以下，胎儿死亡发生率为 20%，吸烟 20 支以上的死亡率为 35%。存活下来的新生儿发生先天性心脏病、先天性脊柱裂以及个子矮小和智力低下等情况的概率都要比不吸烟孕妇所生的孩子的高得多。

当然，父亲吸烟对胎儿的危害性也不可低估。吸烟男性可影响自身精子的发育，出现精子顶体异常、精子活力差、数量少等情况，直接影响自己生殖后代的能力，还使妻子被动吸烟，间接地影响妻儿。总之，为了后代和家人的健康最好不要吸烟。

✲衣原体感染对胎儿的影响

衣原体感染常见的疾病是沙眼，也叫沙眼衣原体，是衣原体的一种。衣原体是介于细菌和病毒之间大小的微生物，除引起沙眼之外，还可以通过性接触而引起泌尿生殖器的感染，因此，这些感染也属于性传染疾病。

孕妇如因衣原体引起泌尿生殖感染，特别是子宫颈炎，就可能导致胎儿或新生儿先天性或围产期衣原体感染，有导致早产、围产儿死亡、婴儿猝死综合征、支气管发育不良、局部性肺充气过度综合征、中耳炎、结膜炎、肺炎等可能。其中结膜炎和肺炎最为常见。

衣原体感染后怎么办呢？无论是产妇还是新生儿，只要明确是衣原体感染就尽早治疗。常用药有红霉素、羟氨苄青霉素等。疗程不应少于一周。

预防是关键。妇女在妊娠期或之前发现此病，应尽早进行足疗程的特殊治疗，以免影响胎儿的健康。再有要避免性行为的混乱。日常生活养成保持阴部清洁卫生的习惯，还可以采用一般卫生的防御措施。

✲电脑对胎儿的影响

随着科技的不断发展，电脑的普及率大大地提高了。不管是在办公室还是在家中，都可以看到电脑或者其他电子产品。这些高科技的产品对孕妇和

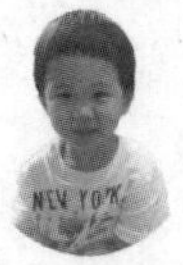

胎儿的危害在日常生活中也是显而易见的。

在日本，有关电脑工作与健康机构做过专门调查，发现 250 名电脑工作者，在日常从事电脑操作期间怀孕，其中有 18 人患妊娠高血压，35 人发生流产和早产等情况。原因可能是电脑荧光屏中释放的正离子影响操作者的生理代谢过程，从而导致免疫力下降。孕妇如长时间处于缺乏负离子的环境中，会出现一些不适症状，如头痛、气闷、沮丧和食欲下降，有导致流产与胎儿畸形的可能。

为了自己和胎儿的健康，孕妇可以穿上防磁波辐射的工作服，注意工作室的空气流通，最好约 1 个小时到户外休息 15 分钟。在饮食上多食用一些蛋白质、维生素与磷脂类食物，用以提高机体的抗磁波辐射能力。准备做妈妈的妇女暂时离开电脑为好。

✲电视对胎儿的影响

大家都知道 X 射线对胎儿的危害。长时间接触电视机、录像机、电脑等会对胎儿产生很大影响。

现代医学认为，长期接触小剂量的 X 射线和发射管的高压电流，可使孕妇体内起生物化学方面的变化，使细胞核内染色体受损，容易造成孕妇流产、早产，或使胎儿的中枢神经发育系统、骨骼、眼睛等发生畸形。彩色电视机发出的射线比黑白电视机强 20 倍左右。在这里敬告孕妇，在妊娠初 6 周内更要注意荧光屏前的射线对胎儿的损害，每天要控制和荧光屏接触的次数和时间。

✲化妆品对胎儿的影响

女性化妆已成为现代社会的一种时尚和文明的标志。但是怀孕期的妇女使用化妆品要加以注意，最好不用。

1. 染发剂

据有关文献报道，染发剂对皮肤和胎儿都有影响，有导致皮肤癌、乳腺癌、胎儿畸形的可能。因此建议孕妇和月经不调的妇女最好不用染发剂。

2. 烫发精

孕妇最好不用。由于烫发精是一种化学制剂，会经过头皮侵入血液中，

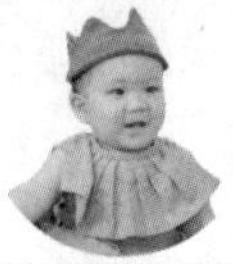

对胎儿的发育造成影响。同时，妈妈们在产后半年内最好也不要烫发，因为此期发质比较脆弱，也极易脱发，烫发精有加重脱发的可能。

3. 口红

口红是由各种油脂、颜料化合而成，一般情况下对人体无明显危害，但在怀孕期最好不用。因为口红中的羊毛脂能吸附空气中各种对人体有害的重金属微量元素，又会吸附能进入胎儿体内的大肠杆菌等微生物，同时还有一定的渗透作用。孕妇如经常涂口红，一些有害的物质容易进入体内，从而影响体内胎儿的健康。因此，孕妇最好不要涂口红。

孕妇防病保健

✲怎样在妊娠中预防佝偻病

婴儿呱呱坠地前，妈妈多么盼望他是一个健康的宝宝。然而，有些婴儿刚一出生就颅骨软、骨缝宽、囟门大，甚至前囟与后囟通连起来，化验血中钙与磷，分别只有8～9毫克、3～4毫克，明显低于正常儿童。原来这些婴儿患了先天性佝偻病。

婴儿患先天性佝偻病在北方地区很常见。据调查，每生100个婴儿中大约有15个婴儿患病，特别是早产儿中患先天性佝偻病的更多些。婴儿患这种病是母亲体内的维生素D不足，而使胎儿肝脏内没有充分的维生素D储存的缘故。

为了验证这种说法，医生们曾给孕妇进行试验性治疗：从婴儿出生前三个月开始，每天给孕妇的饮食中加15毫克骨化醇，婴儿出生后3～6个月时患佝偻病的有35%，而未服骨化醇的母亲所生婴儿在3～6个月时有52.4%的患有佝偻病。可见，孕妇饮食中的维生素D的多少直接影响婴儿是否健康。

为了预防婴儿出生后发生佝偻病，母亲怀孕时就应采取以下措施：

1. 整个怀孕期间都要讲究卫生，定期体检。

2. 增加营养，多吃一些含有维生素D丰富的食物，如蛋黄、动物肝

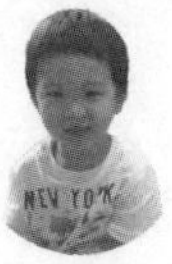

脏等。

3. 常到户外活动，多晒太阳，参加适当劳动，但要注意休息。

4. 怀孕后半期和哺乳期的妇女应口服维生素 D，每天 1.5 万单位，或每月注射 1 ~2 次维生素 D_2，每次 40 ~ 80 万单位，或注射维生素 $D_3$30 ~ 60 万单位。同时加服维生素 A、B、C，比单纯服维生素 D 效果更好。

5. 有条件的可在医生指导下进行紫外线照射，特别是秋季、冬季怀孕时，在怀孕最后两个月内应照射 1 ~ 2 个疗程，每个疗程 15 ~ 20 次。

6. 凡有低血钙，经常出现手足发麻、抽筋的孕妇，应及时治疗。

✲预防流产的药膳主要有哪些

孕妇的饮食状况与胎儿的生长发育有密切的关系。如果孕妇饮食中的营养不能满足胎儿的发育需要，胎儿将夺取母亲维持自身代谢所需的营养，从而影响孕妇健康。若孕妇营养太差，胎儿发育也将不良。那么，有益于妇女固孕安胎的常用药膳有哪些呢？

1. 艾叶煮鸡蛋

用料：鸡蛋 2 个，艾叶 10 克。

做法：将艾叶洗净，与鸡蛋入砂锅内，加水煮熟，捞出鸡蛋，去壳再煮。

食法：孕后第一个月，每日一次，连服一周；第二个月，每 10 天服一次；第三个月，15 天服一次；第四个月，每月一次，直至妊娠足月。

功效：滋阴养血，止血保胎，有习惯性流产史的人服之效佳。

选自：《民间验方》。

2. 安胎鲤鱼粥

用料：鲤鱼 1 条，糯米 150 克，苎麻根 20 克，料酒、葱、姜、盐适量。

做法：将鲤鱼刮鳞，去内脏，清水洗净后切片，料酒浸拌，待用。苎麻根煎煮 20 分钟，去渣留汁，下糯米煮粥。临熟时将鱼片倒入，以葱、姜、盐调味，分顿食之。

功效：利水消肿、止血安胎，凡妊娠水肿、外伤腹痛、先兆流产者皆可用之。

选自：《太平圣惠方》。

3. 砂仁蒸鲫鱼

用料：鲫鱼1条，甘草3克，砂仁6克，甘草末、油、盐、料酒适量。

做法：将鲫鱼刮鳞去内脏，清水洗净，把砂仁末、甘草末纳入鱼腹中，用线缝好，放入盘中，另加食油、盐、料酒少许调味，上蒸锅，隔水蒸20～40分钟，待鱼熟后，去砂仁、甘草，佐餐食用。

功效：健脾利湿，安胎解毒，适用于妊娠有先兆流产征象者。

选自：《杏林中草药》。

4. 清煮扁豆

用料：白扁豆50克。

做法：白扁豆洗净，放入锅内，加水煮熟即可。

食法：每日二次，饮汤食豆。

功效：健脾和中，安胎去湿，适用于脾胃不和，胎气上冲所致的食少、呕逆孕妇食用。

选自：《随息居饮食谱》。

✲为什么预防流产宜用叶酸

叶酸不但对某些生育缺陷有预防作用，而且能减少早产率。

虽然还未进行过支持叶酸能减少早产率这一观点的临床试验，但荷兰研究人员发现叶酸盐水平低的妇女比叶酸盐水平高的妇女更容易出现早产。叶酸盐是血液中叶酸的副产品。

在这次新的实验中，研究人员对123名至少经历过两次早产的妇女与104名未出现过早产的妇女进行了对比。所有实验对象在妊娠期间都未服用过叶酸补剂。研究员在实验中发现，同从未早产过的妇女相比，至少有过两次早产经历的妇女体内叶酸盐水平较低。

研究小组还发现曾流产达三次以上的妇女比流产两次的妇女体内的叶酸盐浓度低。另外，早产还与血液中高半胱氨酸水平过高有关。高半胱氨酸是一种与心脏病和其他疾病有关的氨基酸。高叶酸盐水平能够减少血液中高半胱氨酸的水平。这些研究结果说明，高叶酸盐浓度可能有预防流产复发的

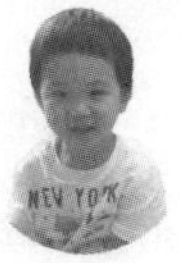

作用。

叶酸盐不仅对血红细胞的产生有重要作用，而且能够预防大脑和脊髓的生育缺陷，如脊柱裂。

专家建议，除了每天从食物（如橘汁、全谷类食物、蚕豆和多叶绿色蔬菜）中摄取的叶酸外，妇女应当每天服用 0.4（400 微克）毫克的叶酸。妊娠期叶酸的需求量会有所增加。

✲为什么孕期宜警惕糖尿病

妊娠期糖尿病是指在妊娠期间发现的糖尿病，大多于分娩后糖耐量试验即恢复正常，但是 30% 以下的病人于 5～10 年随访中转变为真正的糖尿病。此组病人占所有孕妇的 1% ～2% 。另一部分病人怀孕前就有糖尿病，妊娠后才发现。

这些病人一般没有多食、多饮、多尿的三多症状，不容易发现。但是如果有糖尿病而没有发现，孕妇增高的血糖就得不到控制，对胎儿或婴儿很不利。患糖尿病的孕妇胰岛功能差，升高的血糖就会经过胎盘到达胎儿体内。为了消耗这些糖，胎儿就会多消耗氧，易造成宫内缺氧、窒息，甚至死亡。过高的血糖还会刺激胎儿胰岛细胞的功能代偿性增加，以便将多余的糖储存在胎儿体内，使胎儿巨大，造成难产和产伤。过高的血糖还可使胎儿肺成熟延迟，生后易发生呼吸窘迫综合征。另外，分娩以后新生儿得不到母亲输送来的糖，而胎儿期增加了的胰岛还在继续工作，很容易造成新生儿低血糖，如得不到预防性治疗，有时会丧失抢救时机。同时，糖尿病孕妇还容易发生早产、妊娠高血压综合征、感染、产后出血等状况，对母婴都十分不利。所以孕妇应配合医生做好孕期糖尿病筛查，以便及时发现和治疗。

糖尿病筛查目前所用的方法是，早晨空腹或餐后用 250 毫升水冲服 50 克葡萄糖，一小时后抽血糖。有发生糖尿病可能的孕妇（指年龄超过 30 岁的所有孕妇及年龄不足 30 岁但有以下情况之一者：有糖尿病家庭史、尿糖阳性、肥胖、慢性高血压、羊水过多、胎儿过大、胎儿或婴儿死亡史、原因不明的早产史、多次自然流产史、先天畸形儿分娩史等）都应做筛查。如果空腹血糖≥7.2 毫摩尔/升（130 毫克/分升），而饭后 2 小时血糖≥11.1 毫摩尔/升（200毫克/分升），糖耐量试验时空腹血糖、服糖后半小时或1小时、2小时、3小时血糖，4项数值中，有3项超过正常上限者，可做出糖尿病的诊断。

✲为什么不宜盲目保胎

先兆流产时首先要查清原因，特别是对于曾多次流产的孕妇，原因未明时切不可盲目保胎。

先兆流产的原因很多，有母亲方面的因素，也有胚胎方面的因素。有的因素是永久性的，有的是暂时性的。有的保胎有效，有的保胎无效。首先从母体方面来说。

母体分泌功能失调。主要是卵巢黄体功能不全，孕激素分泌不足，难以维持子宫蜕膜的发育，影响孕卵植入，引起流产先兆。对这种原因引起的流产，保胎效果较好。可补充孕激素，肌注黄体酮（每日20毫克）直至症状消失，并经B超证实胚胎发育正常。

子宫器质性病变。子宫畸形（如双子宫、双角子宫、子宫纵隔）以及子宫肌瘤等结构上的异常，改变了子宫腔的内环境和血液供应，限制了孕卵的正常植入和发育，导致流产。遇到这种情况，可借助B超、腹腔镜或宫腔镜协助诊断。其中一部分患者可做子宫矫形手术或肌瘤挖除术，可望今后再次妊娠成功。

母子血型不合。主要是ABO血型不合。有习惯性流产史的孕妇应从夫妻双方血型上找找原因。一般母亲血型为“O”，父亲为“A”或“B”，胎儿血型随父为“A”或“B”时，母子血型不相容而产生免疫反应，造成胎儿溶血导致流产。这类流产需依靠免疫学手法诊断和治疗。中药辨证论治保胎也有一定成功率。

感染因素。如果孕妇在孕期出现急性感染伴有高热，可引起子宫收缩而发生流产，也可因细菌毒素或病毒通过绒毛侵犯胚胎，导致死亡流产。此种情况不宜保胎。由于它属于暂时性因素，所以不影响再次妊娠。

从胚胎本身的因素来看，胚胎发育异常是早期流产的主要原因。有人做过统计，孕8周以内的流产中，胚胎本身异常的占80%。检查早期流产的排出物，可以见到胚胎发育不全、枯萎或被浸软，甚者仅有羊膜囊而见不到胚胎，一小部分可见腭裂等畸形缺陷。把这些流产组织经过特殊制作，在显微镜下观察染色体，发现有半数以上存在各种各样的染色体异常，包括染色体数目和结构上的异常。正常胚胎的染色体应是双倍体。数目异常是指出现了三倍体、多倍体、单倍体或嵌合体。结构异常是指染色体双臂易位、倒位、断裂或缺失。染色体异常的胚胎多不能存活而致流产、死胎，也有个别表现为胎儿畸形。流产时间越早，流产儿的染色体异常频率就越高。对于此类流产，保胎是无效的。

那么，胚胎染色体为什么会出现异常呢？研究发现，除少数是由于孕早期接触了明显致畸因子外，如有毒物质、X 线、某些药物等，大部分与父母遗传有关。父母一方或双方染色体异常，导致染色体异常的胚胎。对于染色体异常的父母往往从表面上看不出来，他们无发育上缺陷，外貌和智力都正常，我们称之为染色体异常携带者，大约 250 对夫妇中就有一对。染色体异常严重者流产率可达 100%。这种携带者应放弃人类正常生育方式，而依靠其他方法，如人工授精、试管婴儿来获得正常子女。另有一部分轻型携带者仍有可能生育正常儿，不过怀孕后需到医院进行遗传咨询，在孕早期做绒毛检查，了解染色体有无异常，证实正常后再予保胎，这样才能杜绝畸形儿的出生。

✲孕妇如何预防感冒

伤风感冒只是打几个喷嚏、发点烧，即使不吃药，抗几天也会好。因此，有的人认为感冒不是什么大病，也就不太注意。殊不知感冒可以降低人体的抵抗力，使一些危害人体健康的细菌、病毒可乘虚而入，甚至那些平常寄生在人体呼吸道、肠道内与人体“和平共处”的细菌也会兴风作浪，引起严重后果。由此看来，感冒并非可以忽视。特别是对孕妇来说，感冒更不可掉以轻心，否则，将会给母婴带来严重影响。

首先，感冒发烧会伤害胎儿正在发育中的中枢神经系统，影响其智力。

其次，怀孕早期患有感冒，病毒可通过胎盘侵入胎儿体内，使胎儿流产、死亡或发生畸形。

再有，因感冒发烧而服用某些药物，如阿司匹林、非那西汀等对胎儿也有危害。这类药物在怀孕早期使用，可引起胎儿神经系统、骨骼、肾脏等发生畸形；如果在怀孕晚期服用，可使新生儿发生头部血肿、紫斑或便血，使产妇分娩时出血过多。因阿司匹林有抑制血小板聚集的作用，使出血时间延长。据临床观察，口服0.65克阿司匹林就可以使正常人出血时间延长一倍，并持续4～7天之久。

有些孕妇感冒后怕服药影响胎儿健康，便坚持不服药。这样会延长病程，甚至会导致其他严重并发症的发生，对母婴更加不利。因此，孕妇一旦患有感冒，必须在医生的指导下，选择对胎儿无毒性或影响较小的药物，尽快治愈。

孕妇平时注意预防感冒的发生，应避免受凉，注意随天气变化而适当增减衣服。即使在炎热的夏秋季节，也不要贪凉，直吹电风扇或在温度很低的空调房间里停留过久，更不要图一时痛快冲洗冷水澡等。居室内要经常开窗通风，保持空气新鲜，夜间也可开窗睡觉，但不要让风直吹孕妇头部。冬季可开气窗。在感冒、流感流行期间，孕妇要少到或不到病人家里串门访友，不去医院探视病人，不到影剧院、舞厅、商场等人多的公共场所，以免被传染上这些疾病。孕妇乘坐公共电、汽车及外出时应戴口罩，特别是冬春季节有呼吸道传染病流行时更应戴口罩。孕妇注意饮食卫生，把住“病从口入”关，因为，有许多肠道传染病是由病毒引起的，感染后会影响胎儿健康。孕妇还要经常用淡盐水仰头漱口，对清除咽部的细菌、病毒有一定的作用。

❇妊娠期患尿结石时宜采取什么保健措施

妊娠期合并尿路结石是妊娠期非产科腹痛而需住院治疗的主要原因，应予重视。

妊娠合并尿石者，其结石可能在妊娠前即存在，而在妊娠期发病。如果在孕前有过尿中排出砂砾石或患有肾盂肾炎、复发性尿路感染且对抗生素治疗无反应者，于妊娠后应警惕尿结石的发生。

与非孕妇相似，妊娠期间结石病发作时显示的症状亦以绞痛、血尿及感染为主。所不同的是，由于妊娠期输尿管肌张力减弱及扩张，故而疼痛的发

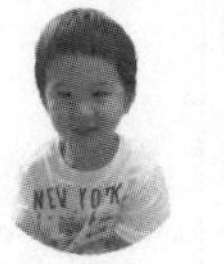

作及血尿较非孕期少，甚至有的可无症状。但如结石长期不能自行排出，则会出现尿路感染。孕妇可表现为发热、腰腹疼痛、脓尿等。有的病人会出现排尿困难、紧迫感等。

妊娠合并尿石时，无疑要做静脉肾盂造影或摄尿路平片，以弄清诊断。妊娠期接触放射线会不会造成胎儿畸形？一般来说，妊娠期应慎用放射性检查，但并非禁忌。有限性的尿路造影（于静脉注射造影剂后 15 分钟只拍一张 X 光片，而非常规肾盂造影那样连续多次拍片）不对胎儿产生损伤，因此小剂量放射性检查是安全的。近来超声波的检查替代了部分放射性检查，如果通过超声波检查可获得满意的诊断，当然也就没有必要再进行 X 线检查。

妊娠并发尿石症，就结石本身来说，对胎儿无影响。为治疗结石病，控制症状，防止感染，需要较长时间使用某些药物。这对胎儿的健康发育生长可能会产生不良影响，不利于围产期保健。因此，凡在未妊娠前就已发现尿结石者，应积极治疗后再妊娠，以避免尿石给妊娠带来的麻烦。

✲妊娠反应宜采取哪些保健治疗措施

经科学研究证实，在怀孕以后，胚胎通过胎盘供应养料和氧气，在子宫内进行发育，同时胎盘还具有特殊的内分泌功能，大约在怀孕后的 40 ~ 50 天就开始分泌一种绒毛膜促性腺激素，就是这种物质引起孕妇呕吐。

妊娠反应只是暂时的，只要经过三个月左右的时间，待母体中绒毛膜促性腺激素的水平降到最低时，呕吐就会自行消失，所以，不必过于紧张和忧虑，应当保持精神愉快，情绪稳定，充满信心。因剧烈呕吐造成脱水、酸中毒的患者，应及时送医院调治。

度过妊娠反应的重要一点是要安排好孕妇的饮食。平素可根据孕妇的喜好选择食品，只要营养丰富，易于消化、清淡可口的都可食用。饮食分配可采用少食多餐的办法。过多的甜食和油腻食品会影响消化能力，应适当加以限制。同时，要注意摄入足够的水分，避免刺激性食物。

流质和半流质饮食有利于控制呕吐发作，如萝卜汁、乳汁、冰糖绿豆汤、荷叶粳米粥等简便易做，可随时饮服。发生呕吐之后可进食一些蛋羹、莲子红枣汤、鱼汤、稀米粥等。

有不少孕妇在妊娠反应时喜食酸性水果与食品。经科学研究，了解到原因是妇女怀孕后，受精卵在子宫腔内一着床，就开始分泌出一种叫作绒毛膜促性腺激素的物质，它有抑制胃酸分泌，使消化酶的活性大大降低的作用，这就影响了孕妇正常的消化功能，使其恶心、呕吐和食欲不振，而酸性食物正好能刺激胃酸的分泌和提高消化酶的活性，帮助消化，增加食欲，所以，孕妇爱吃酸性食品，特别是酸味水果，可以说是生理上的需要，对健康也是有益处的。但须注意的是不要吃太多，若超过了碱性食品，体内的酸碱度失去了平衡，不但不利于母体健康，而且还会危及胎儿。最近几年国外研究发现，酸性药物是导致畸形儿的“凶手”之一，在最危险的致畸药物中，80%是偏酸性的，其余是中性的，而无一是碱性的。同时，科研还发现，怀孕的最初半个月内，吃过多酸性食物、服酸性药物最危险。

许多年以来，在我国民间祖祖辈辈流传着“酸儿辣女”的说法，这是不正确的。一些人甚至认为，只要多吃酸，即使怀的是女胎，亦可借助酸的力量转为男胎，这就更不对了。

此外，一些偏方、验方对治疗早孕反应亦有效，常有的如下：

1. 方一

用料：鸡蛋1个，糖30克，醋60毫升。

做法：将醋煮沸，入糖调溶，打入鸡蛋，煮至半熟即可。全部服食，日两次。

本方适用于脾胃虚弱所致恶阻。

2. 方二

用料：鲜韭菜汁10克，生姜汁5克，糖适量。

做法：将鲜韭菜、生姜捣烂，绞取汁水，再将糖少许放入汁水中，拌匀即成。一日三次，饭前服，少量饮之。

本方适用于脾胃虚弱之恶阻。

3. 方三

用料：白术10克，鲫鱼30~60克，粳米30克。

做法：将鲫鱼去鳞及内脏。白术洗净先煎取汁100毫升。然后将鱼与粳

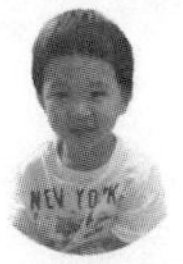

米煮粥。粥盛入药汁和匀，根据患者口味入盐或糖。食粥，每日一次，可连服 3～5 天。

本方适用于脾胃虚弱之恶阻。

4. 方四

用料：佛手 10 克，生姜 2 片，糖适量。

做法：前二味水煎取汁，调入糖温服。

本方适用于肝胃不和所致妊娠恶阻。

✻孕妇怎样预防春季风疹

风疹是由风疹病毒引起的一种急性传染病，主要通过空气飞沫直接传播，一年四季均可发病，冬春季发病率最高。此病虽然症状较轻，经过临床治疗一般效果良好，对小孩和成人患者的健康影响不大，但孕妇得病时对胎儿有很大的致畸作用。

风疹病毒对胎儿的致畸作用机理尚未彻底搞清。目前一般认为，孕妇在妊娠三个月内感染风疹病毒，胎儿可发生宫内感染。此时正是胎儿三个胚层分化、各种器官形成时期，由于病毒感染，阻滞了细胞分裂，使细胞数减少，从而妨碍了组织分化过程。而且此时胎儿尚不具备合成干扰素的能力，以抵制病毒的进一步感染，因而新生儿可发生白内障、心血管畸形、聋哑、小头畸形、生长呆滞、骨发育障碍等状况。

有关专家研究结果还表明，妊娠妇女感染风疹与胎儿畸形发生率和妊娠感染风疹的不同孕期有关。有学者观察到：妊娠前三个月感染风疹，发生严重畸形的孩子占 10%～30%；另有学者观察到，在妊娠第一个月感染风疹时孩子畸形的发生率为 61%，第二个月为 26%，第三个月为 8%。

为了使下一代健康、活泼、强壮、聪慧，孕妇，尤其是妊娠早期的孕妇预防感染风疹病毒至关重要。妊娠妇女不要经常往来于人口集中及人口流动频繁的地方，以避免与风疹患者接触。如已接触风疹患者，应于接触后 5 天内注射胎盘球蛋白 20 毫升。

目前正在逐步推广使用单价风疹减毒活疫苗或风疹—麻疹、风疹—麻疹—腮腺炎联合疫苗接种，提高人体抵抗力，防止风疹感染。要注意的是，

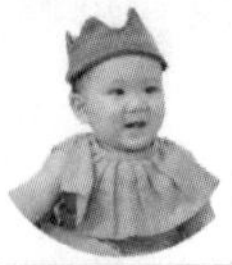

这种疫苗对已妊娠或可能妊娠的妇女不适用。

✻患甲亢妊娠宜采取哪些措施

女性中甲状腺功能亢进症（甲亢）的发生率约为2%。患甲亢的妇女大部分处在生育年龄，如果在患病期间妊娠，对母亲和胎儿都不利。在未治疗的甲亢合并妊娠的病人中，发生流产、死胎或畸胎的危险增多。在用抗甲状腺药治疗甲亢的过程中，如果用药不当，可以使胎儿甲状腺功能低下，发育不正常。因此，群众中流传甲亢病人不能怀孕生孩子的说法，有一定道理。

在实际生活中，一些年过30岁还没有孩子的甲亢女病人，由于各种原因要孩子心切，听说患甲亢不能怀孕，于是思想上很苦恼。那么患甲亢时是不是绝对不可以怀孕生孩子？

事实上，根据国内许多医院和我们自己的经验，在医生的指导下进行适当的治疗，甲亢患者是可以继续妊娠并生下健康婴儿的。国外统计，80%～90%甲亢患者可以生出正常的孩子。

同时发生甲亢和妊娠者，要保持正常妊娠和分娩，关键是要合理治疗甲亢。可以选择的方法有：①用抗甲状腺药物（ATD）。国内常用丙硫氧嘧啶，因为它通过胎盘的数量比其他ATD少，对胎儿甲状腺产生不良影响的机会相对较少。但治疗剂量要合适，开始每天不超过300毫克，有效后逐步减至维持剂量每日100毫克以下。我们的经验是没有丙硫氧嘧啶时，甲巯咪唑也是可以用的。用ATD时不要加用甲状腺片，最好也不用心得安，临产前尤其不要用心得安，否则可能造成流产或难产。②手术。用ATD不能控制病情时可考虑手术，手术的时机宜选在妊娠中期。③中医中药治疗轻度或中度甲亢有一定的作用，但不宜用含碘多的海藻、昆布等药。

总之，我们推荐首先用丙硫氧嘧啶或甲巯咪唑治疗，只有因为它们无效或有副作用时，才考虑用手术或中医中药治疗。无论用何种方法治疗，都要得到医生的指导。同时，病人应注意休息，适当补充营养，加用多种维生素，以补充甲亢和妊娠引起的消耗。

最后，如果少数甲亢病人因种种原因不适用或不愿用上述治疗方法，也可以考虑先用放射性碘-131治好甲亢后再怀孕生孩子。国内外的经验都已证明，碘－131 治疗后对生育是没有不良影响的。

✲妊娠期心脏病宜采取哪些治疗和措施

妊娠期的心血管病是妊娠期的重要合并症，妊娠与分娩均可给心脏增加额外负担，如心脏功能不全，极易造成严重后果，故妊娠合并心脏病仍为产妇四大死亡原因之一。妊娠合并心脏病（以风心病、先心病多见），国内报道的发病率大约为 1.09%，国外报道的发病率由 20 世纪 40 年代的 2.5% ~ 3.5% 下降到 70 年代的 0.5% ~2%。风心病与先心病的比例由原来的 20∶1 变为 34∶1。近年来由于风湿热能得到及时与彻底治疗，因而疾病发展累及心脏的情况亦逐渐减少。同时随着心脏内科先进的诊断技术及心脏外科的手术进展，先心病患者多半能健康地成长至育龄时期，并能胜任妊娠的额外负担，因此使发病率相应增高。

正常妊娠时，由于血液动力学改变约 1/3 孕妇膈肌上移，脊柱前凸，心脏向上向右移位。与真性心脏扩大不易鉴别，有个别孕妇出现心律不齐，大部分孕妇由于髂静脉及盆腔静脉受压而引起下肢水肿，很难鉴别是真性或假性心脏病。根据临床经验，我们认为有心脏扩大，心尖区有粗糙响亮的收缩期杂音、舒张期杂音，严重心律不齐应考虑有真性心脏病的存在。

如发现心脏病，医学上用心功能分级法来判断是否能承受妊娠及妊娠的继续。多年来临床沿用的心脏病协会之心功能分级比较实用。心功能分级有 4 级。Ⅰ级：普通体力活动不引起不适。Ⅱ级：普通体力活动引起不适并稍感不能胜任。Ⅲ级：一般体力活动不受限制，轻微运动即感不适，或不能胜任，休息后好转，尚有代偿功能。Ⅳ级：不能胜任任何体力活动。一般来说，Ⅰ、Ⅱ级心脏病合并妊娠往往预后较好。心脏病对母婴后果与心功能密切相关，尤其心功能越差，预后越差。

关于心脏情况能否继续妊娠，应在妊娠前或妊娠第三个月前，以及继续妊娠者至妊娠后 8 个月时做全面衡量。

我们认为有以下情况应终止妊娠：①心功能达Ⅱ ~ Ⅲ级，经治疗后不见好转，或一度好转，随妊娠月份增加，而心功能又升至Ⅲ级者；②有心衰病史，并伴有其他内科系统合并症；③妊娠期有高热、咽痛、关节酸痛等风湿

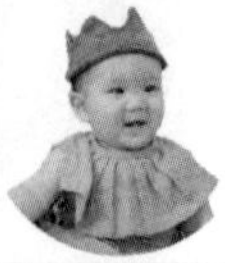

热活动期；④有先天性心脏病，经心血管科检查，有严重的右向左分流表现。

✲妊娠期腰背痛宜采取哪些预防措施

孕妇的腰背痛多数由行动姿势的不正确引起。如早上起床后的痛多由夜里卧床姿势不正确引起；下午、傍晚的痛多由白天工作活动和走路等姿势不正确引起。由睡眠引起的腰背痛可在睡觉时垫块小木板在软褥下面；因白天工作引起的，则要减少工作量，注意行走的姿势，不穿高跟鞋等。此外，腹带也有一定防治效果。做局部按摩，或用热水袋敷在疼痛处亦有效。

✲妊娠晚期阴道出血的原因是什么

引起阴道出血的原因有前置胎盘、胎盘早剥、早产及子宫破裂。

前置胎盘之所以引起出血是由于在妊娠晚期或临产后，子宫上部的肌肉收缩，下段逐渐伸展，导致子宫颈管逐渐消失，但是附着在子宫下部或子宫颈口周围的胎盘组织却不能相应地伸展，以至于前置部分的胎盘与子宫相分离。对于此种出血，目前尚无事先预防的方法，只有早期发现，早期治疗。

✲妊娠期缺铁性贫血宜采取哪些保健治疗措施

贫血是妊娠期最常见的一种并发症，尤其以缺铁性贫血最常见，约占90%。贫血易造成产科出血和难以预料的危险。因此，要做好围产期保健，注意孕期营养，及时矫治各种不利因素，使妊娠和分娩顺利进行。

缺铁性贫血原因常见于妊娠期铁的需要量增多而补充不足，孕期胃酸分泌减少而影响铁的吸收，有的孕妇偏食或素食而致铁补充不足，双胎妊娠。孕妇患钩虫病也可致严重贫血。孕妇患慢性感染及肝肾疾病也是造成贫血的原因之一，特别是泌尿系统感染，一方面影响红细胞的产生，另一方面影响红细胞的寿命，及红细胞被破坏后的再利用，抑制体内储备铁的能力，需要抗感染控制后补充铁剂。

发生机理。妊娠期血容量逐渐增加，经研究证明妊娠晚期的血容量增加约1300摩尔，如果每毫升血液含铁5毫克，则血容量增加需铁650～750毫克，胎儿及胎盘发育需铁250～300毫克，因此仅孕期孕妇需铁1000毫克，

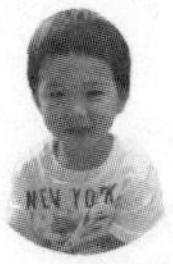

一般饮食中含铁量为 10～15 毫克，通过肠胃道吸收只有 10% 左右，妊娠后半期，虽然铁的吸收率可达 40%，但仍不能满足需要，故孕妇总是缺铁的。

预防。妊娠期需铁量大大增加，大多数孕妇有不同程度之缺铁表现，故在妊娠期最好补充铁剂。补铁剂时间从妊娠 12～16 周开始，铁剂剂量大小及补充剂量随贫血程度及反应大小而有所区别。只有预防性补充铁剂可使 80% 孕妇的血红蛋白达到 8 克/日以上，同时注意补充维生素 C。稀盐酸有利于铁的吸收。用铁锅炒菜使亚铁转化率增加，也有利于铁吸收。服铁剂禁饮浓茶，因茶叶中鞣酸可使铁变为不溶性而不利于吸收。氨基酸是血红蛋白的重要组成部分，有的孕妇经补铁后效果不明显，与缺少氨基酸有关。故在食物中增加蛋白质（肉、猪肝、蛋类、豆制品）及新鲜蔬菜，要注意饮食多样化，协调各类营养物质之吸收利用。

✲为什么不宜自用流产药物

小佟因出血半月不止并伴有剧烈的腹痛，面色苍白地被家人搀扶着走进了医院妇科就诊。在医生的再三追问下，她才说因为怀孕怕别人知道，自行服用了米非司酮（一种流产药物），想终止妊娠。经过医生的全面检查，确诊她不全流产。医生及时采取了补救措施，才使她避免了更严重的损害。

米非司酮作为终止妊娠的药物，近两年已较广泛地应用于临床。原理是早期妊娠时，胚胎主要靠黄体酮来维持其营养和生长发育，米非司酮有对抗黄体酮的作用，可使黄体酮失去活性，子宫蜕膜变性坏死脱落，胚胎便停止发育。它常与前列腺素阴道栓剂合用达到流产的目的。药物流产的成功率在 90% 以上，而且可避免手术流产对子宫可能引起的损伤，更不会出现刮宫时的恐惧心理。

药物流产特别适用于产后哺乳期妊娠者和子宫过度屈曲、宫口过紧等手术困难的妇女，但与负压吸宫人工流产手术相比有以下不足：药物终止妊娠过程较长，流产过程包括了几种病理情况的演变，从先兆流产发展为难免流产，进而或转化为完全流产，或导致不全流产，或妊娠期发生过期流产。如果发生了不全流产而不能准确及时予以处理，往往会因出血过多给身体带来损害。因此使用药物流产者，首先应选择那些具有急诊刮宫条件和设备，有急救措施的医院门诊部，在医生的严密观测下使用，不得作为家庭药物自用。有的人怕住院开销太大，图省钱省事而不去就医，这样一旦出现意外就有生命危险。如果孕妇用药后引起呕吐、腹痛、腹泻等反应或流产失败，还得施行手术流产。

不论是手术流产还是药物流产，对妇女的身体总是有不同程度的影响，因此从身体健康的角度来考虑，要积极认真地采取安全有效的避孕措施，以免不必要的妊娠发生。

✲孕妇尿路感染宜采取什么保健措施

妊娠期妇女尿路感染十分常见，发生率为4% ~6%。由于妊娠子宫逐渐增大压迫输尿管，孕妇的尿液中又有少量的糖，故细菌易于侵入繁殖而发生尿路感染症状。

妊娠期尿路感染，轻者可引起膀胱炎，表现为尿频、尿急、尿痛和血尿；重者为急性肾盂肾炎，除有明显的膀胱炎症状外，还可有腰痛、发热、寒战等全身症状。此时细菌和毒素可经血液影响胎儿。尿路感染还可刺激子宫收缩造成流产、早产。所以妊娠期尿路感染要积极治疗，选用的抗生素均应考虑对胎儿的不良影响。严重尿路感染经各种治疗仍难以控制或急性发作频繁者，应做人工流产。有急性肾盂肾炎病史的妇女，临床治愈后，一年以内不应妊娠。

✲精神因素对产后出血有影响吗

产后出血是产科的严重并发症，是引起产妇死亡的重要原因之一。

20世纪60年代国内产后出血发病率在2% ~5%，70年代以来开展围产医学以后，产后出血率逐年下降，一直为产科工作者关注。孕妇在妊娠末期或临产前后情绪上波动，精神上紧张，易造成产后出血。

产妇由于情绪上波动，精神上抑郁，使心理功能失去平衡导致神经及活动机能失调，引起机体一系列变化。机体可产生一系列植物神经——内分泌反应，导致情绪变化通过神经系统影响免疫功能，使病人行为变化，情绪精神障碍，而引起子宫大出血、子宫下段不收缩、产妇血压下降、脉搏细弱等一系列症状出现。简而言之，产妇在分娩前后精神上压力大，可使某种神经

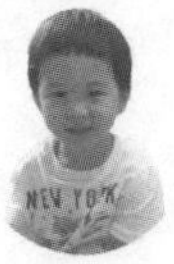

介质与内分泌失调引起产后出血。所以对于产后出血除病理因素外，精神因素也是非常重要的。

平时要了解孕妇心理因素，及早解除精神压力。要细心观察孕妇的心理活动，对思想负担较重及受封建旧的传统观念影响较深的病人，要宣教解除其精神压力，以防产后大出血。一旦有大出血病人，要立即采取有效抢救措施，并对家属及病人做耐心细致的思想工作，配合医生的治疗，使产妇尽快恢复正常。

✲为什么忌忽视孕妇体痒

有的地区如上海，有些人把孕妇身上发痒称为胎气，不少人对此不以为然，认为这是怀孕的时候自然会伴随的现象。实际上这是一种叫妊娠期肝内胆汁淤积症的疾病，容易引起胎儿死亡，导致孕妇发生早产和产后出血。在20世纪70年代之前，由于认识上的不一致，这种病的名称很多，甚至认为它对胎儿和母亲都没有影响。即使到了80年代初期，一些权威性的内科教科书仍如是说。实际上胎气不是无所谓的症状。

妊娠期肝内胆汁淤积症最主要的表现为孕妇身上发痒，其症状大多是在怀孕7~8个月或再稍晚些时间出现，也有在妊娠5~6个月就开始瘙痒的。发痒的部位通常在腹部，有些仅仅是轻度的局部瘙痒，但有些遍及全身，涉及手掌、头等部位。症状严重的孕妇会坐立不安、难以入眠，真可谓奇痒难忍！当为这些孕妇做检查时，皮肤上并没有什么特殊发现，但在瘙痒厉害的孕妇身上可见抓痕，可一旦小孩出生，一两天后瘙痒就完全消失了。其中一部分妇女再次怀孕后又会出现瘙痒。这都是妊娠期肝内胆汁淤积引起的。

妊娠期肝内胆汁淤积症的主要危害是，容易引起胎儿在宫内死亡及新生儿严重窒息。造成这一危害的原因目前还不十分清楚，但通过研究已经发现，这些孕妇的胎盘绒毛间隙比正常胎盘的小，用通俗的话来说，就是胎盘靠母体那一面的血流不通畅，胎儿所获得的氧量减少。在没有临产时对胎儿的影响还不大，一旦临产，子宫开始收缩，胎盘母体这一边的血流量进一步减少，缺氧愈加明显，胎儿往往就在这个时候死亡。同时，此病也易引起孕妇早产和产后出血，危害产妇的身体健康。

妊娠期肝内胆汁淤积症是可以治疗的，关键在于重视。首先孕妇自己要重视，身上发痒就要找医生，并经常与医生保持联系，胎动少了要赶紧找医生。另外医生也要重视，每次产前检查要向孕妇询问痒不痒，对乳房上发痒的孕妇要反复检查肝功能，注意谷丙转氨酶和血清胆红素是否升高，仔细检查有没有肉眼可见的黄疸，一旦发现阳性结果应及早住院，采用各种方法监护胎儿，必要时应及早结束妊娠。

✲孕妇外阴静脉曲张宜采取哪些措施

女性外阴静脉曲张多见于妊娠后期。其发生除与遗传因素有一定关系外，主要由机械性因素所致。处于妊娠期妇女，机体内的子宫为了肩负起孕育胎儿的重要使命，极需大量血液供应，这样就会促使盆腔静脉和髂内静脉血液回流量增加，导致静脉内压力增大，使外阴部和大腿内侧薄壁静脉异常扩张。另外，随着胎儿不断增大，子宫在盆腔内也相应增大，这就容易压迫静脉使血液回流量受到阻碍，造成静脉曲张。此外，在妊娠期，机体内产生的雌激素大量增加，使血液中雌激素浓度迅速升高，从而容易导致静脉壁松弛，造成外阴部静脉曲张。

防止已婚妇女妊娠期的外阴静脉曲张，要重视孕期卫生。妇女自怀孕后，要尽量避免长时间站立，尤其在妊娠末期更应注意。此外，避免穿过紧裤子，不要接近热源或用过热水洗浴，对性生活也要持克制态度。

一般来说，妇女妊娠期外阴静脉曲张在分娩之后会自行消退，不会留有后遗症，局部色素沉着也会随之消失。所以，对妊娠期外阴静脉曲张一般不需要采取特殊的治疗方法，主要是以局部护理为主，如进行局部冷敷，或施以冷水坐浴，使外阴部曲张的静脉血管收缩，这样就可减轻或消除曲张静脉所引起的不适症状。另外，还可采用局部涂抹氧化锌软膏，再撒一些爽身粉的办法，同样有助于曲张静脉的血管收缩。

✲妊娠水肿应采取哪些饮食疗法

正常的孕妇在妊娠后期由于下腔静脉受压，血液回流受阻，常出现下肢水肿，但经休息后可消退。如果经休息后水肿仍不消退，或水肿较重又无其

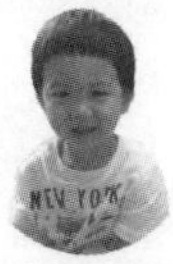

他异常现象时，称为妊娠水肿。水肿由踝部开始逐渐向小腿、大腿、腹壁、外阴部以及全身蔓延。水肿部位隆起，皮肤紧张而发亮，按之有凹陷，即为凹陷性水肿。有的孕妇体表虽无明显水肿，但每周体重增加0.5千克，称为隐性水肿，也应引起重视。

妊娠水肿患者如伴有蛋白尿、高血压病症发生，称为妊高征。重症时出现抽搐、昏迷、心力衰竭和肾功能衰竭，此病严重威胁母子生命。

妊娠水肿，中医学认为是由于脾肾阳虚引起的。脾阳虚不能运化水湿，肾阳虚则上不能温煦脾阳，下不能温暖膀胱，水道不利，故水湿停滞出现水肿。亦有因胎气壅滞，气机升降失调，导致尿频、尿少水肿。肾阳虚亦不能助脾运化，也不能湿化水液，水液排泄功能发生障碍，故尿少，水液泛溢肌肤则水肿。

多年来饮食疗法（病情较重者配合药物治疗）治疗妊娠水肿临床疗效较好，且无毒副作用。配方中所选食物以含蛋白质较高的豆类、谷类等植物为主。

1. 八宝利水粥

赤小豆40克，黄豆40克，山药40克，薏米仁30克，枸杞子10克，红枣20克，稻米30克，小米30克。加水适量，煮成粥样，加适量糖服用。

本方具有健脾益肾、养胎利水的功能，适应于妊娠水肿兼有蛋白尿孕妇，也可用于各种疾病引起的水肿。

2. 清热利水粥

赤小豆60克，绿豆60克，丝瓜600克，冬瓜（不去皮）500克。加水适量，煮成粥样，日服3次。

本方具有清热解暑、利水安胎的功能，适应于水肿的患者夏季服用。

3. 双豆利水粥

赤小豆50克，黄豆50克，小米30克，稻米30克，红枣30克。加水适量，煮成粥样，可加适量糖，早晚各服1次，连服2~3周。

本方具有健脾养胎、利水的功能，适应于妊娠水肿或各种疾病引起的水肿。

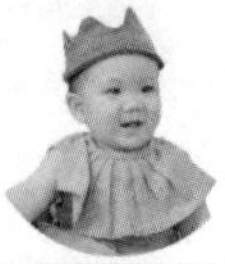

孕期特殊情况的护理

✲孕妇做X射线检查有害

X射线是一种放射线，对人体具有一定的危害，特别是对胎儿。妊娠3个月以内，正是胚胎器官形成时期，照射X射线有很强的致畸作用，可使流产、死胎的发生率大大提高。在妊娠中期，胎儿的骨骼、神经、生殖腺等还在继续发育，因而也应避免X射线检查。

如果必须进行X射线检查，应注意以下几点：

（1）尽可能在妊娠晚期进行检查，这时胎儿各器官均已发育完成，很小剂量的X射线摄片不致引起胎儿的变化。特别适用于诊断胎儿骨骼发育是否异常，此期胎儿骨骼发育成熟，用X射线进行检查，易于识别。

（2）如孕妇需要做X射线检查，应避开腹部，只照射需要检查的局部。

（3）如必须做X射线检查，最好做X射线摄片检查，摄片的X射线剂量远远小于X射光透视。

（4）在孕早期做过大剂量X射线检查，特别是腹部检查的孕妇，可请医生做产前诊断，了解胎儿是否发生畸形。

✲孕妇患有病毒性肝炎怎么办

病毒性肝炎最为常见的是甲、乙、丙三型，主要由食入、注射输血及其他密切接触方式引起。甲肝起病急，症状明显，容易被发现。乙肝往往在不知不觉中患病。

在妊娠早期得病引起新生儿畸形率无明显增加，但在晚期患病，早产、死胎、死产及新生儿的死亡率明显增加。无症状的乙型抗原携带者，其新生儿抗原阳性的占5%～7%，可能是经胎盘传播。如在妊娠后期患病，胎儿及新生儿的肝炎表面抗原的阳性率为20%～30%，部分新生儿出生时抗原为阴性，以后再转为阳性而发病，这可能是由于胎儿吸入产道的血流或胎儿的皮肤受损的裂口所致。

综上所述，妊娠合并病毒性肝炎的孕妇要积极预防向重症发展，在妊娠期一定要注意休息与营养。妊娠早期发病者最好做人工流产。妊娠中期及晚期发病，均可加重肝脏的负担，需注意保肝治疗，在分娩期最好到条件好的医院配新鲜血预防产后出血过多。

❊肾脏病人能否怀孕

患肾脏病变的妇女能不能怀孕？这一问题取决于肾脏病变的程度及临床四大症状的轻重程度。如果临床只表现轻度的蛋白尿，偶见红细胞，无水肿，无高血压，无肾功能异常出现，一般情况下就不会影响妊娠和生育。

反之，如患者有明显高血压或肾功能不佳的情况，还有蛋白尿、水肿的症状，就不宜怀孕。

随着科学的进展，以前认为是不治之症的尿毒症（肾功能衰竭）采用肾脏移植治疗后，也可根治。那么肾移植后的生育年龄妇女是否可以怀孕呢？现代医学专家提出同时符合以下几点者可以考虑。

（1）肾移植后至少 2 年以上且健康状况良好者。

（2）身体条件符合产科条件者。

（3）临床肾功能无蛋白尿、高血压者。

（4）无排异反应症状。

❊妊娠的生物致畸因素

遗传、物理、生物及化学物质因素都可以导致胎儿先天性异常，后三个因素是可以预防和克服的。生物致畸，即病毒感染，与胎儿畸形有着重要的关系。

风疹病毒、弓形体原虫、巨细胞病毒、单纯疱疹病毒是目前世界上公认的具有致畸作用的病原微生物。换句话说，孕妇在妊娠过程中，特别是早孕期间，即怀孕 3 个月以内感染了这些病原体，则胎儿发生畸形的可能性要比没感染的孕妇高得多。那么，风疹病毒、弓形体原虫、巨细胞病毒及单纯疱疹病毒感染究竟是怎么回事呢？孕妇在妊娠过程中，病原体通过各种途径（如呼吸道黏膜、口腔、生殖道以及破损皮肤）进入血液，造成病毒血症，并通过血液侵犯胎盘及胎儿，形成宫内感染，最后影响胎儿的正常生长和发育，导致胎儿畸形。

1. 风疹病毒感染。孕妇在早期感染风疹，会使胎儿畸形，称为先天性风疹综合征。包括心血管异常（如肺动脉狭窄、房间隔缺损、室间隔缺损），先天性耳聋，先天性白内障，小头畸形，智力障碍，以及出生后迟发性损害（如糖尿病、中枢神经系统异常）。

2. 弓形体感染。弓形体是一种原虫，常存在于猫的粪便内。随着诊断方法的现代化，人们发现弓形体感染并非十分少见。国外调查孕妇有先天性弓形病的发病率为2‰，国内尚未见到确切资料。一般说来，孕妇在妊娠早期感染可造成流产及死胎；妊娠后期感染会导致胎儿全身感染，主要为视网膜脉络膜炎、脑积水、脑钙化。为了预防这种感染，孕妇不要吃生的或未煮熟的肉类；切生肉时不要用手触摸口和眼，切肉后应彻底洗手；不要接触小动物。

3. 巨细胞病毒感染。先天性巨细胞病毒的宫内感染常导致早产、流产或宫内死胎，出生后的新生儿有黄疸、肝脾肿大、血小板减少性紫癜、肺炎，并常伴有中枢神经系统损害。小头畸形、行动困难、智力低下是常见的后遗症。有时，先天性巨细胞病毒感染的胎儿，出生时未表现出异常，但出生数月后或数年后发生中枢神经系统损害，如智力低下及耳聋等。

4. 单纯疱疹感染。单纯疱疹病毒有两个血清型，即Ⅰ型（HSV－1）和Ⅱ型（HSV－2）。Ⅰ型主要引起生殖器及腰部下皮肤疱疹，常可由性交而传染，国外将其列为性病。Ⅰ型较少感染胎儿，Ⅱ型常会感染胎儿。先天性单纯疱疹病毒感染所致胎儿畸形有小头症、智力障碍、脑内钙化、白内障、心脏畸形、视网膜形成异常。如孕妇阴道有Ⅱ型病毒感染，胎儿经产道出生时也会受感染而发病。

孕妇感染上述病原体后，有时有症状，有时没有明显症状（弓形虫和巨细胞病毒感染尤其如此）。少数人会有低热、乏力、头痛等一些类似感冒的非特异性症状，因此，不易识别，特别是孕早期常会误认为妊娠反应而被漏诊，失去了及时采取措施的机会，以致生出畸形儿，追悔莫及。近年来，科学家研究出了血清学检查法，早孕孕妇只要抽2毫升血就可检查出有无这些

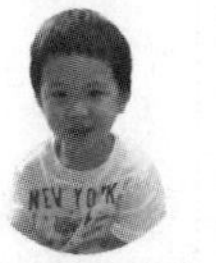

病原体的感染。假若感染，可以抓住有利时机及时采取措施。

✲癫痫病人怀孕怎么办

癫痫病人怀孕有引起疾病加重的可能，如果用药则会对胎儿造成不良影响。

（1）怀孕有使癫痫复发的可能。若怀孕前患有癫痫，而且病情未得到控制，孕后机体代谢系统改变，可使疾病发作次数增加。怀孕后恶心、呕吐状态也会妨碍抗癫痫药物吸收，因而加重疾病过程。再有，抗癫痫的药物会使胎儿畸形。因此，患有癫痫的妇女若想生育，最好是在连续规范服药3～5年，待病情得到控制，无发作的情况下，检查脑电图正常后，逐渐将药物减量致停药（时间6～14个月），观察病状完全缓解后，再考虑怀孕。

（2）癫痫可使妊娠并发症增加。癫痫未得到控制的孕妇比正常孕妇产生妊娠合并症的可高约2倍。

（3）抗癫痫药物对胎儿的致畸作用。据文献报道，抗癫痫药物引起胎儿畸形发生率为2%～13%，尤其是3种药的合用危险性更大。常见的胎儿畸形有腭裂、兔唇、先天性心脏病、胎儿脊柱裂等。致畸危险性较大的药物有苯妥英钠和三甲双酮，丙戊酸钠次之，卡马西平最小。

（4）抗癫痫药可致新生儿出血。孕妇长期服用苯妥英钠、苯巴比妥或三甲双酮可使胎儿血液中的维生素K依赖的凝血因子浓度降低。这类新生儿出生后就应该立即给予维生素K注射。

（5）原发性癫痫有遗传的可能。普通人群患癫痫病率为0.5%，有家族史的发病率为3%。因此如是原发性癫痫者（有明显父母家族史），癫痫孕妇年龄在25岁以上，或者癫痫频繁发作者，对待生育问题一定要慎重。

✲甲亢患者怀孕怎么办

甲状腺功能亢进俗称甲亢，属于内分泌代谢性疾病，多发于20～40岁。患病后由于新陈代谢系统发生紊乱，常出现心悸、多汗、脾气暴躁、易饥饿、思饮、饭量增加、逐渐消瘦等现象。女性可出现月经周期失调、月经量少甚至闭经的情况。还有因排卵减少，生育能力下降，即使怀孕也容易发生流产、早产等情况。男性可出现精子减少、阳痿等情况。一般情况下，甲亢

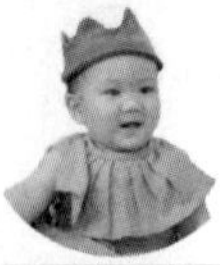

患者是可以怀孕的。但因甲状腺病本身和抗甲状腺的药物都对胎儿不利，所以在患病期尽量避免怀孕。患者最好在病情平稳后，药用量较小时，再考虑怀孕。一旦怀孕了请注意以下问题：

（1）在治疗中禁用放射碘治疗，抗甲状腺药物以丙硫氧嘧啶最适合。若同时用小剂量甲状腺素片，则可减少呆小症和新生儿甲状腺肿大的发生。由于抗甲状腺药物可以通过胎盘到达胎儿体内，引起胎儿甲状腺肿大和甲状腺功能减退，所以禁用大剂量药物治疗。

（2）应尽量避免手术治疗。

（3）注意营养和休息，可多吃点高蛋白的食物和水果等维生素类食物。

（4）尽量保持良好的情绪。家人要创造良好温馨的环境，以免由于负面情绪而对胎儿的生长发育造成不良的后果。

（5）产后不宜母乳喂养。由于母亲服用了抗甲状腺药物，这些药物可通过乳汁进入婴儿体内，所以产后不宜母乳喂养。

孕期营养与饮食护理

✲妊娠 1 个月的饮食与药膳

⊙应学一点营养学

在妊娠期吃什么对胎儿有利？这是使孕妇犯愁的事。有人认为价钱贵的食品营养一定丰富，应该多吃；有人认为吃什么都有营养，爱吃什么就吃什么。这些认识都是不科学的。吃饭是为了提供人体所需的各种营养物质。为了使母胎健康，应注意科学配餐，不仅追求色、香、味、形，而且要重视营养平衡。所谓营养平衡就是使每日膳食所供给的营养比例恰当。这样才能充分满足母体及胎儿生长发育的需要。怎样吃才能做到营养平衡呢？这就要求孕妇学一点营养学。

⊙妊娠期所需的能量

人为了维持生命、从事劳动必须每天从各种食物中取得能量，以满足机体的需要。这些能量的来源就是食物中的碳水化合物、脂肪和蛋白质三种营

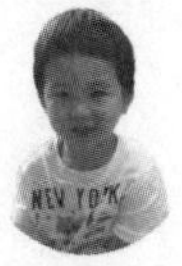

养素，无机盐和维生素不能释放能量。

过去用千卡来衡量热量，1 千卡相当于使 1000 克水的温度从 15℃ 升到 16℃ 所需要的热能。国际通用计量单位使用焦耳。1 焦耳相当于用 1 牛顿力将 1 千克重量移动 1 米所需的能量。焦耳与千卡的换算为：

1 千卡 =4.185 千焦

1 千焦 =0.239 千卡

每克糖能产生热量 17.16 千焦，每克脂肪能产生 39.55 千焦，每克蛋白质能产生 23.65 千焦。由于食物在体内的消化过程中不能被完全吸收，糖的吸收率为 98%，脂肪为 95%，蛋白质为 92%，所以实际上糖产生的热量为 16.74 千焦/克，脂肪为 37.67 千焦/克，蛋白质为 20.93 千焦/克。

人所从事的劳动不同，所消耗的能量也不同，劳动强度越大、持续时间越长、工作越不熟练，能量消耗越多。一般根据劳动强度不同，将劳动分成五级。

（1）极轻体力劳动。主要以坐为主的工作，如办公室工作、开会、读书、装配或修理钟表等。

（2）轻体力劳动。主要是以站立为主的工作，如售货、化验室工作和讲课等。

（3）中等体力劳动。如重型机械操作、驾驶汽车、一般农田劳动。

（4）重体力劳动。如非机械农业劳动、半机械化搬运工作、炼钢、体育运动。

（5）极重体力劳动。如非机械化装卸、采矿、伐木、开垦等。

中国生理科学会曾修订并建议我国人民每日膳食中热能供给标准，其中包括孕期及产后妇女的热能供给量，认为妊娠期妇女每日比正常时要增加 300 千卡热量。孕妇应据此安排自己的膳食。

当然，妊娠期膳食的热量不是越高越好，食物含热量过高，会在体内转化为脂肪蓄积起来，孕妇体重过重时，妊娠并发症的发病率会增加。食物中的脂肪是一种富含热量的营养素，在妊娠期，可适量食用植物油，但要限制动物脂肪的摄入量。

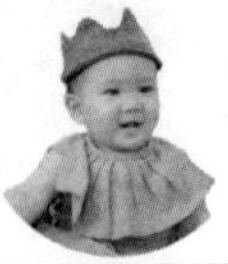

⊙怎样安排孕妇每日饮食

在妊娠4个月后，孕妇每日饮食应包括以下基本内容：

鸡蛋	1～2个
瘦肉（包括动物内脏、鱼虾）	100克
豆类（包括鲜豆、干豆、豆制品）	100～150克
蔬菜	500～750克
谷类	400～500克
油及糖	适量

另外，每周要适当食用些海带、紫菜、虾皮、海米等补充膳食中的碘与钙，可选用芝麻、花生、核桃、葵花子。每日最好饮一杯牛奶，吃200～250克水果。

✲妊娠2个月的饮食与药膳

⊙孕妇饮食有学问

古人云："饮食有节，起居有常，不妄劳作，故能形与神俱，而尽终期天年，度百岁而去。"这是我们的祖先从长期的生活实践中总结出来的养生之道，而节制饮食又为养生之首。这对于孕妇是极其重要的。

（1）要少吃多餐，勿暴饮暴食。在妊娠期既要注意摄入充分的营养，又要注意饮食有节，无论餐桌上摆的是美味珍馐，还是粗茶淡饭，最好只吃七八成饱。如果遇到好饭菜便吃十二分饱，会使消化系统的负担骤然增加，轻则造成消化不良、胃炎、肠炎，重则可能引起急性胰腺炎。另外，如有条件，在妊娠期最好由三餐改为五餐，少吃多餐，有利于消化吸收，还会减少体内脂肪积聚，防止发胖。

（2）避免过度饥渴。孕妇要注意按时进餐，万一有饥渴难耐之时，也要缓缓进食，尽可能进软食，一次不要吃饱，不要喝得过多。

（3）晚饭要少吃，进餐时间不要过晚。对于正常人来说，"晚饭少一口，活到九十九"，对于孕妇也是这样的。许多家庭只有晚上全家人才能聚在一起，因此晚餐准备得比较丰盛，也拖得比较晚。全家人边吃边谈，难免吃得过饱，而且时间拉得长。这样会给孕妇胃肠道加重负担，也不利于睡眠。孕

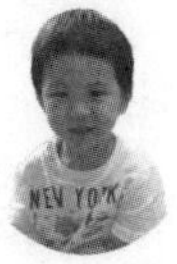

妇的早餐和午餐应丰盛些，晚餐以稀、软、清淡为好。

（4）营养要全面。在妊娠期，要注意纠正挑食、偏食的毛病。在自然界中，没有一种完全具有机体所需的各种营养成分的食物，因此，孕妇所吃的食物品种越多越好，以满足孕妇及胎儿的需要。

⊙妊娠反应的饮食疗法

大多数孕妇在早孕期有轻重不同的妊娠反应，常见症状有头昏、心慌、心率加快、食欲下降等，特别明显的是恶心、呕吐、胃部不适、偏食。在反应较重时，可适当选用以下食疗方法：

（1）生姜 10 克，橘皮 10 克，加红糖，煮水当茶饮，可缓解孕吐。

（2）熟扁豆 75 克，晒干研细，每次 10 克，米汤送服。

（3）甘蔗绞汁，加生姜末少许，当茶饮。有治疗孕妇口干、心烦、呕吐作用。

（4）橄榄捣烂，水煎服。可治疗妊娠早期食欲不佳、心烦等症状。

（5）糯米粥，随意服用。

（6）柚子皮煎水服，可缓解孕吐。

（7）干葡萄藤 10 克，水煎服。

⊙药膳三则

（1）陈皮粥。有理气、温中、安胎的功效，可治疗寒凝气滞，冲任虚寒所致妊娠下血、胎动不安并有腹中疼痛、大便溏薄、四肢清冷等。

陈皮 10 克，苎麻根 30 克，高良姜 10 克，粳米 50 ~ 100 克，细盐少许。前三味捣成末，取 10 克，水煎，去渣取汁，粳米煮粥，临熟，放盐少许，早晚两次服。本粥不可多用，脾胃气虚血弱者慎用。

（2）萝卜饼。有健胃、理气、消食、化痰等功效，适用于食欲不振、消化不良、食后腹胀、咳喘多痰等症。

白萝卜 250 克，面粉 250 克，猪瘦肉馅 100 克，姜、葱、盐、菜油适量。将白萝卜切细丝，用菜油炒至五成熟。将肉馅和萝卜丝加姜、葱、盐调成馅，把面和成面团，分成小剂，擀成薄片，包入萝卜馅，制成小饼，烙熟即可。

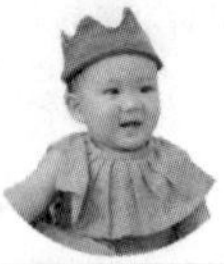

（3）艾叶煲鸡蛋。可治疗习惯性流产。

艾叶能温经、止血、镇痛、散寒除湿，适用于虚寒性的腹痛，崩漏下血。艾叶有健胃作用，能增进食欲。但要注意用量不宜多，用量过大有恶心、呕吐的副作用。

每次用艾叶 10 克，鸡蛋两个，用砂锅（不用铁器）文火将去壳的熟蛋和艾叶共煮。有习惯性流产的孕妇，孕后第 1 个月每日服 1 次，连服 5 ~ 8 天；孕后第 2 个月每 10 天服 1 次；孕后第 3 个月每半月服 1 次；孕后第 4 个月每月服 1 次，直至妊娠足月。

✲妊娠 3 个月的饮食与药膳

⊙孕妇要多吃水果

孕妇吃饱了饭菜，身体可获得足够的热量和蛋白质。但是，复杂的代谢还需要维生素的帮助和催化。维生素分成两大类，一类只溶于油，属于脂溶性维生素，如维生素 A、D 和 E；另一种是水溶性的，其中有维生素 B 族和维生素 C 等。

维生素 C 是细胞之间的粘连物，不仅可以修补伤口，还可激活白细胞，使之吞噬细菌，增强抗病能力。另外，在铁的运送、吸收中，维生素 C 也起着重要作用。维生素 C 缺乏时，微细血管壁黏着力差，黏膜、牙龈及消化道等容易出血，身体抵抗力下降，容易感染。

水果、蔬菜和五谷中都含维生素，但蔬菜和五谷中的维生素在去皮、精磨和烹饪时常常被破坏。水果含有丰富的维生素，而且洗净或削皮后可以生吃，有益于维生素的保存、吸收和利用。因此，孕妇除一日三餐外，还应适当增加一些水果，满足自身及胎儿对维生素的需要。

⊙药膳四则

（1）竹沥粥：有清热除烦、豁痰定惊的功效，可治疗孕后胆怯、烦闷不安、头晕目眩、胸脘满闷、恶心呕吐、苔黄而腻、脉滑数，另外还可治疗痰热咳嗽、胸满喘闷。

淡竹沥 30 克，小米 50 ~ 100 克。先将小米煮粥，临熟下竹沥，调匀，空腹食用。

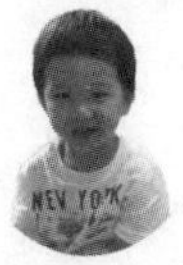

（2）麦冬粥：有安胎、降逆、止呕的功效，可治妊娠恶心、呕吐、不下食。

取鲜麦冬汁50毫升，鲜生地汁50毫升，生姜10克，薏苡仁15克，粳米50～100克。先煮薏苡仁、粳米及生姜，熟了以后，下麦冬与生地汁，调匀，煮成稀粥，空腹食用。

（3）油菜粥：有调中下气的功效，可治脾胃不和，食滞不下，胃气上逆，嗳气呃逆。

鲜油菜1000克，粳米100克，先煮粳米粥，后入油菜，微火煮熟，任意食用。

（4）胡萝卜粥：有消胀化滞的功效，可治脾。

胡萝卜切成小块，同糯米加水煮成粥，调入红糖温服。

✲妊娠4个月的饮食与药膳

⊙孕妇能喝茶吗

我国人民有喝茶的习惯，而且喜欢喝浓茶。茶中含有一定量的咖啡因，在动物实验中，可见咖啡因对小动物有致畸作用，但饮茶所摄入的咖啡因量很小，不至于致畸。咖啡因有兴奋作用，所以孕妇喝茶不要太浓，不要在晚上喝茶，以免引起失眠。

⊙孕妇素食有害于胎儿

经调查发现，农村孩子的智力发育要比城市孩子差些；生活水平低的要比生活条件好的孩子差些；不注意饮食营养的要比饮食营养丰富的差些。孕妇素食是儿童智力发育的一个不利因素。

孕妇不注意饮食营养，长期素食，所生的婴儿由于缺乏维生素B_{12}往往会患不可逆的脑损害症。这种损害表现在婴儿出生3个月后，会变得情感淡漠，头颈柔软不稳定，并出现舌和腕等不自主运动，严重者可以发生巨幼细胞性贫血和显著的神经损害。这不仅严重影响婴儿身体的正常生长发育，还会影响孩子的智力发育。

人的大脑细胞是由60%左右的不饱和脂肪酸和35%的蛋白质构成。维生素B族可促进脑细胞兴奋和抑制功能更好协调而发挥作用。如果孕妇长期

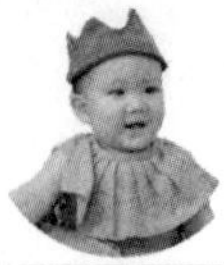

素食，只食蔬菜、腌菜等，不注意进食鱼、肉、蛋等营养食物，就会导致不饱和脂肪酸、蛋白质及维生素 B 族等营养成分摄取量的不足，满足不了胎儿脑细胞生长发育的需要，使生下的婴儿易患脑损害症，造成孩子智能发育不全。有的孕妇担心营养过度会使胎儿发育过重，引起难产，因而吃素食，这种想法是不正确的。

为了避免婴儿遭脑损害，孕妇要特别注意饮食营养的平衡调配，素荤搭配，适当补充含脂肪、蛋白质、B 族维生素，尤其是富含维生素 B_{12} 的食物，如肉类、蛋类、乳类，以及动物肝、心、肺等，以利胎儿的脑细胞、脑神经的生长发育。

⊙药膳二则

（1）桑寄生煲鸡蛋。可益血安胎，对妇女怀孕期间的腰痛也有良好的作用。

桑寄生性味苦甘平，有补益肝肾，强壮筋骨，养血祛风，安胎催乳的作用。《本草经》说它“安胎，充肌肤，坚发齿”。

每次用桑寄生 15 ~ 30 克，鸡蛋 1 ~ 2 个，先将鸡蛋煮熟去壳，然后与桑寄生同煮食用。

（2）鹿头肉粥。可治疗妊娠水肿。

取鹿头肉 150 克，蔓荆子 15 克，高良姜、香子各 10 克，粳米 100 克，将蔓荆子、高良姜、香子捣成末，每次用 10 克。先煮鹿头肉，熟后去肉下粳米同药末，煮粥，临熟少加作料，分 3 次食，一日尽。有益气健脾、利湿消肿的功效。

✻妊娠 5 个月的饮食与药膳

⊙鸡蛋和鸡蛋菜

对孕妇来说，鸡蛋是一种很好的营养品。在 100 克鸡蛋中，含有蛋白质 14.7 克，脂肪 11.6 克，热量 711 千焦（170 千卡），含钙 55 毫克，磷 210 毫克，铁 2.7 毫克，胡萝卜素 1440 毫克等。鸡蛋营养丰富，又易消化吸收。中医认为，鸡蛋性味甘平，有滋润去燥、养血安胎的功效。

有人认为吃生鸡蛋最补，这是不科学的，鸡蛋的蛋白质结构致密，要靠

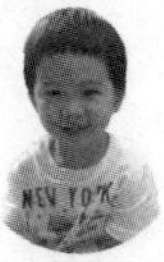

胃分泌的胃蛋白酶和小肠里的胰蛋白酶来消化。生鸡蛋里含有较多的抗生物蛋白和抗胰蛋白酶，阻碍和影响人对蛋白质及其他营养的消化吸收。另外，鸡蛋中可能有细菌、霉菌和寄生虫卵，吃生鸡蛋很容易被感染。有的人喜欢吃臭鸡蛋，觉得与吃臭豆腐一样，对身体没什么害处。臭豆腐是由对人体有益的霉菌发酵而成，分解的产物对人体有益，但是，臭鸡蛋不是这样的。实际上，鸡蛋腐臭是因为细菌和霉菌由蛋壳气孔侵入蛋内迅速生长繁殖，引起了腐败变质。蛋白质被细菌分解，变为对人体有害的吲哚、粪臭素等和尸毒。孕妇如吃了腐败变质的鸡蛋，易引起胃肠的急性炎症。

天天吃鸡蛋未免令人倒胃口，以下介绍几种鸡蛋菜的做法，供孕妇选用。

(1) 蒸蛋羹。鸡蛋、小海米、熟猪油、酱油、盐、味精、葱花适量。

先将鸡蛋打入碗内，放入盐、小海米，用筷子搅匀，把鸡蛋打散。再加入1~1.5倍温水或冷开水打匀。将调好的蛋液放旺火上蒸15分钟。下火，加入酱油、熟猪油、味精、葱花即可。

(2) 蓬松蛋。鸡蛋、奶油、牛奶适量（3个鸡蛋用1汤匙油，2匙牛奶），肉、蘑菇适量，盐少许。

将奶油化开，打入鸡蛋，倒入牛奶，放盐，打起泡沫，放在火上煮，同时不断搅动。变稠时，从火上取下，再将肉等放在平底煎锅中煎好，蘑菇要煎熟。然后把鸡蛋放在做好的配菜上，撒上盐，再盖上盖煎3~4分钟，也可放入烤箱烤几分钟。

(3) 煎什锦蛋。取鸡蛋、肥肉、火腿、葱、姜丝、蒜汁、料酒、醋、酱油、高汤适量，盐少许。

先煎火腿、肥肉、鸡蛋。煎完下葱、姜丝、蒜汁，炝出香味，烹料酒、醋、酱油、盐，加少许高汤，翻几次即可。

(4) 煎鸡蛋饺。鸡蛋、盐、油适量。

锅中油烧热，将鸡蛋打入，撒上少许盐，见蛋清半熟时，用铲子铲起，半边包住蛋黄呈饺子形，翻个再煎，待两面发黄，盛入盘中。

(5) 卧鸡蛋。鸡蛋、酱油、香油、味精、榨菜末、香菜、胡椒粉适量。

锅内放水烧开，然后用慢火将打入的鸡蛋煮熟，捞放碗内。再将酱油、香油、味精、胡椒粉、榨菜末、香菜末放入碗内，用煮鸡蛋的汤冲开即可。

如将江米酒兑水烧开，卧放鸡蛋煮熟，加入白糖，则酸甜有酒香，是产后营养佳品。

（6）鱼香炒蛋。鸡蛋、瘦猪肉丝、水发木耳、泡辣椒丝、葱、姜、豆瓣辣酱、酱油、料酒、米酒、味精、盐、白糖、醋、水淀粉、熟猪油适量。

将鸡蛋打入碗内，加盐、米酒、味精搅匀待用。瘦猪肉丝用水淀粉抓匀浆好。再用一个小碗将料酒、酱油、白糖、醋、味精、水淀粉加清汤调成汁。

锅烧热后放熟猪油，四成热时放入肉丝，用勺划散，肉丝变色即捞出。继续用熟猪油，热锅，旺火，放入调好的鸡蛋，边推边搅，熟后取出。

锅内留猪油少许，烧热，下葱、姜丝、泡辣椒丝、木耳煸炒几下，放入豆瓣辣酱，煸出红油。再放入肉丝、鸡蛋颠翻几下，倒入调好的汁，迅速翻炒几下出锅即可。

⊙药膳四则

（1）山药薏苡仁粥。功效为健脾益气，适用于脾虚，食少纳呆，腹胀便溏，肢体无力等。

山药30克，薏苡仁30克，莲子去心15克，大枣10枚，小米50～100克，白糖少许，共煮熟，空腹食。

（2）赤小豆煲鲤鱼。可治疗孕妇水肿，达到安胎的作用，亦可用于治疗产后乳汁不足。

赤小豆具有健脾、消肿解毒的作用。鲤鱼能利小便，又能安胎，治怀孕后身肿。

每次用赤小豆约90克，鲤鱼300～500克，用砂锅煲烂后食用。

（3）芹菜粥。有去伏热、利大小肠的功效，用于口干多饮，小便不利，大便干燥。

鲜芹菜100克，粳米100克，先煮粳米粥，临熟下芹菜，再煮片刻，任意食用。

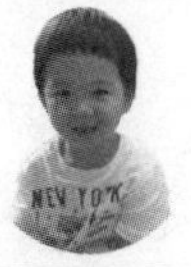

（4）柏子仁炖猪心。有养心、安神、补血、润肠的功效，产后血虚等引起的肠燥便秘可服。

柏子仁是柏科常绿乔木侧柏的种仁，味甘辛，性平，入心、肝、肾经，能养心安神、润肠通便。《本草纲目》认为它“养心气，润肾燥，益智宁神”。猪心味甘成，性温，功能治虚悸。《千食·食治》认为它“主虚悸气逆，妇人产后中风，聚血气惊恐”。

取柏子仁 10～15 克，猪心 1 个，将柏子仁放猪心内，隔水炖熟服食。3 天吃 1 个，一般 2～3 次显效。

✲妊娠 6 个月的饮食与药膳

⊙妊娠期手足抽搐是缺乏营养吗

钙在人体内大约有 90% 存在于骨骼和牙齿中，血液中的钙占人体总钙量的 0.1%。血液中的钙是维持细胞正常状态所必需的物质，与血液凝固、心肌及随意肌的收缩以及神经细胞的调节都有关系，如神经的活动、肌肉的伸缩力，都必须有一定量的钙来维持。正常人血液（血清）钙的浓度为 9～11 毫克，当血清钙低于 7.0～7.7 毫克时，可导致神经肌肉应激性增加而发生手足抽搐。

维生素 B_1（硫胺素）参与细胞中碳水化合物的中间代谢。当体内维生素 B_1 不足时，碳水化合物的氧化受到影响。在正常情况下，组织的能量来源主要是靠碳水化合物的氧化供应，所以当维生素 B_1 不足时，首先神经组织的能量供应受到影响而表现为四肢无力、肌肉疼痛、感受异常等。

孕妇手足抽搐是一种常见症状，主要原因与钙及硫胺素的缺乏有关，应在医生的指导下服用钙剂和维生素 B_1。另外，在膳食中要增加瘦肉、鸡蛋和绿叶菜，多吃粗粮，每日要饮用适量的牛奶或豆浆。

⊙妊娠期不要吃得太多

有人说孕妇应该吃两个人的饭。这是没有道理的。孕妇是应该保证充足的营养，但过量的食物无论对胎儿还是对母亲都是有害的。妊娠性肥胖在婴儿娩出后仍难以纠正，特别是当妇女习惯了过量饮食后，很难将饭量减到原来的水平。肥胖的孕妇易患妊娠高血压综合征和糖尿病，还会导致消化不良及胃病。因而孕妇应防止暴饮暴食，每周要测量1～2次体重，把体重控制在正常的增长范围内。

如果孕妇已经发胖，没有必要每顿饭算一算一个馒头多少热量，一碗饭多少热量，只要注意不吃或少吃高热量食物就可以了。例如，要减少食用含脂肪多的食物，如油炸食品、猪肉、肥肉、黄油糕点等；减少食用甜食和含淀粉量高的食品，包括糖果、米、面类等；还要减少食用零食，如花生、瓜子、点心等。这些食物热量虽不高，但易转化为脂肪，最好多吃鱼虾、牛羊肉、蛋类，还有水果和蔬菜，这些食物对孕妇、对胎儿都是有益的。

当然，孕妇肥胖并不都是饮食过量的缘故，还应请医生全面检查诊治。

⊙妊娠期应避免吃的食物

（1）油腻而难以消化的食物，如油炸食物、香肠、熟猪肉制品、动物的头肉等。

（2）辛辣食物。

（3）易发生食物中毒的食物，如甲壳动物、淡菜、蚌类、野生蘑菇等，另外还有不新鲜的食物。

（4）使人发胖的食物。

（5）生肉或未熟的肉制品，如不太熟的涮羊肉、羊肉串等，以及生鱼片、生肉片。

（6）孕妇不必都吃少盐食物，但盐的摄入量不要太高。

（7）酒精饮料。

（8）食品添加剂过多的食物。

⊙药膳四则

（1）西瓜蜜。三白西瓜1个，从瓜蒂开一口，将瓜瓤搅成汤水，加入蜂蜜100克，搅匀，用原瓜盖封严，两小时后可食。可治咽炎、喉炎、大便秘结。

（2）翠衣糖片。取厚西瓜皮，削去外硬皮后切片，撒白糖，加葱丝、姜末、盐，放入瓷盆，加水一杯，上笼蒸熟，凉后淋上香油。可清热解暑，生津止渴，利尿导湿。

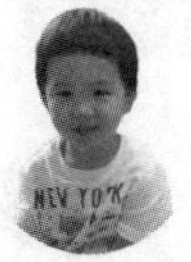

（3）西瓜鸡。取当年嫩鸡一只，切块，用料酒 50 克，味精、葱、姜、盐、糖适量拌匀。取西瓜一个，挖出瓜瓤，将鸡块放入，添水没肉，盖口，置瓷盆内，入锅蒸熟。有清热滋补功效。

（4）西瓜豆。将瓜从蒂处切开一盖，取出部分瓜瓤，其余搅成汤，拣出瓜籽。放入赤小豆 50 克，加火盖锅煮豆熟烂，吃豆喝汤，可利尿消肿。

✲妊娠 7 个月的饮食与药膳

⊙妊娠水肿的饮食疗法

妊娠 6 个月以后，大约 40% 的孕妇出现下肢水肿，当用手指重压足内踝或小腿胫骨前方时，便出现局部凹陷，午后明显。如果休息后下肢水肿不消退，肿得较重，又没有其他症状，一般是妊娠水肿。妊娠水肿主要是由于孕妇内分泌发生改变，致使体内组织中水分及盐类潴留；另外，妊娠子宫压迫盆腔及下肢的静脉，阻碍血液回流，使静脉压增高，故水肿经常发生在肢远端，以足部及小腿为主，从事站立工作的妇女更为明显。下面介绍几种简便的食疗方法，供参考：

（1）蜂蜜一杯，加冬瓜仁 20 克，水煎服。每日 3 ~ 4 次。

（2）黄鱼 250 克，大蒜 50 克，加水适量，慢火烧汤，加入少许调料，食鱼喝汤。每日 1 次，连服 5 日。

（3）冬瓜汤，加大枣或其他调味品，少放或不放盐。长期服。

（4）大蒜、黑豆、红糖各 50 克，加水适量，慢火煮至黑豆熟透即可食用。每日 1 次，连服 5 日。

（5）赤小豆炖鲤鱼汤，吃豆和鱼，并喝汤，对妊娠水肿有较好的治疗作用。

（6）鲜鲫鱼一条，粳米 100 克，加水适量，一并煮成稀粥食用。食用时不加盐。

（7）小麦芽、大豆粉、糯米粉各等分，加红糖适量做饼蒸吃。

（8）鸭头一个洗净切碎，煮至极烂，再用粳米 100 克，葱白 3 根，一并煮粥食用。

⊙药膳三则

（1）归参炖母鸡。有补血壮体的功效，适用于肝脾血虚的慢性肝炎和各种贫血。

当归 15 克，党参 15 克，母鸡 1 只。将当归、党参放入鸡腹内，置砂锅中，加葱、生姜、料酒、食盐、清水适量，放火上炖烂即可吃肉喝汤。

（2）猪脊煲莲藕是价廉味美的食疗补品，可治贫血。

猪脊髓性味甘平，能补阴益阳，熟用健脾开胃，益血生肌。莲藕是睡莲科多年生草本植物莲的根茎，味甘涩、性平。

每次用猪脊骨 500 克，莲藕 250 克，煮熟服用。

（3）蜜糖银花露既可做夏天的清凉饮料，又可治咽炎、暑疖、痱子。

蜂蜜性味甘、平，含葡萄糖、果糖、蔗糖、麦芽糖、蛋白质、多种矿物质和多种维生素。能补中益气，安五脏，润肺止咳，润肠通便。金银花是忍冬科多年生常绿缠绕藤本植物忍冬的花蕾，性味甘、寒，有抗病毒、收敛、利尿等作用。

每次用蜂蜜 30 克，金银花 15 克。先将金银花煎水，去渣待凉，再加入蜂蜜，兑水饮用。

✲妊娠 8 个月的饮食与药膳

⊙苹果与苹果小吃

苹果古称为柰。李时珍说它味甘、无毒，主“补中焦诸不足气，和脾”。苹果营养丰富，富含多种维生素，在我国大江南北均供应充足，是孕妇四季可食的佳品。下面介绍几种苹果的吃法。

（1）苹果凉菜。取苹果 3 个，梨 1 个，橙子 1 个，橘子 1 个，调味汁 1/4 杯，柠檬汁 3/4 杯，糖 1 茶匙，盐少许。

将苹果、梨、橙子、橘子去皮洗净，除核，切成小块，置大碗中，撒上糖、盐，浇上调味汁和柠檬汁即可。

（2）烤苹果。取苹果、葡萄干、奶油适量。

将苹果把剜下，掏出果核，放进葡萄干和少许奶油。再将苹果把盖上。将苹果拦腰划破一圈皮，放入烤箱烤 10 分钟即可。

（3）苹果杏汤。取杏、苹果、糖、水淀粉、柠檬酸适量。

将杏洗净去核，放两杯水煮软，再加三杯水和适量糖，苹果切块放入，上火煮，开锅后倒入水淀粉，不断搅拌，再煮开，加少许柠檬酸。

（4）苹果馅。取苹果1千克，糖150克。

将苹果去皮去核，切小片放锅中，加糖和2～3汤匙水，用微火煮成浓稠果酱。

苹果馅可做包子、馅饼、点心。

（5）苹果饼。取面粉0.5千克，牛奶2杯，鸡蛋2个，油2汤匙，糖1汤匙，盐少许，酵母25克，苹果3～4个。

用温热牛奶将酵母化开，放入少许油与鸡蛋、牛奶、糖、盐调匀，加入面粉团好，放在暖和处发酵。

面发好后，将苹果削皮、去核，切成薄片，掺到发面里。再发一会儿，用蘸过水的勺子把发面盛到加热油的平锅上煎烤。

（6）面托苹果。取苹果500克，熟油2～3汤匙，黄油2汤匙，糖1/4杯，糖粉1汤匙，面粉1/2杯，鸡蛋4个，牛奶1/3杯。

将黄油放入锅里熔化，打入蛋黄，搅匀，加入1汤匙牛奶，放入面粉和糖，搅匀后用剩余的牛奶稀释。把蛋白打起泡，放入锅中搅拌成面糊。苹果去皮、核，切成0.5厘米厚片，蘸上面糊，放入平底锅上煎好，再放入烤箱5分钟。取出装盘，撒上糖即可。

⊙药膳四则

（1）枣仁粥。有养阴、补心、安神的功效，适用于心脾两虚的心烦失眠等症。

酸枣仁600克，大米400克。将酸枣仁炒熟，放入铝锅内煎熬，取汁备用。将大米淘洗干净，放入锅内，再把酸枣仁汁倒入，将粥煮烂，每日3次，每次食粥1小碗。

（2）银耳羹。有养阴润肺、益气生津的功效，适用于肺阴虚咳嗽，咯血，阴虚型高血压、失眠等症。

银耳5克，鸡蛋1个，冰糖60克，猪油适量。将银耳用温水发透，放砂锅内炖烂。将冰糖放入另一锅中，加水上火溶化，把鸡蛋取蛋清兑入清水少许，搅匀后倒入糖水中，烧沸后，撇去浮沫，倒入砂锅内，起锅时加入少

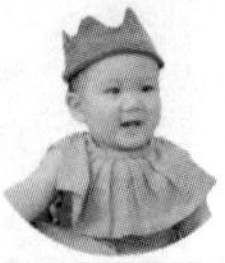

许猪油。

(3) 莲子粥。可健脾益气、宁神益志，治心脾气虚、心神不宁，如心悸、怔忡、乏力、失眠、久泻等。

莲子30克去心，粳米100克，共煮，空腹食。

(4) 糯米麦粥。治妇女心神不宁，夜睡不熟。

糯米味甘，性温，能补中益气、缓中而暖脾胃。小麦，味甘，性微寒。《本草再新》说它"养心，益肾，和血，健脾"。

每次可用糯米约50克、小麦米60克，煮成粥后加糖适量服用。

✲妊娠9个月的饮食与药膳

⊙鸡的几种烹调方法

鸡是我国孕产妇传统补品。下面介绍几种鸡的烹调方法：

(1) 清蒸鸡。新鲜肥母鸡1只，盐、味精、胡椒粉适量。

将鸡洗净，在沸水中煮开，取出，剁掉嘴尖、尾臊，用刀背砸断腿骨。将鸡放入容器中撒些盐，上笼蒸1小时。再加清水，继续蒸1小时，至鸡肉烂，撒上味精、胡椒粉即可。

(2) 贵妃鸡。嫩鸡腿、高汤、猪油、料酒、葱、姜、酱油、白糖、盐、味精、葡萄酒、水淀粉、香油适量。

先将鸡腿洗净剁块。锅烧热，放入猪油，煸葱、姜，下鸡块。炸炒至半熟时，加入料酒、酱油、白糖、高汤。烧沸后改用微火焖1小时，再加葡萄酒、味精，至汤汁渐稠，用水淀粉勾芡，加上香油即可。

(3) 白斩鸡。肥嫩鸡1只，姜片、葱、香油适量。

锅内加水，放入葱、姜，旺火烧开，放入鸡。开锅后改用微火，加盖焖20分钟捞出。趁热涂上香油，切好装盘。可用葱花、姜茸、老抽、香油做佐料蘸吃，也可用芝麻酱、芥末蘸吃。

(4) 月母子鸡。母鸡1只，葱、姜、料酒、胡椒粒适量。

将鸡块下锅煸炒，鸡块收缩时下入料酒、葱、姜、胡椒粒，旺火炖烂。此菜不放盐，汤色乳白味鲜，富于营养，适合妊娠水肿较重者。

⊙自制饮料五则

(1) 酸梅汤。乌梅100克，红糖500克，水1500克共上火煮，下火后

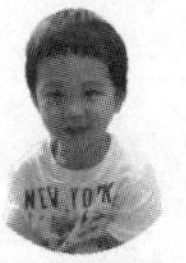

滤去渣滓，冷却后饮用。

（2）菊花饮。白菊花、绿茶各适量，开水泡后当茶饮。此饮微寒，脾胃虚寒者慎用。

（3）杏仁饮。取30个杏核，敲碎，连壳一起放在锅中煮15分钟，去渣，加牛奶、蜂蜜饮用。

（4）薄荷茶。买薄荷叶少许，用沸水泡开，加白糖，冲入煮好的绿豆汤中。如暑热，可放冰块。

（5）可可奶。可可粉50克，加水250克，糖适量，煮沸，用微火再煮5分钟，冲入250克热牛奶中即可。

家庭制作饮料最好当天饮用，不要过夜。

⊙药膳三则

（1）扶中糕。面粉100克，白术20克，茯苓20克，党参10克，陈皮5克，龙眼肉20克，山药20克。研成细末，与面粉拌匀，加适量白糖和水，和成面团，上屉蒸成糕。可治脾胃虚弱造成的贫血。

（2）芪归鸡汤。母鸡1只，生黄芪60克，当归30克，党参20克，白芍15克，葱、姜、料酒、盐适量。将生黄芪、当归、党参、白芍放鸡腹中，加作料放入锅中煮烂。饮汤，少服频饮。可治气血两亏的贫血。

（3）汽锅乌鸡。选乌鸡1只，放入汽锅，加玉兰片、冬菇，放入料酒、盐各少许，蒸2～3小时。可治肝肾阴虚造成的贫血。

第五章　安胎与养胎知识

不利于安胎的因素

✲妊娠反应

多数女性在怀孕第6周左右开始出现妊娠反应，常常会恶心、呕吐，而且特别容易在清早和晚上出现这些反应。妊娠反应因人而异，有人一点反应也没有，有人可能一直持续到20周以后甚至到分娩。这种现象的产生主要是由于增多的雌性激素对胃肠内平滑肌的刺激。轻度恶心呕吐可以不必治疗，更不要禁食或少吃，相反应当多吃少餐，否则会因为进食少发生营养不良，对母子均不利。

1. 消除精神紧张

一般女性怀孕后，或轻或重都会发生恶心、呕吐、嗜睡、乏力等早孕反应，会在第12周左右自行消失。保持心情舒畅、精神轻松愉快，消除不必要的顾虑，更不要把孕育看作沉重的负担和痛苦。坚定信心，相信自己能够顺利度过妊娠反应期。

2. 注意休息，加强营养

对待早孕反应，要注意休息，饮食上多吃一些清淡可口、易于消化的饭菜，不要吃油腻食物。多吃少餐，每餐不要吃太饱，同时多吃蔬菜、水果以补充维生素和矿物质。口服维生素 B_6 有止吐作用，每次1～2片。

3. 全面检查

对反复呕吐、不能进食等重症患者，应当到医院由医生做全面检查，必要时住院治疗，以防意外发生。

✲孕初期不适

孕初期，孕妇会因为机体内部调节作用发生种种不适感，了解情况后有

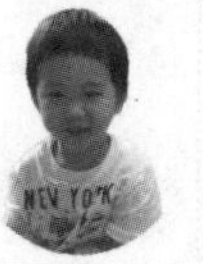

利于克服。

1. 疲倦嗜睡

怀孕初期，孕妈妈容易感到疲倦，常常会想睡觉。许多人会出现浑身乏力、疲倦，或没有兴趣做事情，整天昏昏欲睡，提不起精神。这是孕早期的正常反应之一，怀孕3个月后会自然好转。要保证充足的睡眠，想休息的时候就尽量休息，不要勉强自己。

2. 尿频

刚怀孕的时候，老是想上厕所，总觉得尿不净，许多孕妈妈在刚怀孕时出现尿频现象。这是因为怀孕前3个月，子宫在骨盆腔中渐渐长大，压迫到膀胱，从而使孕妈妈一直产生尿意。到了怀孕中期，子宫会往上移到腹腔，尿频的现象就会得到改善。但到了怀孕末期，尿频现象会再度出现。感觉到尿频时，不妨多上几次厕所，这没有关系，尽量不要憋尿。如果在小便时出现疼痛或烧灼感等异常现象，要立即到医院寻求帮助。此外，临睡前1～2小时内不要喝水，可以减少起夜次数。

3. 乳房不适感

刚刚怀孕的妈妈，乳房可能会出现刺痛、膨胀和瘙痒感，这是怀孕早期的正常生理现象。孕妈妈会觉得乳房肿胀，甚至有些疼痛，偶尔压挤乳头还会有黏稠淡黄的初乳产生。随着乳腺的增大，乳房会长出类似肿块的东西。这些都是做母亲的必然经历，自受精卵着床的那一刹那起，伴随着体内激素的改变，乳房也会做出相应反应，为以后的哺乳做好准备。可以采用热敷、按摩等方式来缓解乳房的不适感。每天要用手轻柔地按摩乳房，促进乳腺发育，还要经常清洗乳头。

4. 饥饿感

多数孕妈妈从怀孕开始总感觉饥饿。这种饥饿感和以前空腹的感觉有所不同。怀孕后，孕妈妈的口味和胃口多少会起一些变化。在孕初期，许多人会变得“爱吃”起来。这没多大关系，想吃就吃，没必要压抑自己的食欲。当然，食物最好以清淡、易消化的为主。平时随身带一些食物，感觉饿的时候方便拿出来吃。一下子不要吃太多，遵循少食多餐的原则。

5. 阴道分泌物增多

有些女性在怀孕初期发现自己的阴道分泌物较往常多。怀孕初期，受激素急剧增加的影响，阴道分泌物增多是正常现象。如果外阴不发痒，白带也无臭味，就不用担心。但如果出现外阴瘙痒、疼痛，白带呈黄色，有怪味、臭味等症状时，就需要去医院就诊，这可能是因为外阴或阴道疾病所致。如果听之任之，会影响胎儿的生长发育。出现类似问题，应当注意清洁卫生，勤换内裤，保持内裤及会阴部清洁。

✲口腔卫生

由于性激素分泌增加，牙龈组织血管扩张，会导致血液淤滞。妊娠期间牙龈对局部刺激的敏感度增加。妊娠牙龈炎一般在怀孕3个月时易发生，孕妇出现牙床红肿、出血、疼痛、口臭现象。严重者牙床明显肿大，甚至排盖牙面，有可能出现紫红色或紫蓝色质地柔软的瘤体，称妊娠性牙龈瘤。妊娠性牙龈瘤一般在怀孕2～3个月出现并逐渐加重，分娩后2个月就会逐渐消退。罹患妊娠性牙龈炎或牙龈瘤，应消除牙石、牙垢，充填好牙洞，才能有效控制炎症。

要注意保持口腔卫生，早晚刷牙，餐后漱口。有口臭时，可以用3%浓度的双氧水清洗牙龈，再用盐开水漱口，以除臭和抑制细菌繁殖。还可以按摩牙龈，用双手大鱼际肌在口腔外按摩，上颌由上而下，下颌由下而上，每天按摩5～6次，每次数分钟。按摩后牙龈瘤多数会稳定下来。肿大明显如桑葚状者，可以到口腔科施行手术切除。

✲乳房护理

女性妊娠后，乳房受到雌性激素、孕激素及胎盘泌乳素的影响，乳腺腺泡及腺管发育，脂肪沉积入结缔组织充血，乳房逐渐发育增大，还会出现乳房胀痛。产后，乳房要担负哺乳的重任，因此，在孕期就要保护乳房，为哺乳期做好准备。具体来说要注意：

（1）上衣要宽松，选择合适的乳罩。随着妊娠月份的增大，乳房大小发生变化，及时更换尺寸合适的乳罩。

（2）注意乳房卫生，经常洗澡，常常清洗乳房。

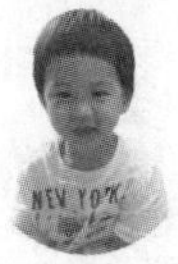

（3）注意观察乳头的形状。多数女性的乳头是凸起的，如果乳头内陷，经常用手指把乳头向外牵拉，坚持一段时间，就可以把乳头拉出来。若等到胎儿娩出再做准备就晚了。

（4）到妊娠晚期，应每天清洗、按摩乳头，这样既可以为哺乳做准备，又可增加子宫的敏感性，防止发生过期妊娠。

产后停止母乳喂养后，乳房不易恢复孕前状态，可能会下垂或不如早先那样丰满挺拔。主要是由于乳房支持组织的变化。为了使乳房在产后尽可能恢复原样，哺乳期间可以用较宽松的乳罩托起乳房以防下垂，哺乳时应当每次交换两侧乳房以防大小不一。注意锻炼胸部肌肉，增加胸肌力量，使乳房得到更好的支持，变得坚挺。

✲白带与妊娠纹

怀孕后，由于体内雌性激素水平较高，使子宫及盆腔的血液供给增多，宫颈及阴道黏膜分泌的液体增多，因此，孕妈妈的白带较多。白带多有黏性、透明、稀薄似蛋清状。如果不仅白带量多，而且颜色、性状有改变，出现瘙痒症等，则可能是合并炎症，应请医生检查治疗。

女性怀孕后，乳头、乳晕及外阴部皮肤出现色素沉着，颜色变深，而且在腹部、大腿上部、臀部等处会出现一些斑纹，这类斑纹称为妊娠纹。

妊娠纹的形成主要是子宫增大，皮下脂肪增厚，使腹部和大腿上部的皮肤过度伸展，导致皮下的一些弹力纤维发生断裂，毛细血管破裂，有少量血液渗出所致，因此在外表可见到粉红色或紫红色妊娠纹。

分娩后，子宫逐渐收缩恢复，皮肤张力下降，皮下弹力纤维断裂处的渗出液逐渐被吸收。但断裂后的弹力纤维不能愈合，原来呈紫红色或粉红色的妊娠纹会逐渐变成银白色，这种银白色皱纹会终身存在。而出现在面部、乳头、乳晕等处的色素沉着则会逐渐消退变浅，直至消失，只有个别人的变化不明显。

✲心理调适

整个孕期，心理保健的重要性不可忽视，在注意自我调整的同时，应与家人、同事一起营造愉快和谐的健康精神环境。保持乐观情绪，克服和避免不良情绪和精神状态，这对于孕妈妈和胎儿健康都十分重要。

怀孕早期，生理上的原因会导致孕妈妈易烦躁、易激动、易疲劳、体力不支、慵懒、嗜睡等一系列变化，妊娠反应会影响食物的摄入，身体素质明显下降。随着妊娠期的增加，身体越来越笨重，行动越来越不便，会使原本精神、要强、爱美的女性发生更大的变化。为此，孕妇容易激动、烦恼，因心理要强而体力不济造成极大的委屈感，这些心理变化皆属于正常。

但是，孕期情绪变化会导致生理功能甚至健康状况的改变，直接或间接影响胎儿的生长发育。国外的临床调查资料证明，性格急躁、脾气暴躁、激动易怒、心胸狭隘、敏感多疑、多愁善感的孕妈妈中，孕早期和中期的流产率比心理正常者要高出 3 ~5 倍，分娩过程中发生难产的比例也较高，新生儿体重也会明显较轻。

孕早期的第 7 ~10 周是胎儿口腔腭部和颌骨形成时期，这段时间里孕妈妈情绪不稳定，如果出现焦虑、紧张、烦躁，极大可能会造成胎儿发育不正常，产生腭裂、唇裂的情况。

孕期发怒更会影响健康。发怒时会使白细胞减少，降低机体的免疫力，既容易生病又影响胎儿发育。发怒还会影响血液中激素，如导致肾上腺素等的增加，而这些物质会通过血液循环进入胎儿体内，影响胎儿发育。因此，在整个孕期，心理保健的重要性绝不可忽视。

✲孕期用药分级常识

了解一点孕期用药分级知识，对于科学服药、不乱用药以保护母子平安很有好处。

一般用药分为 A、B、C、D、E 五个级别。

目前已被证实对胚胎有影响的药物包括抗癫痫药物、某些精神科用药、某些特别种类的抗生素等。这些药物被证明直接对胚胎有影响。其他药物虽影响不明显，但仍要谨慎使用。一般医师都有药物手册，其中记载各种用药的分级和对胎儿的影响，其分类如下：

A 级：目前临床试验证实对胎儿无害。

B 级：动物实验证实对胎儿没有致死性或不良的反应，人体实验尚无

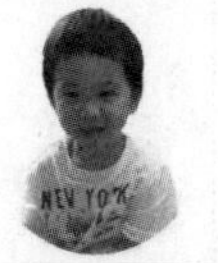

报告。

C 级：动物实验证实对胎儿有不良的反应，人体实验尚无报告，但必要时可用。

D 级：目前临床试验证实对胎儿有不良的影响，但在危及母体生命的情况下可用。

E 级：目前临床试验证实对胎儿有不良的影响，绝对禁止使用。

✻粉刺和疱痘

妊娠期出现粉刺和皮肤疱痘等现象是令孕妈妈最烦恼的事之一。

出现粉刺和疱痘的主要原因是激素分泌的改变使怀孕后皮脂腺分泌变得比以前旺盛，使皮肤变油，尤其是在情绪不好、压力过大、睡眠不足时，更容易发生粉刺和疱痘。

应对皮肤问题，要少吃刺激性食物，包括胡椒、辣椒、咖啡、茶和可乐。避免吃煎、炸类食物，少吃属性较热的果蔬，如龙眼、荔枝等。

如果只是局部出现几颗痘痘或粉刺，可以靠多洗脸来控制面部的油脂，一天洗五六次也无妨，注意要用中性无刺激的洗涤用品。

如果全面性发生或长得疱痘过多，则要找医生检查诊治，因为很可能不是单纯的皮肤问题，而是因为内分泌失调引起的疾病，需要医生开具处方来搽涂药物治疗。

遵循油性肌肤的基础保养方式来悉心保养皮肤，另外可以使用去角质和清洁面部的面膜，每周清洁脸部 1 次。保养乳液或乳霜宜选用水溶性或特别清爽型的，在洗脸后均匀涂抹薄薄一层即可。

✻孕期性爱

一般来说，妊娠期性生活不被禁止，健康而适度的性生活不仅可以，还有益促进夫妻亲密感情。妊娠期因为不用担心避孕问题，心理上放松，更能提高性快感，体验到性爱乐趣。

孕期性爱会对胎儿造成伤害，没有任何科学依据。胎儿生长在子宫腔内，周围有足够温暖的羊水，能减轻震荡和摇摆，不必担心胎儿受干扰。孕期子宫颈紧闭，有许多黏液封闭着，能防止病原菌侵入。

了解孕期生理变化对孕期性生活有帮助。一般来说，怀孕后由于性激素的作用，孕妈妈的生殖器官血管因充血容易受伤和出血，需要丈夫加倍爱惜。如果孕妈妈对自身有充分认识，又不必担心避孕问题，可能会发现自己怀孕后的性欲增强许多。但也有些孕妈妈由于早孕反应较重，过于担忧腹中的宝宝，可能会出现性欲低下的情况，但不可因为孕期性生活的减少而影响夫妻感情。

千万要注意的是，妊娠期前3个月和孕期最后的2个月不能性爱。因为这两个时期是易流产期，有流产史者更要注意。

此外，孕期夫妻性生活需要把握的是不可以压迫和撞击腹部，尽可能不要给子宫以强刺激，在性爱姿势上要做适当调整，防止出现意外。

✲失 眠

孕期出现失眠情况很常见，分析造成失眠的因素就能找到应对办法。

⊙生理因素

孕妈妈在期盼宝宝呱呱坠地的妊娠期，有喜悦，同时，也有不少忧虑和烦恼。在妊娠6周以后，早孕反应会造成食欲减退、偏食、恶心、呕吐、头晕、倦怠等。妊娠12周后，由于胎儿增大，子宫体积日渐膨胀，多数人入睡困难，夜里觉醒次数增加，睡眠明显减少。

⊙疼痛因素

孕期有几种疼痛是引起失眠的主要因素。

1. 因素头痛

少数人在孕期会出现日趋严重的头痛和失眠症状，有时还伴有呕吐，看东西时视力模糊，同时下肢水肿、血压升高、尿中有蛋白，这是妊娠高血压综合征。

2. 因素胸痛

孕期胸痛多发于肋骨之间，疼痛部位不固定。这多数是由于怀孕引起的缺钙，或由于膈肌拉高，胸廓膨胀造成。

3. 因素胃痛

由于消化道肌肉蠕动减慢，胃部有饱胀不适感。还有人因为胃泛酸和胃

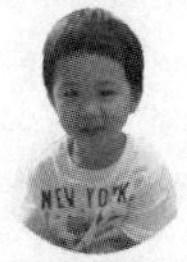

灼痛导致失眠。

4. 因素腰痛

随着怀孕时间的增加，孕妈妈感到身体沉重，站立或步行时为保证重心前移的平衡，必须挺胸凸腹，再加上双脚外八字分开，造成腰部脊柱适度的前凸弯曲，引起脊柱性腰痛，影响夜间睡眠。

5. 因素腹痛

有些子宫后倾的孕妈妈，在孕初期感到骨盆区域有牵引痛或下坠感。日益增大的子宫进入骨盆，引起髋关节的疼痛，造成夜间觉醒多，睡眠少。

⊙仰卧因素

长期采用仰卧姿势睡眠，久而久之会失眠。仰卧位时，增大的子宫压迫下腔静脉，使回心血量减少，心脏输出量下降。有些人会突然发生胸闷、气急、面色苍白、出冷汗等症状，甚至血压下降、休克，称为仰卧位低血压综合征。长时间仰卧导致血压下降时，通过压力感受器的作用，引起交感兴奋，释放大量肾上腺素，导致血压急剧上升，称为仰卧位高血压综合征。不论低血压还是高血压，都会对睡眠产生不利影响。

⊙失眠的自我调护

引起失眠的原因来自多方面，如果属于心理原因，可以消除不必要的顾虑，保持良好的心境，听听轻松舒缓的音乐，看看愉悦身心的风光片，放松训练或请心理医生帮助，运用心理疗法来解决。

如果属于病理方面的原因，要及时请医生诊治，以免病情加重。

如果属于睡眠体位不当者，妊娠期要改用正确的睡眠姿势，即左侧卧位。

✻感 冒

妊娠早期，孕妈妈由于抵抗力较弱，很容易患感冒。孕妈妈感冒后，可能导致两方面的影响。

1. 病毒的直接影响

病毒通过胎盘进入胎儿体内，可能引起先天性畸形，诱发先天性心脏病、唇裂、脑积水或无脑儿等。

2. 病毒的毒素及发烧诱发流产

一般来说，普通感冒造成上述影响的可能性很小，应当与其他病毒感染区别，如风疹病毒、巨细胞病毒、疱疹病毒等，应当在医生的指导下用药。到了孕中期，应当做产前诊断，以便及早发现胎儿可能出现的异常情况。

轻度感冒，仅有喷嚏、流涕及轻度咳嗽者，不一定要用药，只需服维生素 C 即可，但要注意休息，也可服用一些中药冲剂，一般很快就会自愈。

出现高热、剧咳等情况时，则应当到医院诊治。可用湿毛巾冷敷退热，或用 40% 酒精擦颈部及两侧腋窝，也可以使用柴胡注射液。要注意多饮水和卧床休息。高热时间持续，连续 39℃ 超过 3 天以上者，应当到医院做产前诊断，了解是否影响了胎儿。

妊娠期感冒重在预防，要注意生活和卫生，杜绝发生感冒的情况，保证胎儿健康生长。

✲便 秘

这是因为妊娠后胎盘分泌的大量孕激素使得胃肠道的平滑肌张力减低，活动减弱，影响食物的消化吸收。因此，孕妈妈常常会有消化不良、肠胀气和食物运送延缓的现象。食物残渣在大肠内滞留越久，水分被肠壁吸收得越多，最终形成的粪便就干燥而坚硬。排便需要动力，但孕妈妈的腹壁肌肉变得松弛，收缩力不足，再加上增大的妊娠期子宫有碍下行，虽然粪便已达肛门，引起排便的感觉，但就是排不出。

因为妊娠引起的消化系统变化孕妇皆有，但发生便秘的情况却与个人的体质、饮食、生活习惯、活动程度有关。那些一向多饮水、多吃有渣食物、养成定时排便习惯、注意体育锻炼的女性，怀孕后就一般不会便秘。反之则容易发生。

孕期防止便秘，应当做到：

养成每天按时排便的习惯，定时大便形成条件反射；多吃含纤维素比较多的蔬菜，如芹菜、白菜、萝卜、圆白菜和粗粮等；勤散步，多活动，最好做一些轻便的体操；多喝水，每天清晨最好喝一杯淡盐水；多吃水果，喝蜜糖水可以利便；如果已经发生严重的便秘，可以用开塞露或滑润剂通便，或

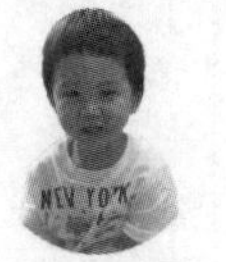

用肥皂条蘸水通便，也可用石蜡油或麻油、花生油暂且通便，但严禁使用泻药，否则会导致流产、早产。

✲妊娠期痔疮

妊娠期痔疮通常出现在妊娠后期的 28 ~ 36 周，特别在分娩前一周，常会有便秘出现，造成局部静脉曲张而形成痔疮。因为在妊娠期间，盆腔内的血液供应增加，随着胎儿一天天长大，子宫也随之膨大压迫静脉，造成血液的回流受阻。再加上妊娠期间盆腔组织松弛，促使痔疮发生或加重。直肠、肛门部位受到子宫压迫而血行淤滞，也会促使痔疮发生。患者感觉肛门或者直肠附近有肿胀、瘙痒、剧烈疼痛症状。

以上症状若长时间得不到改善，会引起不同程度的贫血，从而影响胎儿的正常发育。排便不顺畅，人体垃圾滞留在肠道内，时间长了，体内代谢物中的水分被蒸发掉，会更难以排出体外，同时还会散播出一些毒素。原本应该排泄的代谢产物又被人体吸收，会导致中毒，对孕妈妈和胎儿都会造成不小的危害。

1. 除痔生活习惯

在大便的时候不要用力。养成定时大便的习惯最好的时间是在饭后，特别是在早餐后。不管有没有便意，都按时去厕所，久而久之，就会养成按时大便的习惯。在每次大便后要注意清洁肛部，用湿润的薄绵纸、婴儿用纸或卷纸轻轻拍干。清洁肛部时千万不要擦或蹭，以免造成外伤，加重病情。适当进行运动，促进肠道活动增强，缩短食物通过肠道的时间。

2. 除痔日常饮食

多吃一些含纤维素多的绿叶蔬菜和水果，如菠菜、韭菜、李子干、葡萄干、无花果、梨和豆类食品。避免摄取含咖啡因、酒精、辛辣的、酸的或者容易导致便秘的食品。每天早晨空腹饮一杯开水或凉开水，能刺激肠道蠕动，有助排便。一天最好喝 6 ~ 8 杯水。

3. 除痔操作

大便之后把痔核轻轻地推送回去，然后在患处涂上一些胶状油。可用 1% ~2% 苏打水坐浴，每晚一次，保持外阴部位清洁。为不使便秘形成，可少量冲服或外用缓泻药，但一定要有医嘱，不可自行服药。需要时可以在患处放上冰袋。在医生的指导下使用治疗软膏、痔疮专用栓剂。只要不是大量或经常出血，最好还是等到分娩以后再进行彻底治疗。

✲尿路感染

妊娠期任何月份都属尿路感染的高发期，应当高度重视。

有资料显示，孕妈妈尿路感染发生率极高，发病率高达11%。若不及时治疗，会导致流产、早产、胎儿发育不良以致胎儿畸形。

女性尿道与男性相比较而言，短而且直，仅有3～5厘米。平时，阴道和肛门的分泌物、粪便等污物极其容易污染尿道，导致发生感染。怀孕后，孕激素分泌增多，会使输尿管和肾盂的平滑肌蠕动减少，使尿液流动的速度变慢，膀胱的张力降低，尿液存留时间过长，因此，细菌容易繁殖，造成感染。再加上子宫右旋，压迫右侧输尿管，导致通而不畅。孕妈妈尿液中含有葡萄糖，也有利于细菌的滋生。这些因素都可能造成孕妈妈发生尿路感染，出现尿急、尿频、尿痛等症状，严重者还会出现发热、腰痛及血尿等病症。

如果针对这些因素采取措施，就能减少和防止在孕期发生泌尿系统感染。要特别注意保持外阴部的清洁。睡觉时应采取侧卧位，减轻对输尿管的压迫，使尿流通畅。加强营养，增强体质也很重要。

发生泌尿系统感染后，要遵医嘱积极治疗。若治疗不及时、不彻底，会使病情加重或造成迁延不愈。

✲孕晚期常见不适

孕晚期生理性不适感会增加，疼痛处增多，应根据不同情况调整和应对。

⊙腰背疼

随着妊娠月份的增加，腹部逐渐突出，使身体的重心向前移。为保持身体的平衡，在站立和行走时常会采用双腿分开、上身后仰的姿势。这样会使背部及腰部的肌肉常处在紧张的状态。此外，孕期脊柱、骨关节的韧带松弛，增大的子宫对腰背部神经的压迫，也是造成腰背疼痛的原因。

为预防和减轻腰背疼痛，应坚持散步等适当运动，加强腰背部的柔韧

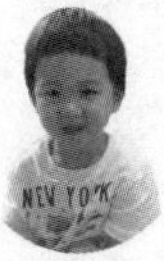

度。还要注意保暖，睡硬床垫，穿轻便的低跟软鞋行走，对局部进行按摩。

要注意避免拿较重的东西，长时间保持某一姿势或腰背部受凉均会加重疼痛。

⊙便秘

怀孕后期，渐渐长大的胎儿压迫肠胃消化道，造成肠道蠕动的减慢，加上卧床休息，缺乏运动，容易发生便秘。预防便秘的具体方法有：

养成每天固定时间排泄大便的习惯；保持愉快的心情；摄取足够的水分；摄入高纤维饮食，每天吃粗纤维类食物 300 克以上。

能避免便秘的饮食：奶类及奶制品；肉类、蛋类、油脂类、豆类及制品；粗纤维含量较多的蔬菜，如竹笋、芹菜等，蔬菜的梗、茎和未烹调的蔬菜；未过滤的果汁，含高纤维的水果，如梨、哈密瓜、桃、苹果、黑枣等；全谷类食物及制品，如米糠、糙米、麦麸、燕麦、玉米、全麦面包、黑面包、麸皮面包等。

⊙腹痛

妊娠晚期随着胎儿不断长大，全身负担逐渐增加，加上接近临产，出现腹痛的次数会明显增加。

1. 生理性腹痛

随着宝宝长大，增大的子宫不断刺激肋骨下缘，会引起孕妈妈肋骨钝痛感。这属于生理性疼痛，不需要特殊治疗，左侧卧位有利于疼痛缓解。

孕妈妈夜间睡眠中有时会因为假性宫缩而出现下腹阵痛，通常持续数秒钟，间歇时间长达数小时，并伴下坠感，到白天症状即能缓解。

2. 病理性腹痛

胎盘早剥引起的腹痛多发生在孕后期，可能有妊娠高血压综合征、慢性高血压病、腹部外伤。下腹部撕裂样疼痛为典型症状，多伴有阴道流血。腹痛的程度受早剥面积的大小，血量多少，以及子宫内部压力的高低和子宫肌层是否破损等综合因素的影响。严重者腹痛难忍、腹部变硬、胎动消失，甚至休克。在孕后期，孕妈妈患有高血压或腹部受到外伤，应当及时到医院就诊，以防出现意外。

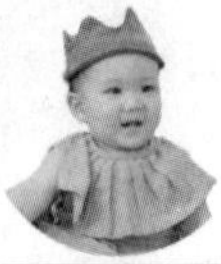

如果忽然感到下腹持续剧痛，有可能是早产或子宫破裂先兆，应及时到医院就诊，切不可拖延时间。

⊙胃灼痛

妊娠晚期虽然胃口好，吃东西也香，但每餐吃完之后，总会觉得胃部麻乱、有烧灼感，有时加重成为烧灼痛，尤其在晚上胃灼热会很难受，甚至会影响睡眠。这种胃灼热感通常在妊娠后期出现，分娩后消失。

孕后期胃灼热的主要原因是，内分泌发生变化、胃酸反流，刺激食管下段的痛觉感受器引起灼热感。妊娠时巨大的子宫、胎儿对胃部有较大的压力，胃排空速度减慢，胃液在胃内滞留时间较长，也容易使胃酸返流到食管下段。

为了缓解和预防胃灼热，在日常饮食中要避免过饱，少吃高脂肪食物，不要吃口味重或油煎的食品，这些都会加重胃的负担。临睡前喝一杯热牛奶。注意未经医生同意，不宜服用治疗消化不良的药物。

⊙尿频

尿频是妊娠晚期孕妈妈的共同症状，由子宫增大或胎头入盆后压迫膀胱所致，如果没伴有尿痛及烧灼感则不必担心。若发生尿频、尿痛甚至血尿，则可能是泌尿系统感染，如有尿道炎、膀胱炎等病症，要及时就医，以免延误治疗时机。

⊙尿失禁

压力性尿失禁是妊娠晚期一种常见的生理现象。如果偶尔有大笑、咳嗽或打喷嚏等增大腹压的活动，更会不可避免地发生压力性尿失禁。

怀孕 8 个月后，胎头与骨盆衔接，由于子宫或胎头向前压迫膀胱，膀胱会变得扁扁的，贮尿量自然比非孕时明显减少，排尿次数要增加好多，大约 1～2 小时排尿 1 次，甚至时间更短，这属于正常的生理现象，千万不要憋着，应立即去卫生间。有些人不但排尿次数增多，还会因发育中的胎儿压迫膀胱而出现压力性尿失禁。发生这种情况的另一个原因是骨盆底肌肉发育不良或锻炼不足，或受过外伤，承托功能差。随着子宫增大，盆底肌变得柔软且被推向下方，对盆腔内器官的承托、节制、收缩及松弛功能减退，发生尿

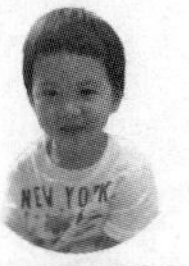

失禁现象。少数严重的患者，会伴发直肠或肛门的脱垂、阴道松弛并脱垂、分娩时产程延长等。

如果觉得尿失禁让人受窘，可以做一做骨盆放松练习，有助于防治压力性尿失禁，即四肢着地呈爬行状，背部伸直，收缩臀部肌肉，使骨盆推向腹部，再弓起背，持续几秒钟后放松。如有早产的风险，事前应征求医生的意见，注意避免过于剧烈的运动。有人为避免压力性尿失禁的尴尬而少喝水，这样是不对的。中断水分的摄取，只会导致更大的麻烦——便秘。

⊙小腿抽筋

孕妈妈在久坐之后或睡觉中，常常会小腿抽筋。腿部抽筋常发生在怀孕中期以后。常见的原因是腹部的负荷量变大。由于子宫变大，压迫到下腔静脉，进而导致下肢的负担增加，加上许多职业妇女长期久坐、久站，容易造成局部血液循环不良，自然会增加抽筋发生率。若抽筋常发生在夜晚，是因为不当的睡眠姿势维持过久。胎儿的骨骼正在发育，孕妈妈需要大量钙质以供应胎儿成长所需，如果食物中摄入钙质或矿物质不足，会产生体内电解质不平衡，也容易引起抽筋。

应对小腿抽筋的措施：局部按摩、热敷；选择一个更舒适的睡姿；做好腿部保暖的同时，注意均衡营养；适量活动。

营养与养胎

✲孕期营养

妊娠期是一个特殊的时期，除了早孕反应会影响进食之外，整个孕期都要合理搭配食物，平衡各种营养素的摄入，以利胎儿生长发育和母体自身日益增长的消耗所需。

人类每天必须从食物中摄取人体所需要的各种营养素，以保证机体的生长和发育。对于孕妈妈来说，不仅需要补充自身所需营养，还要为腹中的宝宝提供大量营养素，以供生长发育。不论孕期母体摄入多少营养，宝宝都要从孕妈妈体内吸取大量营养来生长发育。如果孕妈妈不注意大量补充营养，就会影响到母子健康，甚至造成生命危险。例如缺铁会造成贫血，重度贫血会导致体质虚弱以致临产子宫收缩无力；缺乏钙和维生素D会引起手足抽搐和痉挛等症状，严重缺钙会引起骨质软化；缺乏维生素C会引起牙龈浮肿、出血等。

在营养不良的孕妈妈食物中补充蛋白质、钙、锌等营养素或合理调配饮食，能使妊娠发病率大幅度降低。孕妈妈在分娩时，阵痛，消耗大量体力和精力，再加上有创伤和失血，均要求在孕期能补充能量和各种营养素。分娩后，子宫腔内胎盘附着处新生内膜逐渐修复，分娩引起的产道充血、水肿或不同程度的裂伤的恢复愈合，同样需要补充各种营养素。

孕期营养不良对胎儿造成的影响和危害更为严重，会造成新生宝宝低体重，先天性营养不良，甚至会导致先天性畸形发生。

造成孕期营养不良的原因一般有两种，一是饮食不足，出自生活困难原因的目前不多，主要是孕妈妈在孕期缺少营养学知识，认为吃饱就成，不懂得合理搭配饮食补充营养素；另一种情况是认为怀孕后想吃什么就吃什么，结果造成营养不全和某些营养过剩，这也是因为不懂得营养需求知识。两种情况都对孕期母子健康不利，同属忽视孕期营养补充的表现。

⊙孕期正确补充营养素

1. 不需要增加主食，而是应当增加副食品的种类和数量，尤其是要注意摄入足够的蛋白质和钙质。

2. 饮食结构搭配要多样化，避免偏食，以求全面摄入营养素。

3. 要做到因人、因时、因地安排膳食。

4. 常吃精加工类粮食如大米、白面的孕妈妈，应当多补充维生素B族，添加杂粮和粗粮。

5. 夏天蔬菜多时，可多吃些新鲜蔬菜；秋季水果多时，可多吃些新鲜水果。

6. 地处缺碘内陆地区的孕妈妈，要补充一些含碘多的海产品。

7. 平时不习惯吃肉、蛋、乳类高蛋白质食物的孕妈妈，可多吃些豆类和豆制品，以补充蛋白质的不足。

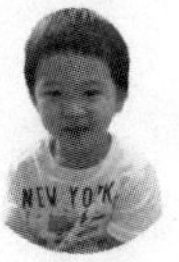

8. 身材高大、劳动量和活动量大的孕妈妈和平时饮食量过少的孕妈妈，应适当多吃，补充足够营养。

9. 孕早期 3 个月内，胎儿生长发育缓慢，每天体重增加 1 克左右，各种营养的需要量和未怀孕时基本相同。但到了孕中期和孕晚期，由于胎儿生长发育很快，体重平均每天要增加 10 克，因此要多补充营养，而且要合理搭配食物，平衡各种营养素的摄入，以利胎儿生长发育和母体自身日益增长的消耗所需。

✻孕期需要的营养素

孕期要注意不可偏食，日常饮食搭配以杂为好，以保证多种营养素的摄取。

孕期人体正常活动和胎儿发育需要大量营养供给。对于妊娠期人体所需营养素的种类和数量，营养学家进行了大量的研究。人体所需的基本营养是蛋白质、脂类、碳水化合物、维生素、无机盐类矿物质和水分。

⊙蛋白质

蛋白质是组成人体部分的重要成分之一，约占人体重量的 18%。在妊娠期，孕妈妈体内的变化导致血液量增加，身体的免疫力、胎儿生长发育及母体每天活动的能量，都要从食物中摄取大量蛋白质来供给。

人体蛋白质由 20 多种氨基酸组成。其中有些氨基酸在人体内不能合成，必须经由食物蛋白质来供应，这些氨基酸被称为必需氨基酸。还有一些氨基酸能够由人体合成，不一定由食物供给，叫非必需氨基酸。人体需要的必需氨基酸有 8 种：亮氨酸、异亮氨酸、赖氨酸、蛋氨酸、苯丙氨酸、苏氨酸、色氨酸和缬氨酸。

食物蛋白质营养价值主要取决于所含必需氨基酸的种类、含量及比例，与人体内蛋白质近似程度，越近似，营养价值就越高。一般来说，动物蛋白质所含的必需氨基酸从组成到比例方面都较适于人体需要，植物蛋白质差一些。如肉类、蛋、鱼、奶等动物性食品都是优质蛋白质，利用率比较高。

一般成人每天所需蛋白质按体重算每千克为 1.2 克，每天总数 70 克左右。孕妈妈应适当增加蛋白质的供给。妊娠中后期是胎儿大脑生长发育非常

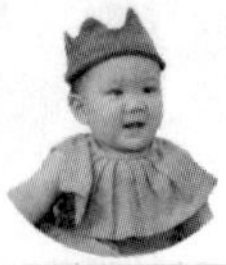

快的时期，需要大量的蛋白质，最好每天供给量达85～100克，其中包括足够的动物蛋白质。

⊙碳水化合物

碳水化合物是主要的食物热能来源。我国人民膳食结构以碳水化合物为主。大米、面粉等都含有大量的碳水化合物，能为人提供足够的热量。孕妈妈对碳水化合物的需求量增加，因此在每日膳食中要供应一定量的含糖类食物。一般来说，孕期每日需要进食400克左右的谷物类食品，另外在米、面主食中要增加一些粗粮。孕期要少吃蔗糖等食物，少喝高糖分饮料。

⊙维生素

维生素是人体生命过程中不可缺少的成分，对孕妇来说，因为母体和胎儿的双重需要，所以需求量要比平时大得多，尤其对维生素A、维生素D、维生素C和维生素B_1的需求量更是要大幅度增加。

1. 维生素A能维持人的正常视力，缺乏时视觉适应暗光线机能减退；它还与人的上皮组织正常发育有关，缺乏时皮肤黏膜会出现一系列症状。妊娠前5个月，每天需要摄入维生素A3300国际单位，产后一年内需每天摄入3900国际单位。

2. 维生素B_1又称硫胺素，缺乏它会使人全身无力、体重减轻、食欲不振、有消化障碍。妊娠期人体组织对维生素B_1的需求量增加，易引起缺乏症。妊娠期每天供给体内维生素B_1不少于1.5毫克。一般来说，干酵母、猪肝、蛋类和花生、黄豆、小米、面粉中维生素B_1含量较高。

3. 维生素B_2即核黄素，人体缺乏时，会造成体内物质代谢障碍，出现口角炎、舌炎、皮炎、角膜炎等病症。孕期每日需要维生素B_2的量在1.6毫克以上。动物性食物含维生素B_2较高，以动物内脏、奶类和蛋类食物为多，鱼类和蔬菜中很少。

4. 维生素C即抗坏血酸，其最重要的生理功能是促进机体蛋白质的合成，特别是结缔组织中的胶原蛋白质和其他黏合物质的合成。如果人体缺乏维生素C，则血管壁脆性增加，会变得易于破损出血。它还能提高机体对疾病的抵抗力。孕期每天需要量为60毫克，哺乳期每天需要量为80毫克。维

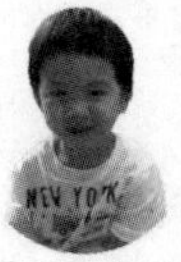

生素 C 主要富含于新鲜蔬菜和水果中。

5. 维生素 D 即钙化醇，是儿童、孕妈妈、哺乳妈妈和老年人不可缺少的重要营养成分。成人缺乏它会患骨软化病，儿童缺乏会发生软骨病。维生素 D 在自然界中存在并不广泛，摄入人体后内转化为维生素 D 的维生素 D 原（维生素 D_3）在许多食物中存在，以鱼肝油最为丰富，蛋类、肉类和乳类中也有。

⊙无机盐与微量元素

无机盐是人体重要的组成部分，是维持正常生理机能不可缺少的物质。无机盐主要靠食物和饮水供给。妊娠期如果膳食调配不当，或机体代谢不平衡，会引起无机盐缺乏疾病。在这类营养物质中，特别要注意的是钙、铁和碘。

钙是人体含量最多的一种元素，也最易缺乏。一般来说，成年人每天需求量为 600 毫克钙，孕妈妈和哺乳妈妈则需要 1500 ~ 2000 毫克。胎儿在生长发育过程中，骨骼的形成和生长需要钙质是非常多的。如果母体饮食中钙质供应不足，胎儿会出现骨骼、智力发育不良；孕妈妈也会因钙质摄入不足而发生牙齿松动脱落、小腿抽筋、骨质疏松等现象。一般膳食中的钙只有 40% ~60% 被吸收，因此，孕期要尽可能食用含钙丰富的食物，如牛奶、脆骨、鱼、豆类及豆制品等。

铁在人体内含量很少，其中 2/3 在血红蛋白内。铁主要参加机体内部氧的输送和组织呼吸。膳食中长期缺乏铁或吸收受到限制，会引起缺铁性贫血。孕期缺铁性贫血发病率较高，而且，在分娩过程中会有一定量的失血，因此孕期含铁量高的食物要多，妊娠后期每天铁的需要量是 15 毫克左右。

碘是甲状腺素的组成成分，是维持人体正常新陈代谢的重要物质。膳食中缺碘会使甲状腺分泌的甲状腺素减少，降低机体能量代谢。妊娠期母体缺碘会引起胎儿甲状腺发育不全，儿童产生发育迟缓、智力低下或痴呆症。成人每天碘供给量为 100 ~ 140 微克，孕妈妈和哺乳妈妈应适当提高。含碘量较高的食物有海带、紫菜和干贝。

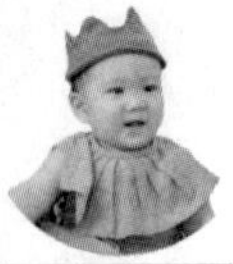

在妊娠期，除上述营养成分外，还应当注意摄入一些其他微量元素，如镁、锌、铜、钼、锰、铬和硒。这些微量元素在人体的机能中不可或缺，而孕妈妈则更需要加量摄入，以利于母体自身和胎儿的健康发育。这些微量元素主要来自食物中，如在豆类、谷类、坚果类、动物性食品、海产品和新鲜蔬菜中，孕妇要注意不可偏食，食物搭配以杂为好。

✲饮食营养平衡

营养过剩和营养不良，是孕妈妈极易发生的两个极端，两者皆不利于母子健康，

有一些孕妈妈胃口特别好，不仅吃得多，而且食物营养相当丰富，还不爱活动。这种情况容易令孕妈妈发胖，也会使胎儿过大，造成分娩困难。孕期每天吃的食物过多，出现营养过剩，会导致孕妈妈血压偏高和使胎儿长成“巨大儿”。目前临床难产导致产妇死亡的主要原因是妊娠高血压；另一个原因就是“巨大儿”娩出困难，分娩期延长，子宫收缩无力，引起大出血。也有产妇因过胖造成哺乳困难，不能及时给新生儿哺乳，还可能乳腺管堵塞，引起急性乳腺炎。

所以，孕妈妈要合理饮食，不可造成营养过剩，做到荤素搭配，营养适度，注意活动，防止营养过剩造成的“巨大儿”和妊娠高血压。

同样，有一些孕妈妈在孕期偏食，可能与孕前饮食习惯有关，也可能因为妊娠反应而出现了新的偏食习惯。无论哪种偏食都会造成营养不平衡，对胎儿成长和母体健康极其不利。临床发现，生育畸形胎儿的孕妈妈大都在孕期有偏食习惯，加之为保持身材节食，不吃鱼、肉、蛋类，有的妊娠反应强烈，难以进食，使得母体得不到必需的营养和微量元素，影响到胎儿的正常发育。

为实现孕期营养平衡，除了在不同阶段和不同情况下吃些必要的食品外，还要注意食物中的营养比例：

（1）多吃瘦肉、鱼、蛋、乳类及豆制品。

（2）吃谷物、豆类及各种水果、蔬菜。

（3）注意有意地吃一些动物内脏、花生油及含脂肪较高食物。

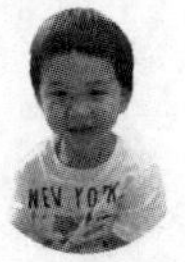

（4）注意各种维生素的平衡摄入。

（5）注意摄入含钙、磷、铁、碘等较多的食物。

✲养胎的食物禁忌

原则上孕期是不用忌口的，换言之，想吃就吃。然而，全面营养素的摄入并非乱吃一气，只有懂得哪些食物于自己的健康和宝宝不利之后，才可以想吃就吃。

⊙孕初期饮食注意

（1）不宜只吃素食。

（2）不宜多吃过敏性食物，包括海产品、动物内脏等，如果过敏则尽可能少吃，或煮熟、煮透再食用。

（3）不宜多吃刺激性食物，如葱、姜、蒜、辣椒、芥末、咖喱粉、调味料等。

（4）不能吃霉变食品。

（5）不可以只吃精米细面。

（6）尽可能少吃方便食品和罐头食品。

（7）尽可能少吃补品或未在医生指导下而乱服用补药。

（8）尽可能少吃高盐含量食品。

（9）少饮用碳酸饮料和浓茶，更不能喝酒，不宜饮用咖啡和含咖啡因的饮料。

（10）甜食和冷饮虽说好吃，不可贪吃、多吃。

⊙妊娠早期忌吃的食物

（1）杏仁，含有氢氰酸，能透过胎盘影响胎儿，禁食。

（2）黑木耳，具有滋养肠胃的作用，但因有活血化瘀的功效，不利于胎盘稳固和生长，应禁食。

（3）薏米仁，为药食兼用的植物种子，但药理性质滑利，对子宫肌肉有兴奋作用，有促进子宫收缩而诱发流产的可能，应禁食。

（4）山楂，有活血化瘀的作用，亦有收缩子宫的功效，孕早期最好不要食用。

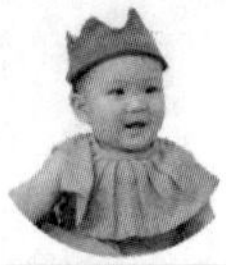

（5）螃蟹，有活血化瘀的作用，禁食。

⊙应当少吃和慎吃的食物

（1）油炸食品和香辣调料。油炸食物有较多的铝及含苯环物质，炸烤类食品多为加有芳香族调料类食物，不仅易催人衰老，还会影响胎儿发育，可诱发癌肿、畸形等。

（2）生鱼、生肉、生鸡蛋及未煮熟透的鱼肉蛋类食品，不仅营养不易吸收，而且含菌，对母子皆不利。

（3）腌制食品不宜吃，如香肠、腌肉、熏鱼、熏肉、烤羊肉串等，所含亚硝胺能致胎儿畸形。

（4）可疑的食物，如不新鲜的肉、鱼、贝类、发芽土豆、霉变的花生、不能确认的野生蘑菇，以及变质或久放的水果、蔬菜等都不可食用。

（5）高糖类食品、热量过高食品都不宜食用，如奶油、肥肉、糖果、糕点、巧克力等。这些食物含热量高，孕妈妈多吃会导致体重剧增、脂肪积蓄，可能引发中毒症、糖尿病、肥胖症等合并症。

✲饮水有讲究

养成良好的饮水习惯对女性终身保健都意义非常。

⊙妊娠期喝水有讲究

起床后喝一杯新鲜白开水。白开水对人体有内涤作用。早晨空腹饮水能很快被胃肠吸收进入血液，加快血液循环。早饭前30分钟喝200毫升25℃～30℃的新鲜白开水，能温润肠胃，使消化液足够分泌以促进食欲，刺激胃肠蠕动，有利于定时排便，防止发生妊娠便秘。

不要口渴才喝水。口渴是大脑中枢发出要求补水的救援信号。人感到口渴时体内水分已经失衡，脑细胞脱水已经到了一定的程度。孕妈妈饮水应每隔2小时一次，每天8次，每次不少于200毫升，全天不少于1600毫升。

⊙有几种水不要喝

（1）久沸或反复煮沸的开水。水在反复煮沸后，水中的有害物质浓度相对增加。喝了久沸的开水后，会导致血液中低铁血红蛋白结合成不能携氧的高铁血红蛋白，造成血液中毒。

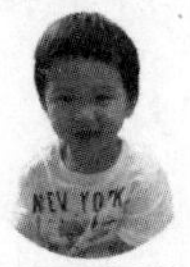

（2）没有烧开的自来水。自来水中的氯与水中的残留有机物会相互作用，产生一种有害物质。孕期也不宜喝在热水瓶中超过 24 小时的开水，因为随着瓶内水温的逐渐下降，水中含氯的有机物质会不断被分解成有害的亚硝酸盐，对孕妈妈体内环境不利。

（3）用保温杯沏茶。茶水中含有大量的茶碱、芳香油和多种维生素等。茶叶浸泡在保温杯中，维生素被大量破坏，茶水苦涩，有害物质增多，饮用后易引起消化系统和神经系统的紊乱。

✲胖到两全其美

女性怀孕后，为给腹中宝宝提供足够的养分，必须适当增加营养。有人错误地认为，妊娠期间吃得越多、体重越重越好。其实，妊娠期间进食过多、营养成分比例搭配不当，极易导致营养过剩，使体重超出正常的范围，即妊娠体重过重。孕妈妈体重过重会引发许多病症，如妊娠期高血压、妊娠期糖尿病及其他并发症，也会增加孕育“巨大儿”的概率，难以顺产，使剖宫产相对增多。

⊙妊娠期控制体重的参考做法

家里常备一个体重测量计，定期在相同条件下测定体重，随时掌握体重变化情况。

（1）多食少餐，一日三餐的时间和食量多少一定要有规律。

（2）吃饭时，要细嚼慢咽，不可狼吞虎咽。吃得过快、食物嚼得不精细，会给胃增加负担，不利于消化。

（3）尽量少吃零食和夜宵。吃零食是导致肥胖的重要因素之一。吃夜宵是保持体重的大敌，特别是就寝前两个小时左右吃夜宵，缺乏消耗，脂肪很容易在体内囤积。

（4）避免用大盘子盛装食物，面对一大盘子美味的诱惑，人会失控。可以改用小盘子盛装食物，或者实行分餐制。

（5）有的孕妈妈出自节约的考虑，尽管已经吃得很饱，家人吃不完的食物会全部吃掉，怀孕期间尽量不要这样做。

（6）多吃一些绿色蔬菜。蔬菜本身不但含有丰富的维生素而且还有助于体内钙、铁、纤维素的吸收，可防止便秘，补充需要的养分。

为了腹中胎儿的健康成长，大多数孕妈妈愿意牺牲窈窕的身材，进食毫不迟疑，但适度保持体重，胖瘦适度，才有利于母子身体健康。

✲上班族孕妈妈营养

上班族孕妈妈的营养状况，比起全职孕妈妈的，需要付出更多心思和精力。

都市上班族职业女性生活节奏较快，一日三餐通常会这样对付：早餐边走边吃，午饭以快餐为主，晚餐买点外卖食品回家吃。这样做肯定会影响怀孕后营养状态，影响未来胎儿的健康。

人体所必需的六大营养素包括碳水化合物、蛋白质、脂肪、矿物质、维生素和水，这些营养不能在快餐中足量包含。职业女性怀孕后应当好好调整一下饮食习惯。不论怀孕前饮食习惯有多随便、多凑合，为了肚子里胎儿的健康，一定要注意摄入的营养比例和搭配的合理。到快餐店吃饭，吃一点生菜沙拉，吃全麦面包营养就会比汉堡强，再加上一点西红柿等。工作之余，还可以为自己准备一些水果、新鲜蔬菜、坚果、酸乳酪等。每天保证有一定的鲜奶摄入量也很重要。

还应当注意，一些有食品添加剂和色素的加工食品虽说经检验通过“基本不会”危害人体，但并不是“绝对不会”危害健康。

要知道，妊娠期是特殊时期，腹中胎儿的体内解毒系统发育不完善，肝脏的排毒功能尚不足，有毒的物质可能会囤积在体内，等贮存到一定量时，就会导致发病，危害健康。因此，快餐食品及有添加剂、色素的食物还是少吃为佳。

✲营养与水果

水果和蔬菜是重要的营养来源，而且两者的重要作用不能互相替代。

许多新鲜的瓜果味酸，这类食物含有丰富的维生素C，可以增强母体的抵抗力，促进胎儿正常生长发育。因此，喜吃酸味食物的孕妈妈最好选用一些带酸味的新鲜瓜果，如西红柿、青苹果、橘子、草莓、葡萄、酸枣、话梅等，也可在食物中放少量的醋、西红柿酱，增加一些酸味。

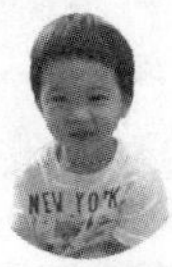

不要经常吃咸菜和腌制品，这类食物中的维生素、蛋白质等营养成分受到破坏，而且可能存在致癌物质亚硝酸盐，对胎儿和母体有害无益。

✲不宜服补品补药

只要脾胃功能良好，食欲正常，不妨在吃得好、吃得全、吃得可口方面下一点功夫，注重日常生活中饮食的搭配和多样化，多食用新鲜蔬菜和水果，绝不能乱用补品补药。

有些孕妈妈总担心自己因缺乏营养而影响腹中的胎儿健康，会自作主张，服用滋补性药品，比如人参、参茸丸、复合维生素和鱼肝油丸等。要知道，孕期滥用补药弊多利少，只要消化功能正常，就不必在补品补药上下功夫，顺其自然最好。

俗话说“是药三分毒”，即使是滋补类药品也莫过于此。各种滋补类药品都具有药的属性，都要经过人体内分解、代谢，都会有一定的副作用，包括毒副作用和过敏反应。可以说，没有一种药物对人体是绝对安全的，使用不当，都会产生副作用，对孕妈妈和胎儿身体造成不良影响。

孕期母体摄入的药物会通过胎盘进入胎儿血液循环，直接影响胎儿的生长发育。胎儿的肝脏发育不全，几乎没有什么解毒的功能。任何药物、补品都有自己的特性，有特定的适宜人群。人参、蜂王浆是名贵补品，但不一定适合所有的人群。

在孕期，维生素也不宜过量服用，如过量服用鱼肝油，会造成维生素A、D中毒。

有些孕妈妈想去医院测定体内的微量元素。目前这种测量技术还不成熟，没有制定出科学的评定标准，每一个单一个体到底缺多少，应该补多少，没有标准。因此，不能完全依赖这种检测。

✲孕早期营养概要

孕早期对于营养要求并非十分高于正常情况，但须注意一些食物禁忌，而且要应对早孕反应，调整胃口，清淡合口有利正常饮食。

孕早期是妊娠期的前三个月，即1～12周。此期间，胚胎发育速度缓慢，每天约增加1克，胎盘及母体的相关组织增长变化不明显，孕妈妈进食

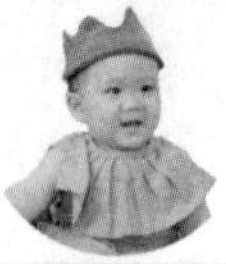

量与怀孕前基本相似，对营养素的需求量与孕中、晚期比少得多。但这个阶段是胎儿各种器官分化形成期，母体需要全面合理的营养，避免营养不良或缺乏，营养摄入过剩同样对胎儿不利。

早期胚胎各器官形成发育需要各种营养，包括蛋白质、脂肪、碳水化合物、无机盐、维生素和水，同时还应当考虑早孕反应的特征，饮食要清淡，适合口味，以利于正常进食。不求多而要保证质量，可口宜食，忌偏食。孕早期，蛋白质摄入量每天不少于 40 克，以维持母体和胎儿需求，应食用易消化吸收的禽畜肉类、蛋乳类、鱼类及豆制品；每天至少摄入 150 克以上碳水化合物，约折合米、面、薯类粮食 200 克左右；同时注意补充含钙、磷、铁、锌、铜等元素的食品，如禽畜肉、核桃、芝麻、豆类、奶类和海产品等。

孕早期因为妊娠反应而呕吐、食欲不振，要多吃新鲜蔬菜、水果来补充足量的维生素，也有利于调整胃口，增加食欲。

孕早期不要食用动物的肝脏。因为动物肝脏，尤其是鸡、牛、猪肝，每 100 毫克含维生素 A 平均值是正常饮食量所含的 4～12 倍，孕早期过量摄入维生素 A，会影响胎儿正常发育，导致畸形发生。

✲孕中期的营养

孕中期早孕反应结束，胃口恢复，可以有意识地增加五大营养素的摄取比例，只要不让自己过胖，想吃就吃。

孕中期指妊娠第 13～28 周，期间胎儿迅速生长，平均每天增加约 20 克，同时母体各系统发生相应变化，对营养素的贮存需求也有所增长。因此，孕中期的膳食营养特点是：增加各种营养素的摄入量，尽量满足胎儿生长发育和母体营养贮存需要，避免营养不良或缺乏，以免给母体健康和胎儿生长发育带来不利影响。

⊙孕中期要注意五大营养素的摄取

1. 优质蛋白质

人体所需的氨基酸有 20 多种，其中有 8 种是人体自身不能合成的，必须从食物中摄取，这些氨基酸称为必需氨基酸。富含必需氨基酸的蛋白质即

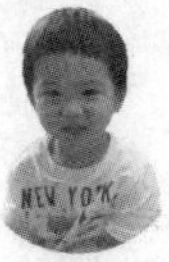

优质蛋白质，如奶类、蛋类、肉类、鱼虾类、豆制品及果实类。应当注意动物蛋白与植物蛋白混合食用，增加蛋白质的利用吸收率。

2. 碳水化合物

谷类如大米、小米、玉米、薯类和蔬菜水果中，均含有丰富的碳水化合物。孕中期所需热量，除了从蛋白质和脂肪中摄入外，还从糖类即碳水化合物中补充。通常每天可在怀孕前的基础上增加碳水化合物 50～100 克。

3. 脂肪

怀孕中期，脂肪开始在孕妈妈的腹壁、背部、大腿及乳房等部位存积，为分娩和产后哺乳期做必要的能量贮存。到妊娠第 24 周时，胎儿也开始贮备脂肪。脂肪是脑磷脂、卵磷脂及 DHA 等胎儿大脑细胞发育的主要原料，母体摄入量充足，对胎儿大脑发育极重要。全脂奶、肥油、黄油、可可油、棕榈油及其他植物油，还有谷类中均脂肪含量丰富。要注意，动物性脂肪的胆固醇含量高，过多摄入可能导致高胆固醇血症，植物性脂肪能降低动物性脂肪中某些胆固醇，可以混合食用，注意适量，避免过多摄入引起肥胖。

4. 维生素

与母婴密切相关的维生素有维生素 A、B_1、B_2、B_{12}、C、D、E 等。维生素缺乏与胎儿宫内发育迟缓、出生后低体重、早产、流产等相关，孕中期应充分补充。新鲜蔬菜和水果、蛋黄、肝、肉类等食物富含多种维生素。

5. 矿物质

矿物质即钙、铁、锌、碘、硒等。奶和奶制品是很理想的钙质源，含钙丰富而且吸收率高，虾皮、小鱼、海带、豆制品等含钙量也很高，强化钙食品和钙片也是补钙的有效措施。多吃动物肝脏、瘦肉、禽类、鱼类、豆制品可防止缺铁，同时也应当多吃新鲜蔬菜水果，增加维生素 C，以增加对铁及矿物质的吸收。坚果类食物的蛋白质与矿物质含量都高，多食用有益健康。

✲孕晚期的营养特点

孕晚期膳食应当在孕中期的基础上相应调整，多吃富含蛋白质、维生

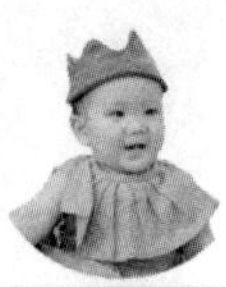

素、矿物质以及增加热量的食物，要控制食盐的摄入，防止水肿。

孕晚期是妊娠第29～40周，是胎儿生长最快的阶段，胎儿体重的增长约为初生时的70%。这时，除满足胎儿生长发育所需要的营养外，孕妈妈和胎儿体内还要储存一些营养素，因而孕妈妈的进食量大幅度增加。

⊙在孕晚期常用食品

1. 鲜奶

牛奶、羊奶含有丰富的必需氨基酸、钙、磷和多种微量元素，还有维生素A、D和B族维生素。条件许可者，每天饮用鲜奶250～500克。应当鼓励不喝奶的孕妈妈从少量开始喝奶，逐渐增加。食用后如果有胀气不适，可煮沸稍冷后，加入食用乳酸、醪糟汁或浓酸果汁制成酸奶食用。如果喝奶后引起腹泻，则不要强求饮用。

2. 蛋

蛋是提供优质蛋白质的最佳天然食品，也是脂溶性维生素及叶酸、维生素B_2、B_6、B_{12}的丰富来源，铁含量亦较高。食用蛋类不仅烹调方法简单多样，甜、咸均可，且易于保存。凡条件许可者，每天吃鸡蛋1～3个。

3. 鱼、禽、瘦肉及动物肝脏

这些都是蛋白质、无机盐和各种维生素的良好来源。孕妈妈每天饮食中应供给50～150克。如果有困难，可用蛋类、大豆及豆制品替代。鱼和蛋是最好的互换食品，可根据季节选用。动物肝脏是孕妈妈必需的维生素A、D、叶酸、维生素B_1、B_2、烟酸及铁的优质来源，也是供应优质蛋白质的良好来源，每周至少食用1～2次，每次100克左右。

4. 大豆及豆制品

大豆及豆制品是植物性食品蛋白质、B族维生素和无机盐的丰富来源。豆芽含有丰富的维生素C。农村或缺少肉、奶供应的地区，每天需进食豆类及豆制品50～100克，以保证孕妈妈和胎儿的营养需要。

5. 蔬菜水果

绿叶蔬菜，如冬寒菜、小白菜、豆苗、青菜、菠菜，黄红色蔬菜，如甜辣椒、胡萝卜、红心红薯等都含有丰富的维生素、无机盐和纤维素。每天应

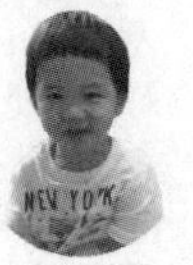

当摄取新鲜蔬菜250～750克，其中有色蔬菜应占一半以上。水果中带酸味者，既合孕妈妈口味，又含有较多的维生素C，还含有果胶。每天供给新鲜水果150～200克。瓜果类蔬菜中黄瓜、西红柿等生吃更为有益。蔬菜、水果中含的纤维素和果胶对防治妊娠期便秘十分有利。

6. 海产品

应当经常吃一些海带、紫菜、海鱼、虾皮、鱼松等海产品，以补充碘，内陆缺碘地区应当食用加碘食盐。

7. 坚果类食品

芝麻、花生、核桃、葵花子、榛子仁、松子等坚果中蛋白质和矿物质含量与豆类相近，亦可经常食用。

各种食品的供给量，以中等身材、从事脑力工作的孕妈妈为例。为适应妊娠中、晚期热能需要量的增加，在上列食品均能按要求提供的前提下，每天需摄取主食400～500克，炒菜用油40～50克。另外，妊娠中、晚期会发生孕期水肿、低钙血症等并发症，其饮食及糖尿病病人妊娠时的饮食都有一定的特殊性，可咨询营养学专家或遵医嘱。

✲补充叶酸和DHA

叶酸和DHA都是胎儿健康发育的必需营养品，除从日常食物中摄取之外，可以遵医嘱补充制剂。

⊙补充叶酸

绿叶蔬菜中含有叶酸。叶酸是蛋白质合成的基础，也是血液细胞和新生细胞形成的基础，胎儿生长发育离不开叶酸。妊娠期出现贫血和疲劳症则是叶酸缺乏的症状。妊娠期如发生贫血，必须每天从摄入的食物中补充叶酸，因为叶酸不能在人体内储存。

如果属于服用避孕药后怀孕的情况，应当更加注意补充叶酸和维生素B_6和B_{12}，因为体内的这些营养物质可能已经耗尽。如果在计划怀孕阶段，孕前补充足够量的叶酸可以减少胎儿出现脊柱裂的发生率。

建议每天都食用含有2～4种蛋白质的肉类、鱼类、奶制品、豆制品、蛋类或果仁、谷物、豆奶混合食物。

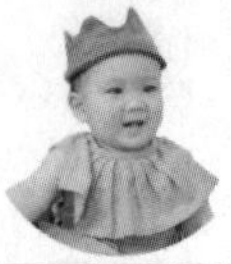

（1）食用牛奶500克或等量食物，烹调食品时也可以加入适量奶粉。如果对奶制品过敏，可以吃乳酸钙。海藻、芝麻、黄油及贝类食物中都含有乳酸钙。

（2）多吃新鲜的绿叶蔬菜，如菠菜、生菜、花椰菜、圆白菜、甘蓝、绿芥菜、绿甜菜、豆芽等。

（3）多吃黄色、橙色的蔬菜和水果。

（4）食用全麦面包、薄饼、玉米饼、玉米面馒头、全麦麦片或其他面食。

（5）每天饮用6～8杯液体，果汁或蔬菜汁，水或茶。避免饮用人工糖汁类饮料和可乐。

（6）加餐点心可以选择适量的坚果，如南瓜子、葵花子、松仁、榛子仁、核桃仁。

⊙补充 DHA

DHA是二十二碳六烯酸的英文缩写，是一种多价不饱和脂肪酸，是胎儿脑细胞发育的必需品。DHA与胆碱、磷脂都是构成大脑皮质层的重要物质。DHA有维持脑细胞膜完整性及促进脑发育、提高记忆力的作用，是大脑营养的必需物质。DHA还可以促进视网膜视杆细胞发育。营养学家主张，自怀孕4个月起应当适当补充DHA。

除了专门的DHA制剂外，能帮助孕妈妈摄入DHA的食物有核桃仁、榛子仁等多种坚果。坚果内含有丰富的天然亚麻油和亚麻酸，人体摄入后，经肝脏处理能合成机体所需要的DHA。另外，海鱼、深海鱼肝油、甲鱼等也含有DHA，孕期可以有意识地适当加大摄入量。

养胎环境

✲居室环境

在家庭居室停留的时间要占到人们所有时间的三分之二左右，因此，孕期更需特别注意居室环境。

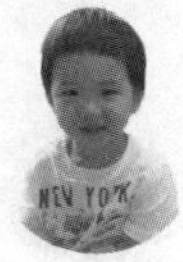

人们的居室都应当注意保持清洁卫生，孕期家庭居室更加要注意，因为腹中胎儿对环境极为敏感，小生命抵抗力弱，成年人不在意的日常生活琐事对胎儿则可能引起麻烦。

（1）居室要整齐清洁，勤扫除。要有较好的通风，多开门窗，使空气流通，保持清爽感。即使在冬天寒冷时也要注意每天开窗通风，去除室内污浊的空气，使阳光照入室内。常能呼吸到新鲜空气会令人感到舒适恬静，对孕妈妈的精神、身体和胎儿生长有好处。

（2）温度要适宜，切防室温过高或过低。一般来说，室内温度最好控制在20℃～22℃。室温太高，如达到25℃以上，会使孕妈妈感到精神不振，头昏脑涨，全身不适，甚至影响食欲。如果室内温度过低，则会影响人的正常生活，让人不愿意行动，全身发紧，还易引发感冒，对母子健康都不利。调整室温要注意，夏天多开窗通风，使用空调或电扇降温，但不能使室温过凉，更不要对着风扇或空调直吹，以免感冒。冬天可用暖风调节室温，若以火炉取暖，千万要防止一氧化碳中毒。冬季室温也不可过高于室外，以防温差过大而感冒。室内空气湿度以50%为宜，相对湿度太低，孕妈妈会感到口干舌燥、咽喉疼痛、鼻子流血等不适。可以在室内摆放水盆、在地上洒水、在炉火上放水壶或暖气片上放水槽，也可以在室内放一些适宜的花草来增加湿度。若室内湿度过高，空气潮湿、衣服被褥发潮，会引起消化功能失调，食欲降低、肢体关节酸痛、水肿等。这时要打开窗门换气，移除室内潮湿源，或打开空调“除湿”功能，降低室内湿度。

（3）室内放置几盆花草，可以改善室内环境，令人赏心悦目，有益身心健康。孕妈妈的居室内不宜放松柏类植物，因为气温高时，松柏较浓的气味会影响食欲，令人感到恶心、厌烦。另外易使人产生过敏反应的花草也不宜放入居室。一些香味过浓的花，如夜来香、米兰，有些人不适应，一般不宜摆入居室。

（4）室内不要有刺激性气味。酒味、烟味都会刺激孕妈妈，对胎儿不利，如果有人在室内吸烟，母子被动吸烟会不利健康。煤烟气味对人体不利，更不利于母子健康，生火炉取暖最好装上换气扇，保持室内通风良好。

✲合理做家务

孕期做一些力所能及的家务，只要不感到疲劳，也是一种运动。

每周一次的大扫除时，可以把一些干不了的活儿留给准爸爸补做。不要蹬踩凳子、梯子去打扫卫生，不要搬动沉重的物件，避免给腹部带来压力，产生危险。

清洁地毯的活儿不要做，而且家中最好不要铺地毯。因为地毯中储藏着人们从室外带进来、空气中浮游的重金属类如铅、镉等有毒有害物质，而且对蔬菜、水果上残留农药和家用防腐剂的吸附力也特别大，这些东西会使胚胎发育畸形。地毯中隐藏细碎颗粒比地板高达百倍，是螨虫滋生的环境。螨虫排出的衍生物极易被孕妈妈吸入体内，发生过敏性哮喘。

不要做需要长时间弯腰或下蹲的家务活，如擦洗地面、庭院除草等。长时间蹲着会引起骨盆充血，导致流产。冬天尽量少使用冷水洗涮，防止受凉。

晾衣服时，向上伸腰，腹部要用很大的力气，长时间会引发流产。如果洗的衣服太多，连续一件一件去晾，站立时间久了下半身会水肿，应当干一会儿歇一会儿，不可着急。

做饭时，为避免腿部疲劳、水肿，尽量坐在椅子上操作。有早孕反应时，烹调的味道会引起呕吐、过敏，要尽量避免油烟。

外出购物，可以当作近距离的散步，选择人不太多的路线，必要时分几次进行。孕期不宜骑自行车外出，特别是孕早期，骑自行车腿部用力的动作过大，会引发流产。

总之，孕期动作敏捷性下降，反应也比平时迟缓，应当处处留心，注意安全。

✲日常安全

一旦确定怀孕，居家和外出的一切活动必须力求安全，以防止意外发生。

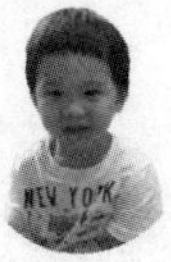

⊙怀孕期间，应当特别注意的事项

（1）走廊和地板不宜打蜡。

（2）容易滑倒的阶梯最好装上扶手。

（3）尽量减少家具的突出部分，以免万一摔倒撞击到腹部。

（4）物品依照使用的频繁程度按顺序排列，把常用物品放在易拿到的地方，避免够取费力。

（5）家用电器的电线该收就收起来，不宜太长和缠绕不清，以免绊倒自己。

（6）卫生间尽量使用坐式马桶，不得已使用蹲式马桶时，最好扶持着两侧墙壁或扶手。

（7）家庭中如果有已经损坏或有断裂威胁的扶手、栏杆和晒台，最好要仔细检查和修理，以免发生意外。

✲少去公共场所

公共场所中，存在着众多对于腹中胎儿不利的因素，妊娠期尤其是孕早期，应当尽量避免出入于人多、拥挤、嘈杂的公共场所。

1. 噪声危害

公共场所的高频扬声器、人群的喧嚣、各种车辆的机器噪声、重型机械的轰鸣声、飞机场的起降声等各式各样的噪声，对于胎儿的中枢神经系统发育和听力都不利。

2. 空气污染

诸多的公共场所空气浑浊，如车站、码头、影院、超市，人多拥挤，空气污浊，人群呼吸释放出的二氧化碳多，吸烟者出没的场所烟雾弥漫，释放出大量有害气体，空气中有害物质增多。孕妈妈待在这种环境中，吸入浑浊的空气，形成被动吸烟和缺氧，对胎儿均有害。

3. 易感染传染病

公共场所中，各种致病微生物的密度远远地大于其他场所，特别是传染病流行期间，孕妈妈由于抵抗力较差，很容易被传染而导致病毒和细菌感染。一般情况下，这些感染对于成年人来说问题不大，但是对于正处在生长

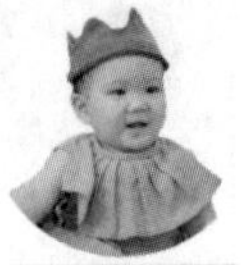

发育中的胎儿的影响却会很大。例如，孕早期如果感染风疹病毒后，胎儿致畸率会很高。

因此，妊娠期应当避免去人多、嘈杂、拥挤的公共场所。

✲叫停出差旅游

在妊娠中期，如果身体健康状况良好，妊娠检查正常，饮食起居都很正常，出远门一般不会有什么危险。

妊娠初期和晚期的几个月里，最好不要外出旅游或出差，因为路途中可能会遇到很多对妊娠不利的因素，如车船的震动颠簸、旅途中的紧张劳累，有可能遇到行车速度过快或急刹车，或是人多拥挤等情况，都容易引起流产或早产。因此，怀孕初期的1～3个月和晚期的8～10个月期间，不要外出为宜。

外出或旅游活动安排，最好放在妊娠中期的4～7个月期间，因为到了妊娠中期，妊娠初期可能出现的问题已经不会再发生，流产的可能性也减少。但最好不要去离医院太远的地方。

孕期如果自身不舒服或者有妊娠并发症，最好不要出远门。

✲孕期外出

妊娠中期可以适度安排旅行。进入妊娠中期阶段，早孕反应已过，腹部又不算太大，行动还算得上灵活，且不易流产。

在身体情况比较稳定的妊娠中期，外出散一散心，可以更换环境，开阔胸怀，提升精神，呼吸新鲜空气，观赏美景，有利于身心健康。但必须注意：

（1）不可盲目外出，外出前要进行体检，征得医生同意。如果医生根据孕妈妈身体情况不同意外出，则应当听从医生劝告。

（2）不可单独外出。外出旅行有很多繁杂的事宜，有人伴同能减少许多琐事，免除身体劳累，精神紧张。

（3）带上病历记录。出发前一定要带上病历记录，事先找好目的地的医院和电话、地址，以备不时之需。

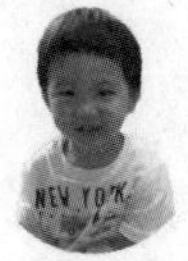

（4）旅途中要注意防寒保暖，根据气候变化，随时增减衣服。外出要多带宽松的衣物，常洗常换，讲究个人卫生。在旅途中，不可过劳。行程不要安排得太紧凑，要多安排停留休息的时间，使自己有充分的休息。

（5）旅途中还要特别讲究饮食卫生，饭前便后要洗手。不管沿途摊点的小食品有多大的吸引力，都不能随便吃。饮水最好自备，不要买小贩叫卖的饮料。

（6）在旅途中运动量不宜过大，要注意劳逸结合，保证充足的睡眠。行走途中要选择平路，避免陡坡。走路要慢，步态要稳，防止滑倒跌跤。

（7）有噪声、烟尘、辐射等污染严重的场所和流行病发作疫区，要及时避开，以免对身体造成危害。登山活动，要控制海拔在1000～2000米高度之内。

✲日常动作

随着妊娠日期的增加，腹部会逐渐向前突出，身体的重心发生重大变化，骨盆韧带会出现生理性松弛，容易形成腰椎前倾，给背部肌肉增加负担，容易引起疲劳或发生腰背腿痛现象。在整个妊娠阶段的站、行、坐、卧都应当采取正确姿势，就可以减轻这些症状。

1. 站

站立时，两腿平行，两脚稍微分开，重心放在两脚的脚心上，不容易疲劳。如果站立时间较长，两脚宜一前一后，隔几分钟调整一次前后位置，把重心放在伸出的前腿上，以减轻疲劳。

2. 行走

有一些人怕显示腹部，走路时猫腰或挺胸，这样都不好。正确的行走姿势以站立为准，挺直身躯，伸直脖子和背部，抬起头，绷紧臀部，抬起腹部重心，保持全身平衡，稳步前行，不弯腰，不要用脚尖行走。这样母胎都不受委屈，向前看路也清楚，脚也踩得踏实，不会摔跤，有利安全。

3. 坐

坐姿要舒适妥帖，以整个臀部接触座椅，后背笔直靠在椅背上，膝关节成直角，大腿呈水平状，这样腿和背都舒服。不可坐在椅子一边一角上。坐椅子时，臀部先坐在椅子前缘，然后慢慢后移，以免椅子失衡跌倒。最好要坐有靠背的椅子，不宜坐无背的方凳。坐前先看好是否稳实、安全。

4. 卧

妊娠早期可以采取平常的仰卧姿势，膝盖下面垫个枕垫，全身的肌肉都可以放松，比较舒服。到妊娠 16 周以后，宜采取侧卧姿势，可以消除肌肉紧张，解除疲劳，也容易入睡，不会压迫到腹中的胎儿。

✲度夏和过冬

⊙度夏

孕妈妈身体新陈代谢加快，汗腺分泌量增大，很容易出汗。特别是到夏天很怕热，易长痱子。度夏以注意清洁卫生和防暑为主。

（1）夏日高温使人食欲减退，宜多吃清凉爽口的食物，多吃蔬菜和水果，但要注意卫生，还要避免过冷伤胃。可以多饮用开水，不宜贪吃冷饮。千万注意饮食卫生，不吃变质食物和剩饭菜，以防痢疾和肠胃病。

（2）夏季要勤洗澡、勤换衣，保持身体卫生舒爽，洗澡水温不宜过凉或过热。要穿着肥大宽松、透气性强的棉质衣物。

（3）避免午间天气最热时外出，防止中暑。

（4）注意室内通风，不可直对电风扇或空调吹风。

（5）尽量增加睡眠时间，坚持每天午睡。

⊙过冬

冬季严寒，对于孕妈妈和胎儿都是一个考验和锻炼，要注意四保：保温暖预防感冒，保营养调节饮食，保安全防止跌伤，保光照多晒太阳。

（1）冬季要注意衣着和起居，气温低和温度变化较大，人的呼吸道抵抗力降低，易受感染。特别要注意衣着暖和，外出时要防止着凉受寒，室温要设置稳定，不要与外界温差太大，室内要保持空气新鲜，常常通风。天冷时要减少外出防受寒。最好不要去商店、剧场等人多的公众场所，以防感染。家人、同事中若有患病者，尽量避免接触。外出要注意防滑防跌。

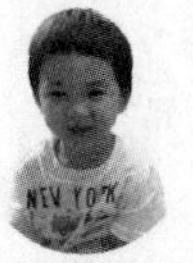

（2）加强饮食营养，增强身体抵抗力，防止有害因素侵害。冬季人体所需热量增加，要比其他季节吃得多一些、好一些。冬季新鲜蔬菜、水果相对少，要设法多吃一些新鲜蔬菜和水果。

（3）散步是孕期最好的活动方式，不要因为天冷就不外出活动，应当在阳光充足、气温比较好一点的中午、下午坚持外出散步，活动肌肉和筋骨，促进血液流通畅快，同时呼吸到新鲜空气，享受到阳光的照射，对母体和胎儿健康都有益。但外出一定要注意安全，防止在冰封雪滑的地方摔跤受伤，最好在有人陪伴下散步。

✲自我保护

日常生活中，注意一些自我保护，并且贯彻到自己的动作中，既能起到保护作用，又能减少不必要的疲劳和不适感。

去商场购物，在家操持家务，是孕妈妈每天不可或缺的功课。但随着体重不断增加，孕妈妈需要越来越严格地采取孕期自我保护措施。由于孕期的心、肺等重要脏器承受着双重的负担，因此绝对要避免疲劳过度，否则就会引起气喘或其他意外。

1. 忙活家务

做家务本身不会给孕妈妈和胎儿带来威胁，但随着体型越来越笨重，孕妇要学会用最小的体力消耗去做动作，而这一点又取决于个人良好的自我感觉，多听听经验丰富的孕妈妈和医护人员的建议，也会令人受益匪浅。

2. 俯身弯腰

6个月后，胎儿的体重会给母体的脊椎造成很大压力，并引起孕妈妈背部疼痛。因此，要尽可能地避免需俯身弯腰的动作，以免给脊椎造成过大的重负。如果需要从地面捡拾起什么东西，膨大的腹部会妨碍背部做弯曲动作，因此，俯身动作不仅要慢慢地轻轻地向前，还要先屈膝，把全身的重量分配到膝盖上。如果要清洗浴室或铺沙发、铺床，也要照这样做。

3. 躺卧起身

孕期往往会觉得侧卧更舒服一些，为了让全身的体重分配得更均匀，最好在膝盖之间垫上小枕头。如果感觉到身体麻木，或腰部疼痛，可以在侧面垫上小枕头，这样能够避免背部弯曲。如果说在孕早期起身还算轻松，而孕晚期起身时就得缓慢有序地去做动作，以免腹腔肌肉过分紧张。仰躺着时，起身前要先侧身，把肩部向前倾，屈起膝部，然后用肘关节支撑起身体，盘腿，以便腿部从床边放下、移开并坐起来。

4. 保持站立

如果工作性质需要长时间站立，会减缓腿部的血液循环，导致水肿和静脉曲张。孕晚期的孕妈妈必须定期让自己休息一会儿，坐在椅子上，把双脚放在小板凳上，这样有利于血液循环和放松背部。如果没有条件坐，那就选择一种让身体最舒适的姿势站立，活动相应的肌肉群。比如，收缩臀部，就会体会到腹腔肌肉支撑脊椎的感觉。孕妈妈常常会想伸直腰背挺肚子，这样做会引起疼痛。需要长时间站立的孕妈妈，为促进血液循环可以尝试把重心从脚趾移到脚跟，从一条腿移到另一条腿。

5. 保持坐姿

正确的坐姿是要把后背紧靠在椅子背上，必要时还可以在靠腰部放一个小靠垫。如果坐着工作，则有必要时常起来走动一下，这样会有助于血液循环并能预防痔疮。要是写字或用电脑的工作量很大，至少每隔一小时自己放松一下。

6. 徒步行走

徒步行走对孕妈妈很有益，可以增强腿部肌肉的紧张度，预防静脉曲张并增强腹腔肌肉力量。但一旦感觉到疲劳，就要马上停下来，找身边最近的地方，坐下歇息上 5 ~ 10 分钟。如果没有条件在公园里散步，可以选择交通状况不太紧张的街道，以避免吸入过多有污染的汽车尾气。走路的姿势方面，要注意保持身体正直，放松双肩。步行前要选择舒适的鞋，以低跟、掌面宽松为好。

7. 乘坐公交车

如果坐火车进行长途旅行，在座位上一坐几个小时是有害的。在火车上也有必要站起来，在车厢里缓缓地走动，便于血液循环。乘坐无轨电

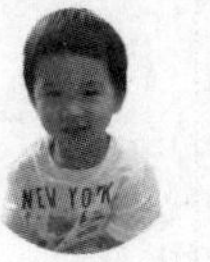

车、公共汽车和地铁时，为自己的身体和胎儿着想，千万不要羞于启齿找座位，因为急刹车会令人失去平衡而摔倒。另外，到站后，要等车完全停稳后才能下车。坐轿车的孕妈妈选择的余地相对较大，可以挑选最舒适的后排座位，背靠沙发座或者躺下都可以；如果感到累了，就把车停下来揉一揉腿脚。

✲上 班

加强自我保护意识，对途中可能碰到的意外情况要有心理准备，保障自身安全。

对于职业孕妈妈来说，上班路上常常会遭遇许多常见的意外情况，因此，上班之前提早出门，加强自我保护意识，对于途中可能碰上的意外情况要有心理准备，就能够保障自身安全。一般来说，上班路上容易碰上的意外情况会有：

1. 鲁莽行人

上班途中，忌低头慢行，应当眼观四方，发现对面有行色匆匆的行人走过来时，立刻避让，免得撞过来而躲之不及。

2. 滑地板

“腹荷”加大，使得孕妈妈的身体重心发生变化，胎儿的重量会使孕妈妈身体向前，如果在打滑的地板上行走，要稍稍向后倾，以抵消向前的重力，以免摔倒。

3. 自己开车

自己开车上班的孕妈妈，要牢记佩系安全带。正确的系法是：横带一段箍在腹下及大腿骨之上，把带子紧贴盆骨，可以在身后加坐垫，以减轻腰背的压力。

4. 搭乘出租车

孕妈妈不要坐车前部，以防撞伤腹部。

5. 搭乘地铁或公交车

孕妈妈应选择待在车头或车尾位置，空气流通好，而且可以尽量避免被人碰撞到。

妊娠期间，孕妈妈背部下方以及骨盆的肌肉会拉紧，长时间挺着腹部的负荷，坐着工作，颈、肩、背和手腕、手肘酸痛的可能性要比平时多得多。所以，工作中时常偷闲做一些小运动，非常有必要。

1. 改善颈痛

颈部先挺直前望，然后弯向左边并将左耳尽量贴近肩膀；再把头慢慢挺直，向右边再做相同动作，重复做两至三次。

2. 改善肩痛

先挺腰，再把两肩往上耸以贴近耳，停留10秒后，放松肩部，重复动作两至三次。

3. 改善“腹荷”

将肩胛骨往背后方向下移，然后挺胸停留10秒，重复动作两至三次。

4. 改善手腕痛及手肘痛

手部合十，把手腕下沉至感觉到前臂有伸展感，停留10秒，重复两三次，接着再把手指转而向下，把手腕提升到有伸展的感觉为止，重复两三次。

✻使用电脑

视屏（VDT）辐射对生殖健康的影响在各种报纸杂志，以及大众传播媒介中的报道比较多，但从医学专业角度报道的资料较少。目前，电脑辐射对胎儿的危害，尚没有权威性定论，但在孕早期应当尽量减少电脑前的工作时间。

对于孕期在电脑前工作是否影响孕产，目前没有统一的认识，也缺乏权威性定论。每一项研究都无法排除其他因素（如生活环境、饮食，身体状况等），调查的人数过少，只能代表被调查的局部情况。有一点可以肯定，VDT工作时间与它所带来的危害成正比。孕妈妈参加VDT作业的时间，每周限制在15～20小时比较适宜。

电脑周围存在的辐射包括有X射线、紫外线、可见光、红外线、特高

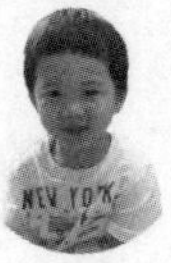

频、高频、极低频、静电场，但发射的强度都非常微弱，远远低于我国和世界卫生组织所要求的标准。世界卫生组织的专家认为，影响女性妊娠结局的原因很多，主要是工作疲劳和过度紧张，其次才是来自电脑的极低频电磁场。

防止电脑辐射的产品，如防辐射围巾、围裙、背心等，屏幕遮蔽物，射线吸收仪器等，对电脑辐射的保护作用到底有多大？有专家指出，这些防护品对显示器辐射没有任何作用，即使有些防护品的确能够减少辐射，也没有实际价值，因为显示器产生的电磁场和射线远没有超过国家和国际标准允许的暴露范围。

⊙建议职业孕妈妈注意

从事视屏作业的育龄女性不必担心视屏辐射对下一代健康的影响，显示器辐射对生殖健康没有危害。但要注意：

1. 孕期每周在电脑前工作时间不宜超过 20 小时。

2. 工作环境要通风，保持空气新鲜。

3. 没有必要因为操作电脑而穿防护装置。

4. 避免疲劳和过度紧张，保持愉快的心情，不要给自己增加压力。

5. 加强户外活动，注意锻炼身体。

6. 定期产前检查，做好孕期保健，避免导致胎儿出生缺陷的高危因素。

✲激发良性情绪

胎儿在母体中发育，需要适宜的环境，也需要适度刺激和锻炼，有一些与神经活动相关的刺激和锻炼可以从母体得到。

准爸爸和孕妈妈适度开一开玩笑，幽默风趣的谈话会使孕妈妈开心愉悦，陪同孕妈妈看一看喜剧，陪同拜访久别的亲朋好友，陪同参加社交活动，陪同做一次短途旅行、享受大自然等，都是刺激良性情绪，锻炼母腹中胎儿的好方法。

总之，应当让孕妈妈的情绪能多出现短暂、适度的变化，多享受一些自然情绪、良性情绪变化，对于胎宝宝就能多提供一些良性刺激和锻炼

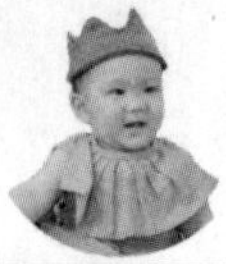

机会。

妊娠期间，胎儿受到母体的精神、情绪影响，如果说是负面的，危害要比生病、吸烟、劳累等因素还要大得多。反之，正面的精神生活和情绪影响则对于胎儿有益。因此，在整个妊娠期间，当准爸爸的都要持之以恒地温存和体贴孕妈妈。理解加宽容，快乐加幽默，轻松加愉悦，是调节孕妈妈情绪、保证胎宝宝健康生长的良方。

除了多听一些音乐之外，可以一起参观艺术展，观看文艺演出，提高艺术修为，都能激发良性情绪。同时，可以一起阅读一些妊娠生理卫生知识、孕育科学知识，做到遇事不慌，有备无患，也是保持良性情绪的基础。